国家出版基金项目
NATIONAL PUBLICATION FOUNDATION

"十三五"国家重点出版物出版规划项目
矿山医学系列丛书

煤工尘肺病理学

PATHOLOGY OF COAL WORKER'S PNEUMOCONIOSIS

国家出版基金项目
NATIONAL PUBLICATION FOUNDATION

"十三五"国家重点出版物出版规划项目
矿山医学系列丛书

煤工尘肺病理学

PATHOLOGY OF COAL WORKER'S PNEUMOCONIOSIS

丛书主编 袁聚祥
分册主编 郑素琴 李琪佳
分册副主编 杨 方 马小兵 赵 静
分册编委 （按姓名汉语拼音排序）
李琪佳（华北理工大学基础医学院）
马小兵（华北理工大学基础医学院）
王 茜（华北理工大学基础医学院）
薛 蓉（华北理工大学基础医学院）
杨 方（华北理工大学基础医学院）
赵 静（华北理工大学基础医学院）
郑素琴（华北理工大学基础医学院）
朱 兰（华北理工大学基础医学院）

北京大学医学出版社

MEIGONG CHENFEI BINGLIXUE

图书在版编目（CIP）数据

煤工尘肺病理学 / 郑素琴，李琪佳主编. —北京：北京大学医学出版社，2021. 6
（矿山医学系列丛书 / 袁聚祥主编）
ISBN 978-7-5659-2407-1

Ⅰ. ①煤…　Ⅱ. ①郑…②李…　Ⅲ. ①煤尘 - 尘肺 - 病理学　Ⅳ. ① R598.202

中国版本图书馆 CIP 数据核字（2021）第 073942 号

煤工尘肺病理学

主　　编：郑素琴　李琪佳
出版发行：北京大学医学出版社
地　　址：（100191）北京市海淀区学院路38号　北京大学医学部院内
电　　话：发行部 010-82802230；图书邮购 010-82802495
网　　址：http://www.pumpress.com.cn
E-mail：booksale@bjmu.edu.cn
印　　刷：北京金康利印刷有限公司
经　　销：新华书店
策划编辑：许　立　陈　奋
责任编辑：郭　颖　**责任校对：**靳新强　**责任印制：**李　啸
开　　本：889 mm × 1194 mm　1/16　**印张：**9.5　**字数：**258 千字
版　　次：2021年6月第1版　2021年6月第1次印刷
书　　号：ISBN 978-7-5659-2407-1
定　　价：95.00 元

矿山医学系列丛书
编审委员会

丛书主编简介

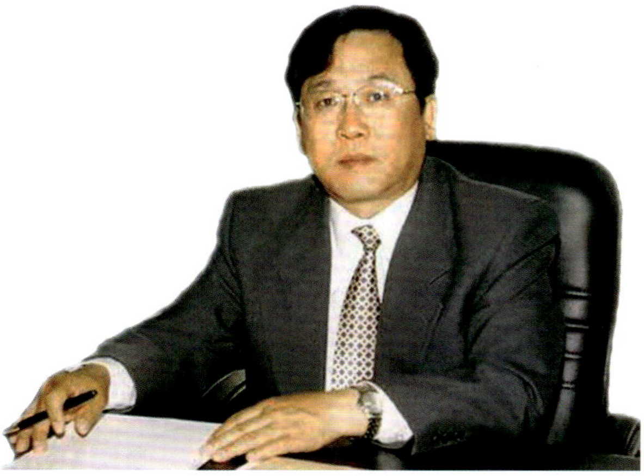

袁聚祥，曾任华北煤炭医学院院长，华北理工大学校长、党委副书记。现任华北理工大学公共卫生学院教授，华北理工大学和中国医科大学博士生导师。享受国务院政府特殊津贴专家，原煤炭部部级专业技术拔尖人才，河北省省管优秀专家，匈牙利佩奇大学名誉教授。任中华预防医学会煤炭系统分会主任委员，中国煤炭教育协会副理事长，河北省健康管理学会副主任委员。

长期从事公共卫生与预防医学领域科学研究、人才培养和社会服务工作。已培养硕士研究生 156 名，博士研究生 12 名。发表论文 170 篇，其中被 SCI 收录 36 篇。主编国家规划教材 3 部，出版专著 5 部，承担国家级项目、行业项目和地方项目 20 余项，获得各级科技进步奖 10 余项。

主要研究方向为职业流行病学，包括对煤矿工人健康危害严重的职业病和工作有关疾病的防治工作。首次提出了尘肺流行病学的概念，创建了尘肺流行病学学科，培养了第一批尘肺流行病学专业硕士研究生。在此基础上，针对行业和地方的需要，对钢铁、煤炭和石油行业的职业病和工作有关疾病进行了职业流行病学研究，出版了我国第一部煤矿职业流行病学专著，为我国煤炭等行业制定职业病防治策略，预防职业病的发生，延缓职业病患者的病情，保护工人健康提供了可靠的科学依据和一手资料。

分册主编简介

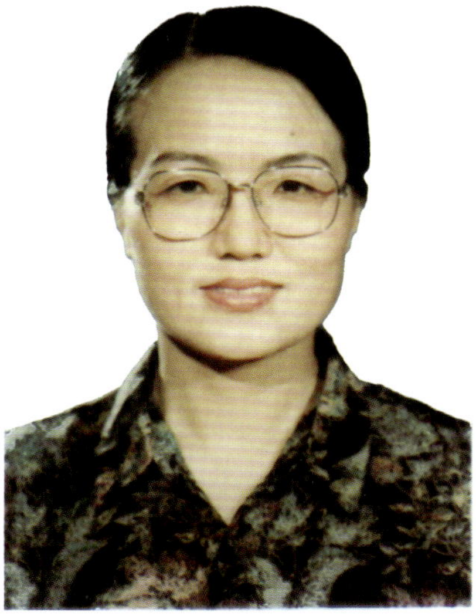

郑素琴，女，1955 年生。唐山南湖医院病理科主任，原华北理工大学基础医学院病理学系主任，病理学系党支部书记，病理学教授、主任医师，病理学与病理生理学硕士研究生导师。2006—2008 年美国印第安纳大学医学院病理学系高级访问学者。

从事病理学教学、科研及临床病理诊断一线工作近 40 年，长期从事肺、肾等器官纤维化发病机制和肿瘤病理学的研究，有丰富的教学、科研及临床病理诊断经验。主持和主研国家、省（部）、市级及学院科研课题 20 余项，作为第一作者或通讯作者在国家、省级中文核心期刊发表论文 60 余篇，被 SCI 收录 12 篇。主编和参编教材及专著 6 部。获河北省科技进步三等奖 3 项、唐山市科技进步二等奖 3 项，获河北省教学成果三等奖 1 项、学校教学成果一等奖 2 项。

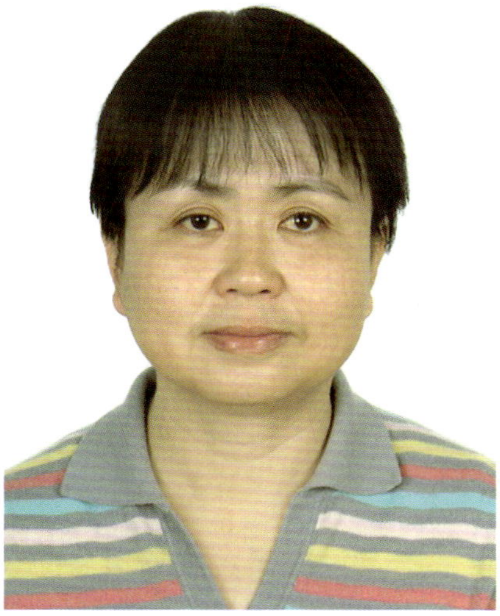

李琪佳，女，1959 年生。华北理工大学病理学教授，主任医师，硕士研究生导师。

多年来一直从事病理学教学、科研及临床病理诊断工作。主要从事煤工尘肺病理形态学及发病机制以及骨组织工程、骨缺损修复方面的研究。香港威尔士亲王医院及澳大利亚新南威尔士大学访问学者。先后获得国家科技部科技支撑课题、河北省科技支撑课题、留学归国人员课题、河北省教育厅课题资助。获得河北省科技进步三等奖 3 项、市级科技进步一等奖 1 项、二等奖 1 项。以第一作者及通讯作者在国家级核心期刊发表论文 80 余篇。参编教材 3 部。

丛书序

从中华人民共和国成立后组建的中国煤炭工业部，到现在的国家矿山安全监察局，都充分体现了党中央国务院一直以来对矿山安全生产、矿工职业病防治和矿山创伤救治的高度重视。1963 年在原有的开滦高级护士学校、阜新卫生学校、唐山卫生学校基础上合并成立了本科类的唐山煤矿医学院，并于 1984 年更名为华北煤炭医学院，这是专门服务于煤炭行业的高等医学院校。随着国家体制改革的进行——中国煤炭工业部的撤销以及原国家安全生产监督管理总局的建立，华北煤炭医学院也实行了省部共建，以地方管理为主的模式，隶属河北省。2010 年 5 月，经教育部批准，华北煤炭医学院与河北理工大学合并组建了河北联合大学，并于 2015 年 2 月更名为华北理工大学。不管体制如何变化，我们始终担负着矿工职业病防治和矿山创伤救治的培训和科研任务。为此，原国家安全生产监督管理总局与河北省人民政府专门签署了省部共建协议书，明确了省部共建人才培养、科学研究、智力支撑和服务行业的协议内容。

50 多年来，华北理工大学在矿工职业病防治和矿山创伤救治教学、科研方面取得了世界领先且具有中国特色的成绩，为煤矿的安全生产做出了巨大的贡献，曾经出版过《煤矿创伤学》《实用矿山医疗救护》《瓦斯爆炸伤害学》《脑外伤新概念》《煤工尘肺病理图谱》《煤矿职业危害预防控制指南》等专著，都是针对我国作为煤炭生产和消费大国、矿山安全和健康形势严峻的特点而编著的。

为了适应我国职业卫生与安全工作的需要，提高我国职业卫生与安全水平，创造生产安全、对矿工健康有利的环境，创建我国职业卫生与安全的医学防治体系，普及科学知识，在北京大学医学出版社领导的支持下，华北理工大学组织多个专业的医学专家和学者编写了这套“矿山医学系列丛书”，并成功申请到国家出版基金的资助。

本丛书共分 3 卷 14 册：第一卷为“矿山基础医学”，包括《矿山创伤基础医学》《矿山尘肺基础医学》《矿山职业病基础医学》和《煤工尘肺病理学》；第二卷为“矿山临床医学”，包括《矿山创伤应急救援与医疗技术》《实用矿山创伤医疗救治》《实用瓦斯爆炸伤害救治》《矿山创伤心理救援》《矿山救援与自救互救》；第三卷为“矿山公共卫生学”，包括《矿山职业流行病学》《矿山化学中毒》《矿山企业健康教育与健康促进》《矿山职业病危害预防与控制》《矿工营养健康指南》。

为了编写好本套丛书，我们专门成立了丛书编审委员会，在统一风格的基础上，各司其职，创新性地完成编写任务。另外，我们还邀请原国家安全生产监督管理总局副局长杨元元、原中国煤炭工业协会副会长赵岸青等担任顾问；邀请程爱国、李世波教授等知名专家审稿，以保证丛书质量，在此一并表示衷心感谢！

此套丛书系国内首创，虽然已针对丛书的理论体系、章节内容、涵盖范围进行了多次讨论，广泛征求各位专家的意见，但由于作者的水平有限，仍感不能完全充分满足国家职业卫生与安全形势发展的需要，有不当之处，敬请斧正！

2020 年 10 月于唐山

前　言

煤工尘肺（原称煤矿尘肺）是煤矿工人在生产过程中长期吸入悬浮在空气中的生产性粉尘所引起的以粉尘结节和肺组织纤维化为主的尘肺病的总称。按煤田的地质情况、工种、矿工所接触粉尘的煤 / 硅比例的不同，国内将煤工尘肺分为硅肺（或称硅煤肺）、煤硅肺和煤肺。肺尘埃沉着病，又称尘肺病，是我国重要的职业病之一，严重影响着煤矿工人的劳动能力和生活质量，并危害着矿工的身体健康及生命。虽然我国在尘肺的防治方面取得了很大的成就，但迄今为止有关尘肺的发病机制尚未完全明确，尘肺的早期诊断和有效治疗还需要更深入的研究，而正确地认识尘肺的病理变化是掌握煤工尘肺的发生、发展及转归必不可少的知识。因此，煤工尘肺病理学的研究是尘肺防治的重要基础。

自 1963 年唐山煤矿医学院成立、病理学家李铁生教授建立病理学教研室之日起，煤工尘肺的防治研究就成为了病理学教研室的传统科研优势项目。作为唐山病理学界的创始人和奠基人，李铁生教授多年来一直从事煤工尘肺的病理学研究，在煤工尘肺的发病和防治研究领域取得了丰硕成果。1985 年，李铁生教授和李洪珍教授作为全国煤工尘肺病理诊断标准研究中心组成员，参与制定国家《煤矽肺病理诊断分期标准（草案）》；李铁生教授和李洪珍教授主持的“煤矽肺病理诊断分期标准”课题于 1985 年被河北省卫生厅评定为乙级医药卫生科研成果，并于 1986 年获河北省科技进步三等奖；李铁生教授和李洪珍教授主持的《尘肺病理诊断标准》于 1988 年被全国卫生标准技术委员会审定为国家 GB8783-88 标准；“煤矿尘肺的形态学研究”课题于 1991 年获中华人民共和国能源部科技进步三等奖。李洪珍教授和李铁生教授还主编了我国首部《煤矿尘肺病理组织学图谱》和《煤矿尘肺教材讲义》；参编《矿山矽肺与结核防治》和《尘肺合并症》；开创性地开展了煤工尘肺尸检工作，先后分析、诊断煤矿工人职业病尸检病例 200 多例，并制作了大量煤矿尘肺和动物实验的大体标本、肺大叶切片和肺组织切片等，为煤工尘肺的防治研究、职业病防治的教学、科研以及煤工尘肺病理标本库的筹建奠定了坚实的基础，同时也为中青年病理学工作者对煤工尘肺的进一步研究积累了丰富的第一手临床与病理资料。

几十年来，经过华北理工大学病理学系几代病理学工作者们的辛勤耕耘和努力付出，在煤工尘肺纤维化及其他器官纤维化的发病机制与防治研究方面又取得了丰硕成果：主持研究国家级和省级与心、肺等器官纤维化相关的科研课题 30 多项，并获得省部级科技进步二等奖和三等奖十余项。心、肺等器官纤维化的病理学与分子病理学的研究已成为病理学系的重点研究方向。

1987年出版的《煤矿尘肺病理组织学图谱》，主要是在分析诊断了200多例煤矿工人职业病尸检病例的基础上，用显微镜下的黑白病理组织图片，采用对比的方式说明粉尘致病的危害性，以大量的事实说明病理学的研究对认识各种粉尘在致纤维化问题上的作用。图谱内容丰富，文字简练，图文并茂，具有相当的深度。该书自问世以来，深受煤炭系统医务工作者和尘肺研究人员的欢迎。但由于受当时历史条件的限制，以及当今医学科研手段的进步，该书在一些方面已落后于当今病理学的飞速发展进程。另外，李洪珍教授和李铁生教授用毕生精力积累下来的有关煤工尘肺的临床与病理资料（如煤工尘肺的肺大叶切片），非常珍贵，但因年代久远，部分已有损坏，急需分析整理。因此，编撰一本具有原创性的《煤工尘肺病理学》的迫切性和必要性摆在了我们面前。

本书试图在总结既往研究工作的基础上，以图文并茂的形式，较全面地阐述煤工尘肺的病理变化及并发症，并以作者多年来从事的心、肺等器官纤维化的研究工作为基础，简述煤工尘肺的病因、发病机制等。本书在《煤矿尘肺病理组织学图谱》基础上，增添了煤工尘肺的肺组织学彩色图片、肺大体标本、肺大叶切片、动物实验等内容。全书共八章，分别介绍了煤工尘肺概述、呼吸系统正常结构和功能、煤工尘肺的病因与发病机制、硅肺（硅煤肺）病理、煤硅肺病理、煤肺病理、煤工尘肺合并症病理和煤工尘肺动物模型制作及病理变化。作者努力将本书提高到一个新的水平，力求使其适用于各级病理工作者、煤炭系统的医务工作者以及尘肺的研究工作者，同时也可供医学院校师生作为教学或自学的参考书使用。

在本书付梓之际，我们深切怀念并永远感谢德高望重的已故病理学家李铁生教授，衷心感谢李洪珍教授。他们不但给我们留下了极为珍贵的大量煤工尘肺临床与病理资料，其大医之德行、大家之风范亦为我们留下了宝贵的精神财富。本书的编撰得到了华北理工大学基础医学院病理学系的大力支持，病理学系的同道们在病理标本的制作等各方面做了大量工作，特致以诚挚的感谢和崇高的敬意。

本书各位编委均是病理学教学、科研及诊断工作一线的医生或教师，都有从事尘肺纤维化研究和诊断的工作经历。在编撰过程中，大家本着科学严谨和精益求精的态度，力求病变图像典型，文字内容确切。但因水平有限，难免存在不足和欠妥之处，敬请各位读者和同道不吝赐教。

主编

2020 年 12 月

目 录

第一章

煤工尘肺概述

第一节　煤工尘肺的概念与分类

一、煤工尘肺的概念

肺尘埃沉着病，又称尘肺病（pneumoconiosis）是由于在职业活动中长期吸入生产性粉尘并在肺内潴留而引起的以肺组织纤维化为主的疾病。煤工尘肺（coal worker's pneumoconiosis，CWP），也被称为黑肺病或黑肺，得名于粉尘聚集引起肺部产生的独特的青黑色纹理。最早于16世纪德国矿物学家乔基斯·阿格里科拉（Georgius Agricola）首次描述了煤矿工人的肺病，直至1942年，英国工业肺病委员会（IPDC）承认了煤尘致病的危险，因此将煤矿工人长期接触的可吸入性煤矿粉尘所引起的职业性肺部疾患统称为煤工尘肺。目前一些资料所用的煤工尘肺一词，包括两类：单纯性尘肺（simple pneumoconiosis，SP）和进行性大块纤维化（progressive massive fibrosis，PMF），前者肺组织纤维化和炎症反应较局限，而后者主要表现为弥漫性肺组织的纤维化病变[1]。

二、煤工尘肺的分类原则

在煤矿开采过程中，由于工种不同，工人接触粉尘的情况并不相同，可分别接触煤尘、硅尘和煤硅尘，从而引起肺的弥漫性纤维化。因此根据病因学不同，可将煤工尘肺分为煤肺、硅肺和煤硅肺三种类型。根据煤工尘肺复杂的病理变化，又可将其分为煤尘沉着型、结节型、间质纤维化型及大块纤维化型。在临床诊断工作中一般按照职业史及接触粉尘的性质进行区分[2]。采煤工只接触煤尘，煤尘中游离二氧化硅含量在5%以下，故所患尘肺为煤肺，约占10%；开拓工专门担任岩巷掘进，不接触煤尘，接触游离二氧化硅含量较高的硅尘，因此其所患尘肺为硅肺，约占10%以下；掘进工从事半煤岩及岩巷掘进，既接触硅尘，又接触煤尘，其所患尘肺为煤硅肺，约占80%以上，是我国煤工尘肺最常见的类型。但由于各矿劳动组合、工种变动、井下通风情况、地质条件、粉尘性质等客观条件不同，绝对准确的分类有一定困难。

三、各类煤工尘肺的病变特点

煤工尘肺典型的病变特点是肺泡炎和肺间质纤维化，并可见煤斑[3]。

（一）煤斑

病变主要特征是于胸膜表面和肺切面尤其在两肺上叶有黑斑（或煤斑）形成，往往集中在细支气管周围的小叶中央及肺泡内，导致局限性腺泡中央型肺气肿的形成。故“煤斑”“煤尘灶”及“腺泡中央型肺气肿”构成了典型的病变特点[4]。

（二）结节性病变

除前述“煤尘灶”外，可见“煤硅结节”和“硅结节”。典型的煤硅结节是煤尘灶与硅结节的结合，反映了煤尘和硅尘共同导致的结果。而硅结节与煤硅结节的区别在于前者结节内及周边仅有少量的煤尘沉积。

（三）尘性间质纤维化

大量煤尘与噬尘细胞聚集在肺泡间隔、小叶间隔、肺泡道、小血管及小支气管周围，导致数量不等的成纤维细胞增生及胶原纤维增生，致使上述部位增厚，称之为尘性间质纤维化。进一步发展，间质纤维化相互靠拢、衔接、汇合成不规则的片块状和条索状，也可进一步融合成大块纤维化。

（四）大块纤维化

大块纤维化的病灶常与胸壁粘连，团块硬度似橡胶，界限通常不清，很大时可占肺叶大部分，形似裂隙状空洞，其中充满墨汁样坏死物质。大块纤维化周围可见明显的代偿性肺气肿。同时可见退化坏死的小血管壁内有煤尘浸润，未坏死的小动脉呈现动脉内膜炎，致使管腔狭窄，甚至完全闭塞。

煤肺病变最早发生在肺门淋巴结，出现煤尘纤维灶，随后逐渐发展，在肺组织内有煤尘沉积、煤斑和煤尘灶的形成、煤尘灶纤维化以及腺泡中央型肺气肿的病变特点。煤尘纤维灶主要位于Ⅱ级呼吸性细支气管及其所属周围邻近肺泡，且灶内一般仅有少量或无二氧化硅。煤硅肺多见于肺门、肺内、气管杈、气管旁淋巴结及胸膜，不仅具有弥漫分布的煤尘纤维灶，而且其中心有硅结节形成，尘性间质纤维化较明显，晚期可形成大块纤维化。硅肺的基本病变是硅结节的形成及弥漫性间质纤维化，仅见少量煤尘及煤尘细胞（表1-1）。

表1-1 不同类型煤工尘肺病变的异同点

	煤肺	硅肺	煤硅肺
尘源	煤尘为主	硅尘为主	煤尘和硅尘
主要部位	Ⅱ级呼吸性细支气管为主（实质性）	肺内淋巴组织为主（间质性）	Ⅱ级呼吸性细支气管为主（实质性）
煤斑、煤尘灶	可见肺组织内弥漫性分布	仅有少量煤尘或煤尘细胞	可见肺组织内弥漫性分布
结节性病变	无	硅结节形成，结节内仅有少量煤尘	煤尘与硅结节交织存在，结节边缘可见大量煤尘沉积
纤维化	煤尘灶纤维化	硅结节纤维化常伴有玻璃样变	尘性间质纤维化，可逐渐发展至大块纤维化
肺气肿	腺泡中央型	结节间	腺泡中央型

第二节　煤工尘肺的流行病学

一、煤工尘肺国家与地区分布特点

煤炭是世界上储量最丰富的化石燃料。世界各地都有煤炭资源，但主要分布在北半球北纬30° ~ 70°之间，其所含煤炭资源占世界煤炭资源的70%。美国、英国、德国、西班牙、法国等欧美国家，以及津巴布韦、朝鲜、日本、印度、哥伦比亚和智利等国家都是主要的产煤国家，也是煤工尘肺主要分布的国家。我国是世界上主要的煤炭生产和使用国家，是世界上煤炭职业病发病最多、危害最严重的国家之一。煤工尘肺患者数量最多的区域与中国的产煤区域分布基本一致，依次为：山西、河南、四川、辽宁、陕西、安徽、黑龙江等。尘肺病最多的10个矿务局依次为：大同、平顶山、北京、铜川、北票、双鸭山、淮南、淮北、沈阳和永荣矿务局。

二、国内煤工尘肺的发病与死亡情况

2005年国家煤矿安全监察局（2020年更名为国家矿山安全监察局）对我国23个省（自治区、直辖市）共16 792个煤矿企业尘肺病例进行了调查（表1-2）。据2010年全国30个省（自治区、直辖市）和新疆生产建设兵团尘肺报告统计，新发尘肺病23 812例，其中94.21%的病例为煤工尘肺和硅肺[6]，而且57.75%分布在煤炭行业[7]。全国煤矿职业安全健康经验交流会暨全国煤工尘肺病防治会议上曾发布，截至2012年底，全国煤矿企业累计尘肺病患者约35万人（不包括乡镇煤矿）。煤矿现有265万接尘人员。据测算，每年有5.7万人患上尘肺病，因尘肺病死亡的则有6000余人，这是安全生产事故死亡人数的2倍。2013年，据国家煤矿安全监察局、中华全国总工会等有关部门的一项调查显示，多数煤矿井下粉尘浓度严重超标，自1983年至2008年，煤尘最高浓度范围198 ~ 3420 mg/m^3，超出国际标准49.5 ~ 855倍，导致每年有大量从业人员患上煤工尘肺。国家安全监管总局于2012—2014年调研了9个省12个国有重点煤炭企业的煤矿66个、地方和乡镇煤矿43个，数据结果显示，每年新增尘肺病超过2.5万例，接近3万例。由于职业卫生监督检查力度的不断加大，尘肺病的检出率也从之前的10.5%提升到了16.2%。根据国家卫生和计划生育委员会2014年6月底发布的数据，自20世纪50年代以来，截至2013年底，全国累计报告尘肺病750 300例。2013年新发职业病26 393例，其中尘肺病23 152例，占报告总例数的近九成。在尘肺病病例中，煤工尘肺为13 955例，占尘肺病总例数的60%以上。

表1-2　2005年煤矿企业尘肺病例调查表

	累计病例数	累计死亡病例数	现存病例数	本年新增病例数	本年死亡病例数
国有重点煤矿	132 011	56 394	75 617	4153	2338
地方国有煤矿	18 928	1509	17 419	888	111
乡镇煤矿	2088	778	1310	588	21
总计	153 027	58 681	94 346	5629	2470

三、国外煤工尘肺的流行病学

国外煤工尘肺的发病病例主要集中在35～54岁的男性煤矿工人，这些劳动者主要是煤矿周围的农民工，文化程度低，流动性大，基本职业卫生知识匮乏，自我保护意识差。美国是世界上经济最发达的国家，也是主要产煤国之一。2014年美国职业安全与健康研究所（National Institute for Occupational Safety and Health，NIOSH）研究发现，从20世纪70年代到90年代，美国尘肺病比例从6.5%下降到2.1%，但在最近20年间，发病率升至3.2%。美国公共卫生事业局（American Public Health Bureau）报告，煤矿作业环境中煤尘浓度与尘肺病的患病率关系密切，煤尘浓度越高，患病率越高；煤品位越高，患病率越低[8-11]。20世纪50年代之前，英国煤矿职工尘肺病的发病率很高，英国国家煤炭局（The British National Coal Board，NCB）研究发现，从50年代开始，全国煤矿职工尘肺病总患病率逐年下降，尘肺病分级（X线诊断）Ⅱ类以上明显增加，死亡患者的年龄逐年增长，发病情况除与粉尘浓度有关以外，还与煤质有关，高品位煤矿中煤矿职工尘肺病患病率较低[12]。

第三节　煤工尘肺临床与影像学

目前，我国法定职业病名单中有12种尘肺病：硅肺（silicosis）、煤工尘肺（coal worker's pneumoconiosis）、石墨尘肺、炭黑尘肺、石棉肺、滑石尘肺、水泥尘肺、云母尘肺、陶工尘肺、铝尘肺（金属铝尘肺、氧化铝尘肺、铝矾土尘肺）、电焊工尘肺、铸工尘肺[13]。其中硅肺和煤工尘肺占尘肺病总数的85%以上。

尘肺病是一个世界性问题，全世界大约有1亿的劳动者受到生产性粉尘危害的影响，全世界每年大约有3万多人死于尘肺病[14]。1995年，世界卫生组织（WHO）和国际劳工组织（ILO）在国际职业卫生联合会的建议下制定了在全球消灭硅肺的国际规划，目标是到2030年消除硅肺病[15]。

一、煤工尘肺与工种的关系

不同地区、不同年份统计资料显示，新发尘肺病例仍以硅肺和煤工尘肺为主。新发尘肺病呈现明显的地区、行业、工种、病种分布，新发病例数仍呈逐年增长趋势，发病工龄明显缩短[16-18]。从全国范围来看，1997—2009年，累计报告各类尘肺病新发病例122 333例。自1998年起，尘肺病新发病例数总体呈上升趋势，自2003年回落至7620例后又继续攀升，2009年病例数最多，为12 492例。其中煤工尘肺、硅肺占总病例数的87.5%，分别为54 068例（44.2%）和52 930例（43.3%）[19]。

尘肺病的行业分布和工种分布呈现集中趋势：从行业分布来看，煤工尘肺新发病例绝大多数分布在煤炭行业，硅肺病例主要分布在铁道、有色金属和煤炭行业，石棉肺病例和水泥尘肺病例均主要分布在建材行业，电焊工尘肺和铸工尘肺病例主要分布在机械行业；从工种分布来看，硅肺病例主要为凿岩工、矿山其他工、主掘进工、纯掘进工和搬运工，煤工尘肺病例主要为主采煤工、纯采煤工、煤矿混合工、主掘进工和纯掘进工，石棉肺病例主要为石棉制品工和石棉编织制品工，水泥尘肺病例主要为水泥制成工和水泥原料工，电焊工尘肺病例绝大多数为电焊工，铸工尘肺病例主要为型砂工、冶炼浇铸工和清砂工。这些工种均为接触职业性有害因素浓度较高的岗位[6]。

不同工种接触的粉尘性质不同，煤工尘肺发生的危害程度也不同。闫进德等[20]调查发现，掘进工的尘肺发病率最高，其次为混合工，辅助工和采煤工的发病率最低。掘进工接触游离SiO_2含量较高的岩尘；混合工既接触岩尘又接触煤尘，较单纯接触煤尘的采煤工出现的病变严重；辅助工主要负责维修、看水泵、大巷运输等工作，作业环境中粉尘浓度较低，所以尘肺发病率也低。

尘肺发病工龄指从接触粉尘开始直到发生尘肺时止的时间，代表尘肺的潜伏期。调查表明，煤工尘肺平均发病工龄为 26.1 年。不同工种的平均发病工龄亦有差异，其中掘进工发病工龄最短，采煤工与辅助工的平均发病工龄较长。这是由于掘进工接触游离 SiO_2 含量较高的岩尘，混合工也较长时间接触过岩尘，而岩尘的致纤维化作用较煤尘强，所以病变进展较快。从接触粉尘到出现尘肺样病变的时间相对较短，但与接触石英粉尘相比，发病的潜伏期要长。

通过比较不同煤质煤尘中游离 SiO_2 的含量与相应尘肺患病率之间的关系，顾飞飞等 [21] 研究显示，无烟煤矿 SiO_2 含量最高，烟煤矿次之，褐煤矿最低，煤工尘肺患病率亦有同样的趋势。

二、煤工尘肺临床表现

尘肺病患者的临床表现无特异性，大多数患者早期无明显症状和体征，偶有咳嗽、咳痰。当病变进展时，咳嗽、咳痰和胸痛等症状明显。此外，尚有喘息、呼吸困难、咯血以及全身症状。胸部影像学改变为双肺散在小阴影，双上肺叶明显，随病程进展，小阴影从散在到弥漫性增多，甚至聚集、融合成大阴影。

煤工尘肺的病理生理改变与临床表现密切相关，煤尘灶引起正常肺间质的纤维组织增生，形成弥漫性肺间质纤维化；刺激呼吸性细支气管邻近的肺泡，形成灶周肺气肿；晚期出现进行性大块纤维化。因此，煤工尘肺患者往往出现慢性阻塞性肺疾病的临床表现，随着病程的进展，呼吸困难也逐渐加重 [22]。

煤工尘肺主要并发症包括：原发性肺癌、肺结核、慢性支气管炎等，部分病例中并发有肺广泛性出血、肺透明膜形成、周围性肺气肿、肺大疱和肺脓肿等改变。Ⅰ期尘肺并发肺结核病例死亡年龄及肺结核病程均明显低于Ⅱ期及Ⅲ期尘肺。纯掘进工的尘肺并发肺结核构成比最大，且死亡年龄最小；与纯掘进工比较，主采煤工和煤矿混合工尘肺并发肺结核的死亡年龄明显升高 [23]。

三、煤工尘肺影像学表现

尘肺病的 X 线胸片表现不仅是尘肺病诊断最重要的依据，也是临床分期的主要标准。目前国内尘肺病诊断标准仍然以胸部高千伏胸片（High KV chest radiograph）为依据。尘肺病的 X 线诊断标准，自 1963 年正式颁布至今历经四次修订，即《尘肺 X 线诊断标准及处理原则》(GB5906-1986)、《尘肺 X 线诊断》(GB5906-1997)、《尘肺病诊断标准》(GBZ70-2002)、《尘肺病诊断标准》(GBZ70-2009) [24]。我国《尘肺病诊断标准》(GBZ 70-2009）如下 [25]：

观察对象：X 线胸片有不能确定的尘肺样影像学改变，其性质和程度需要在一定期限内进行动态观察。

Ⅰ期：有总体密集度 1 级的小阴影，分布至少达到 2 个肺区。

Ⅱ期：有总体密集度 2 级的小阴影，分布超过 4 个肺区；或有总体密集度 3 级的小阴影，分布达到 4 个肺区。

Ⅲ期：有下列 3 种表现之一者：

a）有大阴影，长径＞ 20 mm，短径＞ 10 mm；

b）有总体密集度 3 级的小阴影，分布超过 4 个肺区并有小阴影聚集；

c）有总体密集度 3 级的小阴影，分布超过 4 个肺区并有大阴影。

小结节阴影是诊断尘肺病的主要依据，其形成是因为细小的硅尘进入肺泡后引起肺泡炎，吞噬细胞吞噬硅尘后形成尘细胞，大量尘细胞在肺内聚集、崩解，伴周围纤维组织增生，胶原纤维形成，最终构成小结节。同时尘细胞进入间质及淋巴管后可引起淋巴管炎及间质纤维化，形成条状及网状阴影。

计算机 X 线摄影（computed radiography，CR）胸片清晰度高，密度分辨率高于普通高千伏胸片，所显示的小阴影（尘肺结节、尘性纤维化）多于普通高千伏胸片 [26]。数字化 X 线摄影（digital radiography，DR）胸片和高千伏胸片在尘肺病诊断上有较好的一致性。说明 DR 胸片在解决胸片质量等技术问题后，可以达到用于尘肺病诊断的目的 [27]。

相较于胸部 X 线，CT 具有更敏感检出早期病灶的优点，而且在鉴别诊断方面具有较高的价值。螺旋 CT 或多层 CT 的薄层扫描及最大密度投影有助于更好地显示细小硅结节。尘肺高千伏 X 线胸片主要影像学表现是小阴影（包括圆形小阴影和不规则形小阴影）、大阴影和胸膜斑。圆形小阴影表现为多发的、边界较清晰的微结节影，直径在 1 ～ 10 mm。CT 可以更清楚地观察到双肺多发微结节影 [28]。

高千伏 X 线胸片是尘肺病诊断金标准。煤工尘肺病例在 X 线胸片上的特征性表现为边缘相对清楚或略模糊的小结节，直径常为 2 ～ 5 mm，主要累及双中、下肺野。但由于其密度分辨率低且是组织结构重叠影像，特别是对于 3 mm 以下的病变显示欠佳，且与肺内其他病变鉴别困难。多层 CT 及其图像后处理工作站大大提高了煤工尘肺诊断的准确性 [28]。王旭等 [29] 研究显示，7 例尸检肺标本肺内结节的病理分期诊断结果与患者生前高千伏胸片诊断结果差异较大，提示高千伏胸片对于煤工尘肺患者期别判断的准确率尚不满意。江瑞康等 [30] 的 X 线胸片与尸检对比结果也说明 X 线胸片诊断与病理诊断差异较大，患者生前 X 线诊断明显低于尸检病理诊断分期。漏诊可能与尘肺并发症有关。X 线胸片诊断率低也可能与读片人的经验、胸片拍摄质量和诊断标准掌握不足有关。64 排螺旋 CT-5 mm 最大密度投影，影像学图像能够很好地反映煤工尘肺肺内结节病理组织学图像与局部真实的解剖关系。

除对煤工尘肺的诊断优势外，螺旋 CT，特别是多层螺旋 CT 对尘肺病大容量肺灌洗的影像学评价能提供更多信息。周云芝等 [31] 研究显示，灌洗前后高千伏 X 线胸片和 DR 胸片所显示病变、影像学表现均未见明显变化，尘肺期别、总体密集度等方面无明显变化。肺灌洗后 CT 显示部分支气管内径较灌洗前增宽，肺组织密度、自身重量减小。提示灌洗后增加了肺的含气量，提高了肺的通气功能，改善了尘肺病患者的肺功能。CT 用于尘肺病患者肺灌洗前后影像学评价，对尘肺病患者的肺灌洗临床治疗疗效判断有重要临床意义。

第四节　煤工尘肺病理诊断

煤工尘肺可分为煤肺、煤硅肺和硅肺 3 种，其中煤硅肺是煤工尘肺中发病最多的一种。工人既接触煤尘，又接触硅尘，病理上兼有煤肺和硅肺的特点，可表现为煤斑、煤尘纤维灶、进行性大块纤维化、硅结节或煤硅结节。尘肺病的基本病理改变主要表现为巨噬细胞性肺泡炎、尘细胞肉芽肿和尘性纤维化。

《尘肺病理诊断标准（GBZ25-2002）》中将尘肺定义为：尘肺系指在生产活动中吸入粉尘而发生的以肺组织纤维化为主的疾病。尘肺结节（pneumoconiosis nodule）、尘性弥漫性肺纤维化（diffuse pulmonary fibrosis）、尘斑（dust spot）- 气肿，是尘肺的特征性病变。弥漫性肺纤维化虽无特异性，但常与尘性病变并发出现，病理难以排除其他致肺纤维化的因素 [32]。

煤工尘肺是由于煤矿工人长期吸入单纯煤尘和煤硅混合的煤尘，导致肺内弥漫性间质纤维化和煤硅结节的形成。基本病变是肺间质弥漫性煤尘沉积和煤尘灶的形成，弥漫性肺间质纤维化及弥漫性灶周肺气肿，有些病例有煤硅结节形成，晚期可出现进行性大块纤维化。

肉眼观察双肺表面呈黑灰色或黑色，在黑灰色的背景上可见大量黑色斑点、斑块或结节，病变均匀分布于全肺。病变严重者，肺的重量、体积和硬度均显著增加，切面也可见到斑块、斑点或结节弥漫分布，并有不同程度的肺气肿。镜下可见肺间质的改变，表现为肺泡、细支气管和小叶间隔周围，以及血管和支气管周围的间质，均可见不同程度的纤维组织增生，肺内凡有煤尘沉着的部位，都伴有轻重不等的间质纤维化。胸膜的改变主要表现为胸膜壁层和脏层均可见程度不同的煤尘性纤维化和煤硅结节形成，胸膜不同程度增厚。

接尘时间越长，煤工尘肺病理改变越复杂。煤斑是所有煤工尘肺都具有的病理特征，尘性结节和大块纤维化是病理诊断的必要指标。

煤工尘肺从病理上可分为对肺损害较小的单纯性煤工尘肺，和由此发展而来、并可导致肺功能和结构巨大损害的复杂尘肺或进行性块状纤维化。单纯性煤工尘肺基本病理改变是以肺间质为主的弥漫性煤尘沉积和煤尘灶的形成。煤尘灶和灶周肺气肿是单纯性煤工尘肺的两个特征性病理变化。复杂性煤工尘肺表现为大块纤维化，一种为结缔组织包围很多碳素粉尘组成，其内很少有煤硅结节，中央可发生坏死，形成含黑色液体的空洞，多分布在两肺上叶和后部；另一种是由很多煤硅结节融合而成的结节融合块，其周围常形成肺大疱和肺基底部的肺气肿。煤工尘肺的尘性病变主要有煤尘斑、结节、尘灶周肺气肿、弥漫性纤维化、大块纤维化、淋巴结尘肺病变等形式，在晚期这些病变全部出现，构成煤工尘肺的总和病理指标，具有特殊的诊断意义。尘性结节和大块纤维化是诊断煤工尘肺的决定性指标。煤斑 100% 出现于煤工尘肺中 [30]。

尘肺 X 线诊断是通过 X 线胸片对接尘人员进行尘肺病诊断，属常规尘肺检查和诊断方法。尘肺病理诊断是对接尘人员死后或因临床疾病行外科手术的肺大体标本，进行尘肺病理检查诊断的又一手段。根据粉尘所致肺病理改变的特点，将尘肺病分为结节型、弥纤型（尘性弥漫性纤维化）和尘斑型（尘斑 - 气肿）三种病理类型。

尘肺病理诊断标准自 1978 年《矽（尘）肺病理诊断分期标准（试行方案）》颁布实施，经历了《尘肺病理诊断标准（GB8788-88）》《尘肺病理诊断标准（GBZ25-2002）》（2002 年颁布）两次修订。尘肺病理诊断标准较尘肺 X 线诊断标准起步晚，发展滞后 [24]。诊断及分期标准（GBZ25-2002）如下：

无尘肺：仅见有肺及肺引流区淋巴结出现粉尘反应；或肺及肺引流区淋巴结出现尘肺病变，其范围及严重度不够诊断为Ⅰ期尘肺。

Ⅰ期尘肺：

a）全肺各切面眼观及镜检尘肺结节总数在 20 个以上；或 10 个以上，伴接近 1 级 /1 度弥漫性肺纤维化；

b）尘性弥漫性肺纤维化 1 级 /1 度以上；

c）全肺尘斑 - 气肿面积占 50% 以上。

Ⅱ期尘肺：

a）全肺各切面眼观及镜检尘肺结节总数在 50 个以上；或 20 个以上，伴 1 级 /1 度以上弥漫性肺纤维化；

b）尘性弥漫性肺纤维化 2 级 /2 度以上；

c）全肺尘斑 - 气肿面积占 75% 以上。

Ⅲ期尘肺：

a）肺内出现尘性块状纤维化，并伴有Ⅰ期以上尘肺病变基础；

b）尘性弥漫性肺纤维化 3 级 /3 度以上。

病变符合上述各期中 a、b、c 三项之一者可做出分期诊断 [33]。

《尘肺病理诊断标准》中定义的尘性弥漫性纤维化：呼吸性细支气管、肺泡、小叶间隔、小支气管和小血管周围、胸膜下区因粉尘沉积所致的弥漫性胶原纤维增生。尘性弥漫性纤维化级别确定：1 级：病变占全肺面积 25% 以上；2 级：病变占全肺面积 50% 以上；3 级：病变占全肺面积 75% 以上 [34]。

尘肺的块状纤维化是指肺内病变为 2 cm × 2 cm × 2 cm 以上的质地坚韧的纤维性团块，在煤工尘肺的肺组织中具有进行性和大块样的特点，因而又称为进行性大块纤维化（progressive massive fibrosis，PMF）。按《尘肺病理诊断标准（GBZ25-2002）》中定义，尘性块状纤维化指病变为 2 cm × 2 cm × 2 cm 以上的灰黑色或黑色、质地坚韧的纤维性团块。镜下为尘性结节融合、大片尘性胶原纤维化以及各种尘肺病变混杂交织所组成。

PMF 病理改变主要为：①结节融合型：由硅结节、煤硅结节、煤硅结核结节及尘灶等密集靠拢融合而成。融合块的结节多由同心圆或漩涡状排列的胶原纤维构成，结节内均见尘性坏死、胆固醇结晶析出，如伴干酪样坏死，坏死物较多，可形成空洞。可与胸膜粘连，并有胶原纤维增生，胸膜增厚明显。融合块内结节间或全为纤维组织，纤维排列较结节略疏松；或可见少许残留萎陷的肺泡，肺泡隔尘性纤维化；扭曲变形闭塞小支气管，并可见软骨钙化及管壁厚、管腔窄的小动脉，伴尘性胶原纤维浸润肌层。可并发结核，周围见肺大疱。② PMF 型：由粗大胶原纤维取代肺间质相连接形成无明硅结节的团块，由方向不定呈束状、旋涡状走行的胶原纤维所构成。在胶原纤维束间可见灶状分布的淋巴细胞、尘细胞及游离粉尘，中央伴坏死、钙化。其内见不到血管、肺组织等结构，PMF 边缘均见煤尘灶、混合性尘结节及尘性间质纤维化病变，游离煤尘及尘细胞较多，胶原纤维由中心向小叶和肺泡间隔呈放射状延伸，与周围组织分界不清，并可破坏周围组织。与肺组织粘连侧可见灶周肺气肿，部分与支气管壁或血管壁粘连 [35]（见第四章第三节图 4-28 ～图 4-33）。

在尘肺病变的基础上，肺内小血管周围有煤尘尘细胞沉积，管壁增厚，内膜胶原增生及少量细小煤尘颗粒沉着，内皮细胞变性，中膜肥厚及胶原化，外膜纤维化有大量煤尘沉着，并与内膜下的煤带相应形成双层套管样结构。随着周围粉尘沉积量（尘肺期别）的增加，肺小动脉管壁不规则增厚也明显增加，管腔变窄，发生动脉血栓。在块状纤维化中的煤硅结节和与其邻近的肺小血管，外膜、中膜和内膜发生纤维增厚，管腔狭窄甚或呈类似闭塞性血管内膜炎表现，部分小动脉形成栓塞，出现机化现象，形成以血管为中心的胶原性结节，变性、坏死和钙化 [36]。

煤工尘肺患者的肺引流淋巴结可表现为煤尘沉着，纤维组织轻度增生、尘性纤维化和硅结节。肺部病变越严重，肺引流区淋巴结的尘性病变亦越严重。而单纯硅肺的肺引流淋巴结病变要早于和重于肺部病变 [37]。

长期以来，我国尘肺病的诊断是在可靠的生产性粉尘接触史的基础上，以 X 线后前位高千伏胸片为主要依据，参考临床表现和实验室检查，排除其他肺部疾病后确立的。随着我国经济的发展，工人流动性越来越大，粉尘作业工人，尤其是农民工，难以取得以往职业史证明和动态观察资料，导致尘肺病诊断非常困难。尘肺病理诊断只适用于尸体解剖、外科肺叶切除标本，需要患者进行创伤和痛苦较大的活检手术。经支气管肺活检（transbronchial lung biopsy，TBLB）安全性相对较高，患者痛苦少。虽然存在一定的失败率，不能反映病理变化的全貌，但是能取得接触粉尘引起肺内相关改变的依据，对协助尘肺病诊断有一定的积极意义 [38]。

参考文献

[1] Soutar C A，Collins H P. Classification of progressive massive fibrosis of coalminers by type of radiographic appearance. Br J Ind Med，1984，41（3）：334-339.

[2] 南桐矿务局职业病防治组，南桐矿务局南桐矿职工医院，南桐矿务局红岩矿职工医院，等．煤肺与煤矽肺的 X 线比较观察．重庆医学，1974，1：47-48.

[3] Ghanem M M，Battelli L A，Mercer R R，et al. Apoptosis and Bax expression are increased by coal dust in the polycyclic aromatic hydrocarbon-exposed lung. Environ Health Perspect，2006，114（9）：1367-1373.

[4] 李铁生，李洪珍．煤矿尘肺的病理形态标准．煤矿医学，1982，4：69-71.

[5] 乔俊华．大鼠煤工尘肺动物模型的研究．吉林：吉林大学，2009.

[6] 王丹，张敏．中国 2010 年报告尘肺病发病情况分析．中华劳动卫生职业病杂志，2013，30（11）：801-810.

[7] 欧文．卫生部通报 2010 年职业病防治工作情况和 2011 年重点工作．安全与健康，2011，7（1）：30-31.

[8] Laney A S，Attfield M D. Coal worker's pneumoconiosis and progressive massive fibrosis are increasingly more prevalent among workers in small underground coal mines in the United States. Occup Environ Med，2010，67（6）：428-431.

[9] Laney A S，Attfield M D. Examination of Potential Sources of Bias in the US Coal Worker's Health Surveillance Program. American journal of public health，2014，104（1）：165-170.

[10] National Institute for Occupational Safety and Health. Recommended practices for reliable classification of chest radiographs by B Readers［C］. Available at：http：//www.cdc.gov/niosh /topics/chestradiography/radiographic-classification.htm 1. Updated May 24，2011. Accessed May 5，2011.

[11] Suarthana E，Laney A S，Storey E，et al. Coal worker's pneumoconiosis in the United States：regional differences 40 years after implementation of the 1969 Federal Coal Mine Health and Safety Act. Occup Environ Med. 2011，68（12）：908-913.

[12] Bennett J G，Dick J A，Kaplan Y S，et al. The relationship between coal rank and the prevalence of pneumoconiosis. Brit J Ind Med，1979，36（3）：206-208.

[13] 崔炜，袁聚祥，张瑞祺．尘肺病的流行现状及控制．中国煤炭工业医学杂志，2009（3）：157-160.

[14] 张沉，杨乃莲，武汝廉．尘肺一个社会的悲剧——访国际劳工组织职业安全卫生重点项目主任塔卡拉．现代职业安全，2005（6）：33-34.

[15] L Fedotov，薄梅花．ILO/WHO 全球消除矽肺的国际规划．工业卫生与职业病，1998，24（1）：16-17.

[16] 郝海燕，李建国，刘惠田，等．河北省 2001 至 2012 年尘肺病发病特征与流行趋势．中华劳动卫生职业病杂志，2015，33（5）：342-347.

[17] 严于兰，缪荣明，孙若含，等．无锡市 2006 至 2012 年尘肺病发病特征和变化趋势．中华劳动卫生职业病杂志，2013，31（12）：912-916.

[18] 杨蓓，战波，史懋功．某市 1960 至 2010 年尘肺病患病分析．中华劳动卫生职业病杂志，2014，32（3）：217-218.
[19] 张敏，王丹，郑迎东，等．中国 1997 至 2009 年报告尘肺病发病特征和变化趋势．中华劳动卫生职业病杂志，2013，31（5）：321-334.
[20] 闫进德，曹岩，李翠兰，等．煤矿在职接尘工人煤工尘肺的发病情况．中华劳动卫生职业病杂志，2010，28（10）：783-785.
[21] 顾飞飞，郑玉桥，袁晓雨，等．不同煤质游离 SiO_2 的含量与尘肺发病关系研究．华北科技学院学报，2016，13（2）：56-60.
[22] 杜鹏，徐凯．煤工尘肺的影像学诊断研究进展．中国 CT 和 MRI 杂志，2015，13（8）：115-120.
[23] 崔风涛，丁新平，许洁，等．某矿业集团 347 例尘肺并发肺结核死亡病例分析．中华劳动卫生职业病杂志，2013，31（11）：853-854.
[24] 李毅．尘肺病理诊断标准的研究进展．2010 全国劳动卫生与职业病学术会议［会议论文］：259-262.
[25] 高永恒，吴洁，邢景才，等．我国尘肺 X 线诊断标准的沿革．中华劳动卫生职业病杂志，2013，31（7）：557-559.
[26] 赵景臣，李韶平，宋继春，等．计算机 X 线摄影在尘肺诊断中的应用探讨．中华劳动卫生职业病杂志，2007，25（1）：47.
[27] 陈钧强，蒋兆强，肖芸，等．数字化 X 线摄影胸片与高千伏胸片在尘肺病诊断中的一致性分析．中华劳动卫生职业病杂志，2012，30（1）：8-12.
[28] 赵德发，张涛，王新，等．尘肺病 765 例的临床特点及影像学表现．中华劳动卫生职业病杂志，2012，30（12）：941-942.
[29] 王旭，李宝平，曾庆玉，等．煤工尘肺肺内结节的病理与 64 排螺旋 CT 影像表现．中华劳动卫生职业病杂志，2014，32（9）：668-673.
[30] 江瑞康，王玉玲，刘培成．尘肺 14 例尸检临床病理分析．中华劳动卫生职业病杂志，2013，31（9）：697-700.
[31] 周云芝，陈刚，李宝平，等．煤工尘肺大容量肺灌洗前后的影像学评价．中华劳动卫生职业病杂志，2013，31（12）：932-935.
[32] 李毅，屈峨彪，王洪源，等．对尘肺病理诊断标准的分期指标及并发症的评析．中华劳动卫生职业病杂志，2006，24（11）：687.
[33] 邹昌淇．尘肺病理诊断标准．2010 尘肺病影像诊断新进展研讨会［会议论文］：78-84.
[34] 江瑞康，王玉玲，刘培成．12 例煤工尘肺尸检尘性弥漫性纤维化病理观察．尘肺病预防与治疗国际研讨会［会议论文］，2014：121-124.
[35] 江瑞康，王玉玲，刘培成．尸检煤工尘肺进行性大块纤维化的病理学观察．中华劳动卫生职业病杂志，2014，32（9）：701-703.
[36] 侯乐志，李修阳，申永来，等．煤矿工人尸检肺小动脉血栓及其钙化的研究．河北医学，2005，11（1）：83-85.
[37] 江瑞康，刘培成，王玉玲．煤矿工人 12 例尸检肺引流淋巴结病理观察．中华劳动卫生职业病杂志，2014，32（1）：61-63.
[38] 毕莹，毛翎，王炳森，等．接尘工人经支气管肺活检的病理分析．中华劳动卫生职业病杂志，2012，30（4）：265-267.

第二章

呼吸系统正常结构和功能

第一节　肺的一般结构及变化规律

一、肺、气管、支气管的解剖和组织结构

胸膜脏层和壁层之间的空隙称为胸膜腔，正常情况下胸膜腔内呈负压，脏胸膜和壁胸膜相互贴近，由于胸膜表面光滑，其间又含有少量浆液，可减少呼吸时两层胸膜间的摩擦。正常时无粘连，但当胸膜有病变时，表面可以变得粗糙，引起胸膜增厚，甚至发生粘连。肺位于胸腔内纵隔的两侧。右肺分为三叶，左肺分为两叶，其表面覆盖着薄而光滑的脏胸膜（浆膜），并深入叶间裂，将各叶分别包裹。在肺门处，胸膜脏层与壁层连接，并把出入肺门的结构（支气管、肺动脉、肺静脉等）包绕，形成肺根。

肺组织分为实质和间质两部分：实质部分为肺泡（肺泡腔、肺泡上皮及其基底膜）；间质部分包括支气管、血管、淋巴管的周围结缔组织，及小叶间隔、肺泡间隔、胸膜下的结缔组织。肺表面的脏胸膜深部结缔组织伸入肺内，将肺分成许多小叶。支气管共分 24 级分支，从主支气管（第 1 级）一直至肺泡，主支气管经肺门进入肺内，按顺序分为叶支气管（第 2 级）、段支气管（第 3 ~ 4 级）、小支气管（第 5 ~ 10 级）、细支气管（第 11 ~ 13 级）、终末细支气管（第 14 ~ 16 级）、呼吸性细支气管（第 17 ~ 19 级）、肺泡管（第 20 ~ 22 级）、肺泡囊（第 23 级）和肺泡（第 24 级）。因主支气管的反复分支呈树杈状，故称支气管树（bronchial tree）。其中，从气管至终末细支气管为肺的导管部，呼吸性细支气管以下各段至肺泡为肺的呼吸部 [1-3]（图 2-1 ~图 2-4）。

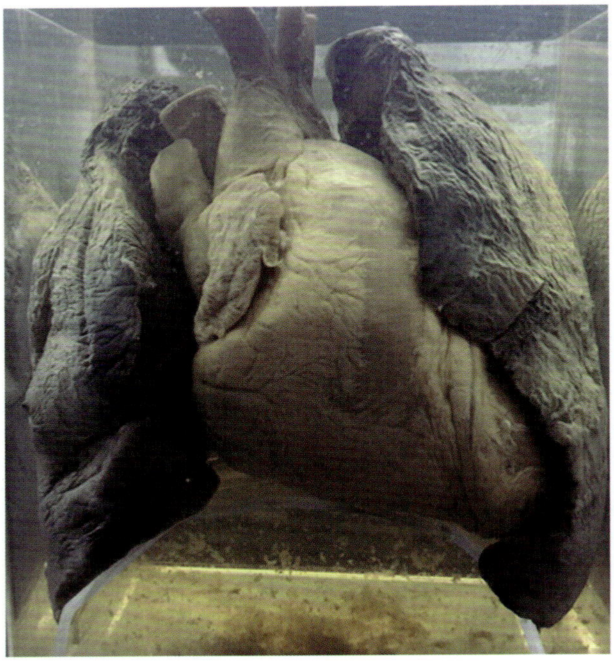

图 2-1 中纵隔及左右肺

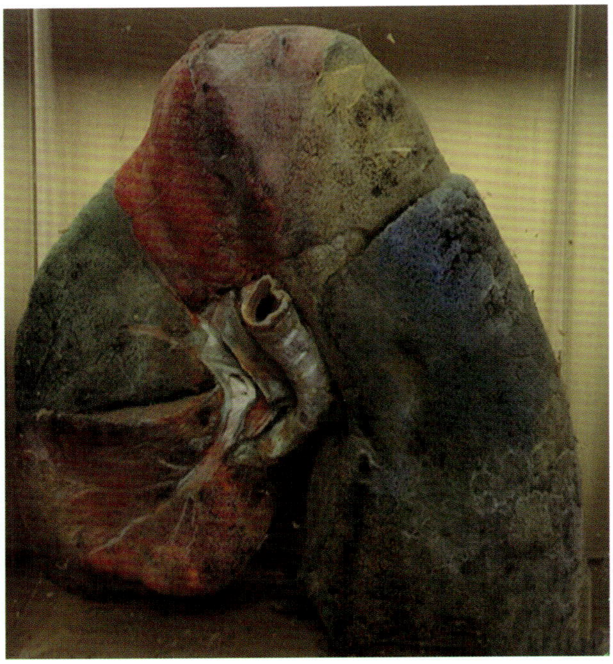

图 2-2 左右肺及肺门

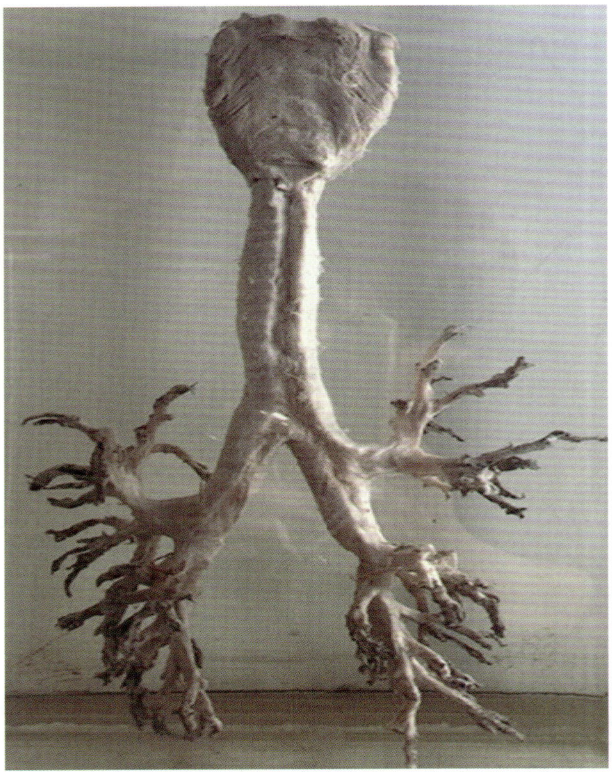

图 2-3 气管、支气管树

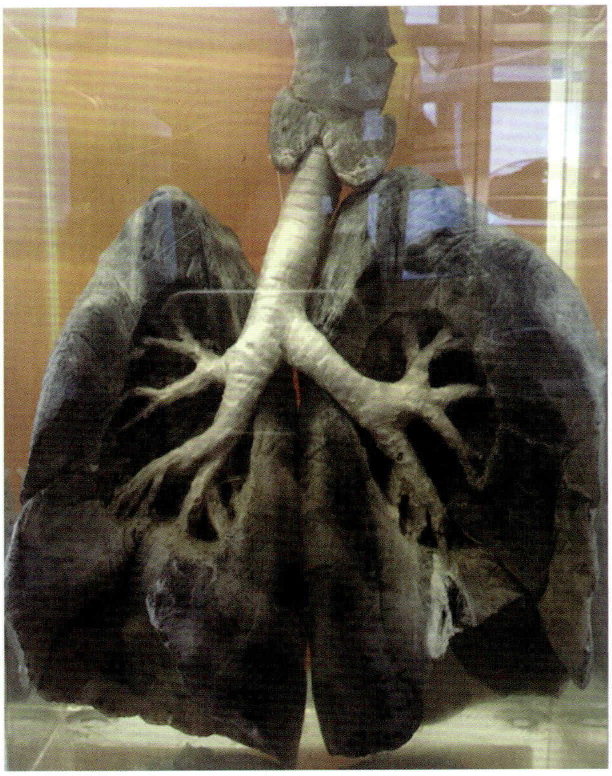

图 2-4 肺及气管、左右支气管

二、导管部与呼吸部的组织结构特点

（一）肺导管部

由气管及支气管起至终末细支气管止，称为导管部分。气管的下端分左、右两支，称为主支气管，入肺门后便分为肺叶支气管。往下再分支成肺段支气管，往下依次分支，形成支气管树，由部分中小支气管组成。小支气管继续往下分支，口径达 1 mm 以下时，称为细支气管。细支气管特点是无软骨支架和腺体，上皮中有透明细胞，无杯状细胞，管壁变薄，由平滑肌构成。平滑肌收缩使黏膜产生褶皱，管腔变窄。常见的支气管哮喘，就是由于小、细支气管平滑肌痉挛，使管腔变窄所致。细支气管分支达到与一级呼吸性细支气管相连部分即直径达 0.5 mm 左右时，称为终末细支气管，此时黏膜上皮变成纤毛柱状，构成了黏液纤毛除尘机制的基础。基膜不易分清，平滑肌完整呈环状肌层。每个终末细支气管所属的肺组织，构成一个肺小叶。

1. 叶支气管至小支气管　管壁结构与主支气管相似，但随管径变小，管壁变薄，管壁黏膜层、黏膜下层和外膜分界渐不明显。上皮仍为假复层纤毛柱状，但由厚逐渐变薄；杯状细胞、腺体和软骨片逐渐减少；固有层外平滑肌纤维相对增多，呈现为环行肌束环绕管壁。

2. 细支气管至终末细支气管　细支气管管径约 1 mm，黏膜上皮由假复层纤毛柱状渐变为单层柱状纤毛上皮。杯状细胞、腺体和软骨片减少或消失，环行平滑肌则更明显，黏膜常形成皱襞。终末细支气管管径约 0.5 mm，内衬单层柱状上皮，杯状细胞、腺体和软骨片均消失，但有完整的环行平滑肌。此时，肺内导气部由软骨为支架的管道逐渐变为肌性管道，以适应肺功能的需要。细支气管和终末细支气管管壁中的环行平滑肌，可在自主神经的支配下收缩或舒张，以调节进出肺小叶的气流量。

电镜下，细支气管和终末细支气管的上皮由两种细胞组成，即纤毛细胞和分泌细胞。纤毛细胞数量少，分泌细胞数量多。分泌细胞又称克拉拉细胞（Clara cell），呈高柱状，游离面呈圆顶部凸向管腔，胞核卵圆形，位于细胞中部，顶部胞质内有发达的滑面内质网和较多的分泌颗粒，滑面内质网有解毒功能，可对吸入的有毒物质进行生物转化；分泌颗粒以胞吐方式释放一种类表面活性物质，在上皮表面形成一层保护膜；分泌物中含有蛋白酶，可分解管腔内的黏液，有利于排出分泌物。

（二）肺呼吸部

肺呼吸部是呼吸系统完成换气功能的部位，其各部分的共同特点是都有肺泡。

1. 呼吸性细支气管　呼吸性细支气管是终末细支气管的分支，每个终末细支气管可分支形成 2 ～ 3 个呼吸性细支气管，其管壁上出现少量肺泡，故具有换气功能。管壁上皮为单层立方上皮，有克拉拉细胞和少许纤毛细胞，上皮下结缔组织内有少量环行平滑肌。在肺泡开口处，单层立方上皮移行为肺泡的单层扁平上皮。从呼吸性细支气管开始具有气体交换功能。

2. 肺泡管　肺泡管是呼吸性细支气管的分支，每个呼吸性细支气管可分支形成 2 ～ 3 个肺泡管。每个肺泡管与大量肺泡相连，故其自身的管壁结构很少，仅在相邻肺泡开口之间保留少许管壁，其表面覆以单层立方或扁平上皮，其下方为少量平滑肌束和弹性纤维，因肌纤维环形围绕于肺泡开口处，故在普通光学显微镜下可见相邻肺泡开口之间的结节状膨大。

3. 肺泡囊　肺泡囊与肺泡管相连，每个肺泡管分支形成 2 ～ 3 个肺泡囊。肺泡囊由几个肺泡围成，故为若干肺泡的共同开口。相邻肺泡开口处无环行平滑肌，故切片中的肺泡隔末端无结节状膨大。

4. 肺泡

（1）肺泡的结构及功能：在本章第二节中阐述。

（2）肺泡孔：是肺泡之间的小孔，有肺泡孔存在的地方，空气可互相流通；在感染时，微生物也可能经此孔扩散（图 2-5 ～图 2-13）。

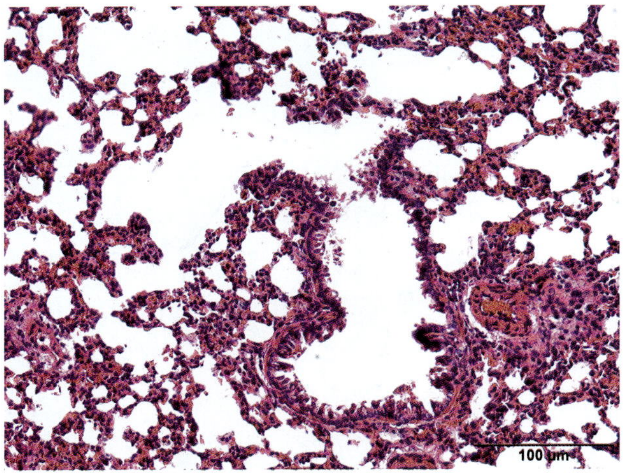

图 2-5　细支气管开口及肺泡管

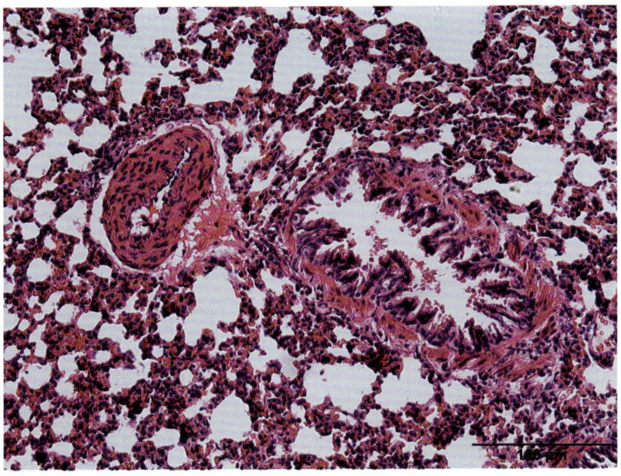

图 2-6　小支气管及小动脉

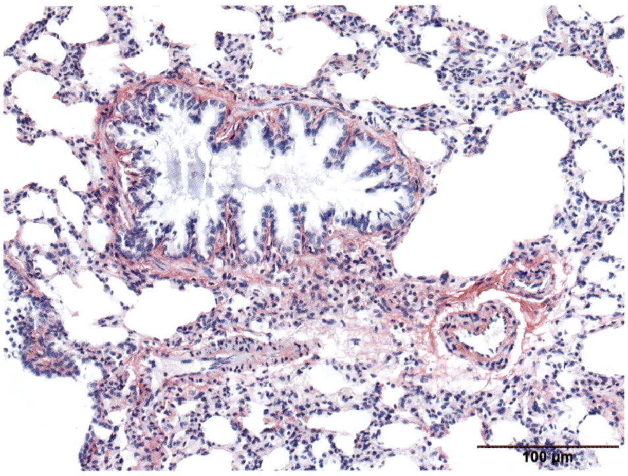

图 2-7　小支气管及小动脉

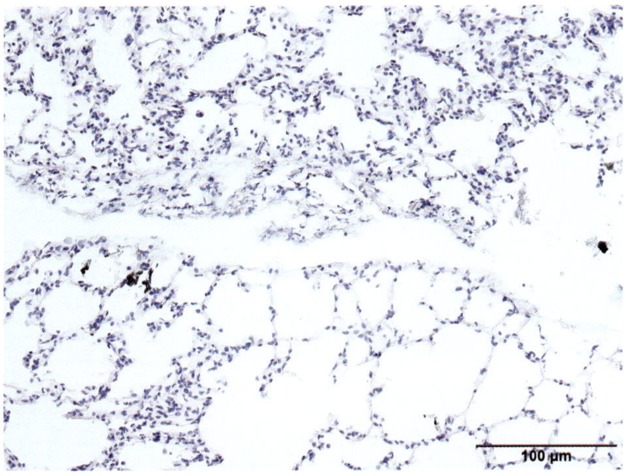

图 2-8　肺小叶间隔

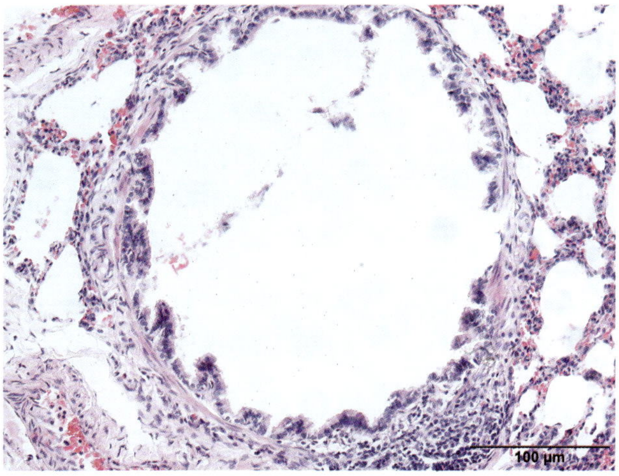

图 2-9　终末细支气管

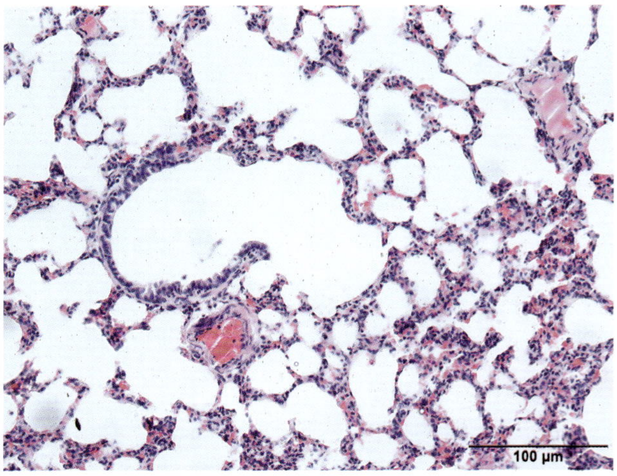

图 2-10　终末细支气管及肺泡管

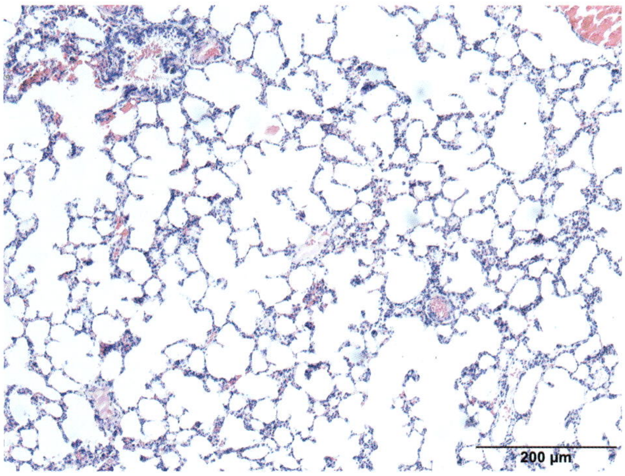

图 2-11　肺泡管、肺泡囊、肺泡

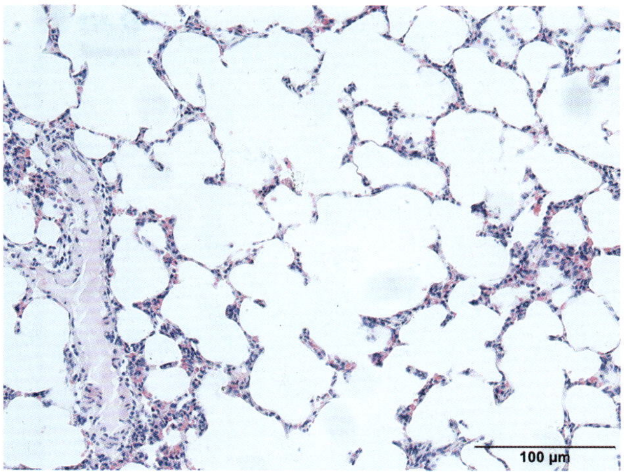

图 2-12　肺泡囊、肺泡

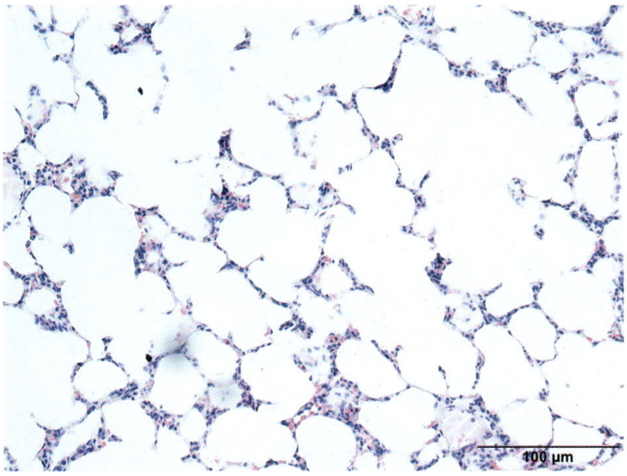

图 2-13　肺泡囊、肺泡

第二节　肺小叶、肺泡结构及功能

一、肺小叶的概念

每个终末细支气管连同其所属的肺组织构成一个肺小叶（pulmonary lobule）。肺小叶呈锥形，其尖朝向肺门，底向肺表面，小叶之间有结缔组织间隔。肺表面可见小叶底部轮廓，直径 1.0 ~ 2.5 cm，每叶肺有 50 ~ 80 个肺小叶，它们是肺的基本结构和功能单位。

二、肺泡上皮的形态与功能

肺泡表面有一层完整的上皮，上皮细胞由Ⅰ型和Ⅱ型肺泡细胞组成[4-6]。

（一）Ⅰ型肺泡细胞

Ⅰ型肺泡细胞（type Ⅰ alveolar cell）除含核部分略厚外，其他部分扁平菲薄，厚约 0.2 μm，光镜下难辨认。I 型肺泡细胞覆盖肺泡约 95% 的表面积，参与构成气 - 血屏障，是进行气体交换的部位。电镜下，细胞质内可见较多小泡，内有细胞吞入的微小尘粒和表面活性物质，经小泡转运至间质内消除。肺泡上皮之间均有紧密连接和桥粒，以防止组织液向肺泡内渗入。I 型肺泡细胞无增殖能力，损伤后由Ⅱ型肺泡细胞增殖分化补充。

（二）Ⅱ型肺泡细胞

Ⅱ型肺泡细胞（type Ⅱ alveolar cell）较小，呈圆形或立方形，散在嵌于 I 型肺泡细胞之间，细胞数量较 I 型肺泡细胞多，但仅覆盖肺泡约 5% 的表面积。细胞核圆形，胞质着色浅，呈泡沫状，细胞略凸向肺泡腔。电镜下，细胞质富含线粒体、溶酶体，有较发达的粗面内质网和高尔基复合体，核上方有较多高电子密度的分泌颗粒。因颗粒内含同心圆或平行排列的板层结构，故称嗜锇性板层小体，其内容物为磷脂、蛋白质和糖胺多糖的复合物。细胞以胞吐方式将颗粒内容物排出，在肺泡上皮表面铺展成一层薄膜，称表面活性物质，后者有降低肺泡表面张力、稳定肺泡大小的作用。吸气末时肺泡扩大，表面活性物质密度减小，肺泡回缩力增大，防止肺泡过于膨大；呼气末时肺泡缩小，表面活性物质密度增加，降低了表面张力，可防止肺泡塌陷。Ⅱ型肺泡细胞是肺泡上皮干细胞，对维持肺泡正常结构和功能具有重要意义。

近年有资料表明，Ⅱ型肺泡细胞在肺损伤、肺泡修复和逆转肺纤维化的过程中起关键作用，并具有合成、分泌肺泡表面活性物质以及相关蛋白的作用。

三、肺巨噬细胞的分布与功能

肺巨噬细胞由单核细胞演化而来，广泛分布于肺间质，在肺泡间隔中最多，有的游走进入肺泡腔。该细胞体积较大，形状不一，具有活跃的吞噬功能，能清除进入肺泡和肺间质的尘粒、细菌等异物，发挥重要的免疫防御作用。吞噬了较多尘粒的肺巨噬细胞又称尘细胞。在心力衰竭导致肺淤血时，大量红细胞穿过毛细血管进入肺间质内，被肺巨噬细胞吞噬，此时肺巨噬细胞胞质内含大量血红蛋白分解产物——含铁血黄素颗粒，称为心力衰竭细胞（简称心衰细胞）。吞噬了异物的肺巨噬细胞，可沉积在肺间质内，也可进入肺泡腔，随呼吸道分泌物排出，还可进入肺淋巴管，再迁移至肺门淋巴结。

第三节　肺血管、神经和淋巴管

一、肺血管、神经和淋巴管构成

（一）肺血管

肺的血液供应有两个来源，即肺动脉和支气管动脉。肺动脉是肺的功能性血管，管径较粗，为弹性动脉。肺动脉从右心室发出，至肺门进入肺，其分支与各级支气管伴行直至肺泡隔内形成毛细血管网。毛细血管内的血液与肺泡进行气体交换后，汇入小静脉，小静脉行于肺小叶结缔组织内而不与肺动脉的分支伴行，再汇集成较大的静脉后，才与支气管分支和肺动脉分支伴行，最终汇合成肺静脉出肺门回到左心房。支气管动脉则是肺的营养性血管，管径较细，为肌性动脉。该动脉发自胸主动脉或肋间动脉，与支气管伴行入肺，沿途在导管部各段管壁内分支形成毛细血管网营养管壁组织。支气管动脉的终末分支主要分布于呼吸性细支气管周围，部分分支形成肺泡隔内毛细血管网，管壁内的毛细血管一部分汇入肺静脉，另一部分形成支气管静脉，与支气管伴行经肺门出肺。支气管动脉的分支还供应肺淋巴结、浆膜、肺间质及血管壁。

（二）气管、支气管及肺的神经

肺的传出神经纤维和传入神经纤维在肺门处形成肺丛。神经纤维随支气管分支和血管分支入肺。传出神经纤维末梢分布于支气管树管壁的平滑肌、血管平滑肌和腺体。传出神经包括交感神经和副交感神经。交感神经为肾上腺素能神经，兴奋时使支气管平滑肌弛缓，血管平滑肌收缩，抑制腺体分泌；副交感神经为胆碱能神经，兴奋时使支气管平滑肌收缩，血管平滑肌松弛，腺体分泌增强。肺的传入神经纤维走行在迷走神经内，其末梢分布于支气管树管壁黏膜内、肺泡上皮及胸膜的结缔组织内，将肺内的刺激传入呼吸中枢。

（三）肺淋巴管

肺的淋巴管分为浅丛和深丛两组。浅丛分布在胸膜下结缔组织内毛细淋巴管网，汇合成几支较大的淋巴管，注入肺门淋巴结。深丛分布在肺支气管树的管壁内、肺泡隔内及肺血管的周围，最后也汇合成几支淋巴管，伴随肺静脉向肺门方向走行，也注入肺门淋巴结。在走行中深丛淋巴管和浅丛淋巴管有吻合，淋巴液可从前者流入后者，但不能逆流，因浅丛淋巴管内有瓣膜存在。

二、气 - 血屏障的组成与功能

肺泡内 O_2 与肺泡隔毛细血管内血液携带的 CO_2 之间进行气体分子交换所通过的结构，称气 - 血屏障。气 - 血屏障很薄，厚度 0.2 ～ 0.5 μm，是肺内最薄的部位，由肺泡表面液体层、Ⅰ型肺泡细胞与基膜、薄层结缔组织、毛细血管内皮细胞与基膜构成，有利于气体交换。有的部位两层基膜之间无结缔组织，上皮基膜和毛细血管基膜相贴而融合为一层。临床上急、慢性炎症引起的炎性细胞浸润、渗出或增生时气 - 血屏障增厚，会影响正常气体交换功能，导致机体缺氧。

第四节　呼吸系统防御免疫功能

人体呼吸系统对外界（大气）时刻保持开放状态，不断与外界进行气体交换，各种细菌、病毒及其他致病微生物、微粒、有害气体等难免通过呼吸道进入肺内。为了保护人体免受外界的侵害，人体呼吸系统具有一套相当完备的防御免疫系统。

一、非特异性防御机制

呼吸系统的非特异性防御系统包括呼吸道气管、支气管分泌物中含有的多种抗微生物物质。这些物质主要有溶菌酶、铁结合蛋白、纤维粘连蛋白、干扰素、局部分泌性抗体等，可以消灭入侵的细菌或病毒。这些非特异性防御机制是先天性的，构成了呼吸道的第一道防线，对保护呼吸器官起重要作用。同时，黏液 - 纤毛系统的完整性对免疫作用的发挥也非常重要，任何一个环节出现异常，如纤毛结构功能异常、协调性破坏或黏液组成发生变化，都将可能导致清除细菌的重要机制异常，继而引发呼吸道感染。此外，肺泡巨噬细胞也具有重要的防御功能。血液中的单核细胞至肺组织后，继续发育分化成为肺泡巨噬细胞。肺泡巨噬细胞可分泌弹力蛋白酶、胶原酶、蛋白水解酶，还可分泌溶菌酶、IL-1、IL-2、补体、过氧化氢、TNF 等抗菌成分。肺泡巨噬细胞可在肺内自行增殖并长期居留，在小气道和肺泡中发挥重要的净化作用。当细菌到达下呼吸道并被肺泡巨噬细胞识别后，可将病原体捕获、吞噬并杀灭。此过程甚至不需要中性粒细胞的参与。如果病原体不能被肺泡巨噬细胞所消灭，则肺泡巨噬细胞通过细胞与细胞间的信号转导，招募中性粒细胞从肺毛细血管床向肺泡内迁移，某些趋化因子对中性粒细胞具有较强的趋化作用。中性粒细胞被招募至炎症区域后，随同肺泡巨噬细胞共同消灭病原体。同时，巨噬细胞还可充当抗原呈递细胞，将病原体加工处理并呈递给 T、B 淋巴细胞，诱发获得性细胞免疫反应。

二、特异性免疫功能

呼吸系统的特异性免疫功能可分为体液免疫和细胞免疫，也称为获得性免疫。其启动者和驱动力是抗原，在呼吸道则主要是病原体。特异性免疫功能是高度专一的，是在生物不断进化中形成的，具有明显的特异性、多样性和记忆性。体液免疫功能通过体液和呼吸道分泌液中的免疫球蛋白来实现，而细胞免疫则通过抗原刺激后产生致敏 T 淋巴细胞来实现。特异性体液免疫主要通过特异性抗体发挥作用，抗体由 B 细胞分化而成，主要包括 IgA、IgG、IgE、IgM。抗体介异的体液免疫应答效应有：阻断病原体与黏膜上皮间的黏附，如通过引发速发型超敏反应，中和细菌外毒素，抑制酶的活性；免疫调理作用，促进吞噬作用；激活补体系统，引发补体依赖的细胞毒作用，介导多种效应细胞以杀伤靶细胞。呼吸系统获得性细胞免疫防御反应主要由呼吸系统周围淋巴组织承担。呼吸道从鼻咽部到呼吸性细支气管的周围有支气管相关淋巴组织，在气道内还有黏膜相关淋巴组织以及肺相关淋巴结，包括肺门及纵隔淋巴结，它们在呼吸系统获得性免疫中发挥各自的作用。病原体入侵呼吸道后，如天然免疫未能清除病原体，病原体将到达局部区域淋巴组织或被抗原呈递细胞处理加工并呈递给区域淋巴组织。如果抗原持续存在于肺中，这些细胞能游走到抗原所在区域并发挥免疫杀伤作用进行处理。

参考文献

[1] 成令忠，钟翠平，蔡文秦. 现代组织学. 上海：上海科学技术文献出版社，2003.

[2] 高英茂，刘能保. 组织学与胚胎学. 北京：人民卫生出版社，2005.

[3] 余彦，戈果. 系统解剖学. 北京：科学技术文献出版社，2014.

[4] Vanhee D，Gosset P，Wallaert B，et al. Mechanisms of fibrosis in coal worker's pneumoconiosis-increased production of platelet-derived growth factor，insulin-like growth factor type1，and transforming growth factor ß and relationship to disease severity. Am J Respir Crit Care Med，1994，150（4）：1049-1055.

[5] Yi ES，Salgado M，Williams S，et al. Kerationcyte growth factor decrease pulmonary edema，transforming growth factor-beta and platelet-derived growth factor-KB expression，and alveolar type Ⅱ cell loss in bleomycin-induced lung injury. Inflammation，1998，22（3）：315-317.

[6] Plopper CG，ST-George JA，Read LC，et al. Acceleration of alveolar type Ⅱ cell differentiation in fetal rhesus monkey lung by administration of EGF. Am J Physiol，1992，262（3 pt10）：L313- L321.

第三章

煤工尘肺的病因与发病机制

第一节　煤工尘肺的病因

一、工作环境与煤工尘肺

早在新石器时代，人类便有了使用煤的记录，煤的主要用途是作为燃料。因其经济的价格和丰富的储藏量，煤炭成为当今重要的能源物质，尤其是在中国。2005 年我国约有 80% 的能源来自燃煤。2007 年中国首度成为煤炭进口国。随着我国逐年递增的能源消耗量，导致对于煤炭的需要量也在快速增长。先进的煤矿挖掘技术为我国煤炭行业的快速发展奠定了技术基础，但我国矿井作业尚无法达到全自动化机械作业，还需要工作人员操纵机械在矿井中进行。因而，企业在进行煤炭等产品的生产、加工过程中形成的粉尘就不可避免地威胁着煤矿工人的身体健康。工人长期在高浓度粉尘的环境中作业，吸入呼吸性粉尘可引起尘肺病。根据资料统计，自 20 世纪 50 年代我国建立职业病制度以来，已经累计有超过 14 万矿工死于尘肺病。煤矿粉尘引起的尘肺病人数占全国工业系统尘肺病人数的 40%，列全国第一位。

在生产过程中长期吸入煤尘引起的尘肺称为煤肺。煤肺多见于煤矿采煤工、选煤厂选煤工、煤球制造工、车站和码头煤炭装卸工等工种。长期以来对煤尘能否引起煤肺的问题，各方认识并不一致。有人认为，煤矿工人多因工种不固定，煤尘中所含二氧化硅的致病作用比煤尘更为重要，所谓煤肺，实际上不过是一种轻型煤硅肺。但目前公认，长期吸入煤尘也可以引起肺组织纤维化，并存在剂量 - 反应关系。煤肺发病工龄多在 20 ～ 30 年以上，病情进展缓慢，危害较轻。

在煤炭开采过程中，由于煤矿岩层含游离二氧化硅量有时可高达 40% 以上，矿工作业工种调动频繁，故采矿工人所接触的粉尘多为煤硅混合性粉尘。生产中长期吸入大量煤硅粉尘所引起的以肺纤维化为主的疾病，称为煤硅肺，这是煤矿工人所患尘肺的最常见的一种类型。发病工龄多在 15 ～ 20 年，病变发展较快，危害较重。除此之外，煤矿工人还可罹患硅肺，患者多为接触岩石的开拓建井工人，发病工龄 10 ～ 15 年，病情进展快，危害严重。根据原卫生部等《职业病范围和职业病处理办法的规定》[（87）卫防字第 60 号] 中的要求，我国煤工尘肺（coal worker's pneumoconiosis，CWP）是煤肺和煤硅肺的总称。

1972 年国际尘肺会议总结报告中提出：当肺内粉尘中游离二氧化硅（SiO_2）含量大于 18% 时，其病理形态改变为硅肺；SiO_2 含量小于 18% 时，则为煤工尘肺，它既包括由纯煤尘引起的煤肺，又包括由煤和岩石的混合粉尘引起的煤硅肺。

（一）煤矿粉尘的来源

煤矿粉尘是煤矿在生产过程中产生的各类固体物质细微颗粒的总称。在煤矿生产过程中产生粉尘的主要环节有：电钻或风钻打眼、放炮、风镐或机械采煤、人工或机械装渣、人工攉煤、放顶煤开采的放煤作业、工作面放顶及假顶下的支护、自溜运输、运输设备的转载以及提升卸载等。井下粉尘较多的地点有：采煤和掘进工作面、自溜运输巷道、刮板输送机和带式输送机的转载点、煤仓和溜煤眼的上下口及井口的卸载点。落煤时，煤炭经受破碎，在装煤、运输和转载过程中还会继续被撞破碎，不断产生煤尘。随着机械化程度的提高和合理集中生产，煤尘的生成量也更大、更集中。在现代化煤矿中，煤尘的生成量可以达到煤炭产量的 3%。在煤层尚未采落之前，其内许多裂隙就已经存在着一些煤尘。这些煤尘是由于煤层在构造运动中受挤压或在开采前受地层集中压力的作用而产生的，它们存在于这些裂隙之中，随着煤层的采落和破碎而进入井下空间，因此称为原生煤尘。岩尘主要产生于岩石或半煤岩掘进工作面。岩巷中风钻打眼将岩石粉碎为极细的颗粒，形成高浓度的浮游的呼吸性粉尘，在采煤工作面放顶或干式充填时也会产生大量岩尘。井下施工的粉状材料有时会成为高浓度的有害粉尘，例如在掘进工作面进行锚喷作业时，喷射水泥砂浆或混凝土可产生大量的水泥和砂粒粉尘，这已经成为掘进工作面的粉尘来源之一。此外，煤矿作业场所空气中悬浮的粉尘，由于重力作用，逐渐向下沉降，沉积在工作面的底板、巷道壁、机电设备的表面。由于生产中机械运转、局部通风、工人走动、放炮等原因，会使已沉降的粉尘再次飞扬，形成二次扬尘，导致作业场所空气中的粉尘浓度增加，加重粉尘对人体的危害性。如果遇到瓦斯或煤尘爆炸，爆炸产生的冲击波会使积尘扬起，扬起的煤尘参与爆炸，使之产生更严重的后果。

（二）影响煤矿粉尘生成量和浓度的因素

在不同的矿井内，由于煤层和岩层的地质条件不同，作业方法和机械化程度不同，粉尘的生成量和浓度有很大的差别。即使在同一矿井内，粉尘多少也很不相同。那么粉尘的生成量及其浓度与哪些因素有关呢?

1. 与煤（岩）层的地质条件有关 煤（岩）层脆性大、节理裂隙发育、疏松而干燥时，产生的粉尘就多；煤（岩）层的地质构造复杂、断层褶皱多、煤岩受地质运动破坏强烈时，采掘过程中产生的粉尘就多，相反则较少。例如在砂岩、砾岩或其他大量石英石的岩层掘进时，产生的岩尘较多；而在较软且带有塑性的页岩、泥岩中作业，岩尘则较少。又如，开采坚硬的无烟煤或脆性大的肥焦煤时，产生的煤尘比其他煤种多；倾角大的煤层在开采中比倾角小的煤层粉尘浓度大（图 3-1）。

2. 与掘进作业的方法和工艺有关 机械化掘进作业的粉尘量比打眼放炮作业的粉尘量可以高出 10 倍以上。机械化程度越高，防尘工作越重要。机械化采掘时，截齿宽度及其排列方式、切割速度及深牵引速度都会影响粉尘的生成量。放顶煤开采时高位放煤的产尘量远高于中、地位放煤。倾角煤层用倒台阶采煤法比水平分层采煤法粉尘量大。

3. 与通风状况及采掘空间的大小有关 合理的通风风量可以冲淡粉尘浓度并将其带走，风量太小不能有效降低粉尘浓度，风量过大、风速提高会把沉积的粉尘吹扬起来。薄煤层工作面空间较小，粉尘浓度可能相对增高。

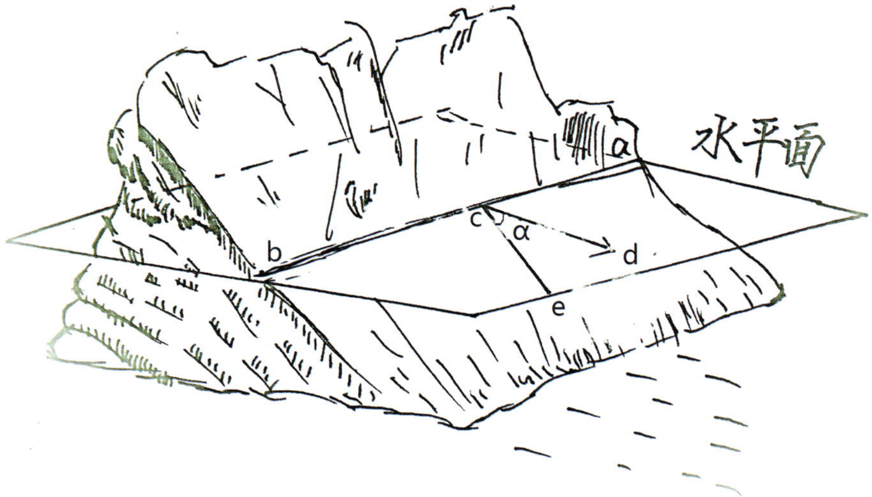

ab. 走向线 ce. 倾斜线 cd. 水平面 α. 倾角

图 3-1 煤层倾角

二、生产性粉尘

（一）生产性粉尘的一般概念

粉尘是指能较长时间悬浮在空气中的固体微粒。在生产过程中形成的粉尘称为生产性粉尘。煤尘与硅尘均属于生产性粉尘。

（二）生产性粉尘的分类

生产性粉尘一般按粉尘的化学性质、颗粒大小、粉尘沉积于呼吸系统的部位及粉尘的生物学作用等进行分类。

1. 按粉尘的化学性质分类

（1）无机粉尘：无机粉尘主要是矿物性粉尘，还有金属性粉尘，以及人工无机粉尘。

常见的无机粉尘有以下几种：

1）硅尘：一般是指含有 10% 以上的游离二氧化硅的粉尘，又称矽尘。如金属矿山的开采、隧道开凿、煤矿岩石掘进等产生的粉尘。硅尘是生产性粉尘中分布最广、生物学活性最强、对人体健康危害最大的粉尘。

2）硅酸盐尘：主要包括石棉、滑石、云母、高岭土等粉尘。其中以石棉尘对人体健康的危害最严重。

3）含碳粉尘：有煤尘、炭黑、活性炭等粉尘，其中以煤尘接尘人数最多。煤尘中含有 5% 以下游离二氧化硅的粉尘被称为单纯性煤尘。

4）金属粉尘：金属矿山的开采、冶炼、电焊过程中产生的烟雾和粉尘，如铁、锡、铝、铅、锰、锌、铜等金属及其氧化物。

5）人工无机粉尘：如水泥、金刚砂、玻璃纤维等。

（2）有机粉尘

1）植物性粉尘：包括棉、麻、谷物、甘蔗、烟草、茶、木材等加工时产生的粉尘。

2）动物性粉尘：主要有皮毛的加工利用、动物饲养等产生的粉尘。

3）人工有机粉尘：包括有机染料、农药、合成树脂、人造纤维等。

（3）混合性粉尘：是指在作业场所中，同时存在无机和有机两种类型的粉尘，是人们在生产环境中最常见的粉尘存在形式。如煤矿工人在采煤时，既接触煤尘，也接触顶、底板的硅尘。许多有机粉尘中都伴有无机粉尘的存在。

2．按粉尘的颗粒大小分类

（1）可见粉尘：即肉眼可以看到的粉尘，一般粒径大于 10 μm，在强光下肉眼可见，在静止空气中加速或等速沉降。

（2）显微粉尘：即用光学显微镜可以看到的粉尘，粒径在 0.25 ～ 10 μm 之间，其中粒径在 1 μm 以上的尘粒可在静止空气中等速沉降。

（3）超显微粉尘：即用电子显微镜可以看到的粉尘，其粒径小于 0.25 μm，在空气中因很难沉降而长期悬浮。

3．按粉尘沉积于呼吸道的部位分类

（1）非吸入性粉尘：一般不能进入呼吸道，其粒径大于 15 μm。

（2）呼吸性粉尘：指粒径小于 15 μm，可以到达肺泡的粉尘。

4．按粉尘的生物学作用分类

（1）致肺纤维化粉尘：硅尘、石棉尘及其他硅酸盐粉尘等，可引起尘肺病。

（2）非致肺纤维化粉尘：如铁、锡、棉尘及蘑菇菌丝等粉尘。虽不致尘肺病，但可引起金属烟雾热或过敏症等。

（三）煤矿粉尘的四个特性

1．粉尘表面吸附一层空气薄膜，阻碍粉尘间或水滴与粉尘间的凝聚沉降。5 μm 以下的尘粒，只有在尘粒与水滴具有较高相对速度时，才能被湿润沉降，因此增加了防尘工作的难度。

2．粉尘的分散度越大，比表面积越大，吸附在其表面的氧分子越多，加快了粉尘氧化分解过程，使粉尘易于发生燃烧和爆炸。

3．细微岩尘由于表面积越大，岩尘中的游离二氧化硅（SiO_2）很容易作用于人体肺泡细胞，进而导致尘肺病。

4．粉尘在产生和运动过程中，由于摩擦、碰撞、接触带电等原因，各尘粒基本都带有一定电荷，采掘工作面产生的新鲜粉尘较回风巷道中的粉尘更易带电。

（四）煤尘和硅尘的生物学作用

煤矿粉尘是成分很复杂的混合物，其中有煤炭或岩石尘粒、有施工材料和爆破材料形成的尘粒、有各种金属材料磨损形成的尘粒等，其中主要是煤尘和岩尘。煤岩尘粒本身又有复杂的矿物成分和化学成分，其中对人体危害较大的成分是游离的 SiO_2，它是使矿工患硅肺病的主要物质。一般说来，煤烟粉尘中的游离 SiO_2 实际就是石英一类的矿物，是组成多种岩石最常见的矿物之一，几乎是单一 SiO_2 化学成分，以结晶型游离状态存在于多种岩石中，或者单独形成石英岩体。在另外的某些岩石中，SiO_2 则是以化合物的状态存在，这些非游离的 SiO_2 对人体的危害则轻得多。纯石英是无色透明的，多数石英混有杂质而呈各种颜色，密度和硬度都很大。在煤矿常见的岩石中，石英是构成各种砂岩的主要成分，粗砂岩、细砂岩及粉砂岩中所含游离 SiO_2 为 33% ～ 76%；石英也是砂质页岩、砾岩和泥质页岩的重要成分，砂质页岩中游离 SiO_2 含量为 47% ～ 53%，泥质页岩中游离 SiO_2 含量为 2.6% ～ 26%，而在煤炭中一般均在 5% 以下。

SiO_2 有结合 SiO_2 和游离 SiO_2 两种存在状态，含结合 SiO_2 的粉尘，除石棉等少数外，对肺组织没有明显的致纤维化作用；但游离 SiO_2 对肺组织有很强的致纤维化作用，是导致尘肺病最主要的病因。因此，国内、外都是按照粉尘中游离 SiO_2 含量的多少来制定粉尘的卫生标准。不同岩石中游离 SiO_2 含量不同，所产生的粉尘中游离 SiO_2 的含量自然也不同。据测定，生产性粉尘中的游离 SiO_2 含量基本与产生这种粉尘的岩石相同或略低。

我国政府对矿井粉尘的允许浓度，就是按照煤岩中游离 SiO_2 的含量而分别作出规定的。对游离 SiO_2 含量较高的粉尘，规定了较低的允许浓度，以控制游离 SiO_2 对人体的危害。

三、煤尘与硅尘浓度、形状、粒径等对煤工尘肺的影响

（一）煤尘和硅尘浓度对煤工尘肺的影响

粉尘浓度是指单位体积空气中所含粉尘的质量或颗粒数，其表示的方法有两种：质量法和数量法。粉尘的质量浓度单位为 mg/m^3，数量浓度单位为粒 / 立方厘米。粉尘的数量浓度是采用计数法测尘仪测定的：使一定体积空气中的粉尘附在玻璃片上，然后在显微镜下读出玻璃片上有多少粒粉尘，最后计算出相当于 1 cm^3 空气中所含有粉尘颗粒的数量，用粒 / 立方厘米表示。粉尘的质量浓度是表示单位含尘空气体积中粉尘的质量，用 mg/m^3 表示。质量浓度的测定是使一定体积的空气通过滤尘膜从而把粉尘过滤下来，称出滤膜在过滤前后的质量，可算出过滤下来的粉尘质量，最后计算出相当于 1 m^3 空气中所含有的粉尘质量。由于滤膜可以将各种粒径的尘粒全部过滤下来，因此采用这种方法测定的质量浓度是全尘浓度。目前绝大多数国家粉尘浓度采用质量浓度表示，只有纤维性粉尘如石棉尘用数量浓度表示。粉尘浓度按粉尘粒度的大小，进入人体呼吸系统不同部位，又分为总粉尘浓度和呼吸性粉尘浓度。工作场所空气中粉尘浓度越高，工人吸入粉尘的量就越多，粉尘沉积在肺内的可能性就越大，越容易发生尘肺病。在生产过程中产生的粉尘，如果粉尘的化学性质和分散度相同，其粉尘的危害性大小主要取决于粉尘浓度的高低。由于造成尘肺的原因主要是进入肺泡的呼吸性粉尘，因此，在工作场所中，呼吸性粉尘浓度的卫生学意义更大。

我国一般采用质量法表示粉尘浓度，并以此规定了粉尘的劳动卫生标准。《煤矿安全规程》（2016 版，总局令第 87 号）规定，井下有人工作地点和人行道的空气中，粉尘浓度不得超过下述规定：当粉尘中含有游离二氧化硅 $< 10\%$ 时，最大允许粉尘浓度为 10 mg/m^3；当粉尘中含有游离二氧化硅 $> 10\%$ 时，最大允许粉尘浓度为 2 mg/m^3。在呼吸性粉尘浓度很高的环境中工作，进入肺部的粉尘多，使发病年限缩短，病情发展加快，患病人数增多。粉尘中游离二氧化硅含量越高，发病的年限越短，患病的人数也越多。在含有 80% ~ 95% 游离二氧化硅的粉尘空气中工作，发病年限可缩短到一年半。

（二）煤尘和硅尘的形状、硬度和密度对煤工尘肺的影响

对于一般的粉尘而言，粉尘的形状在某种程度上能影响粉尘在空气中飘浮的时间。质量相同的粉尘，其形状越接近球形，降落时的阻力越小，沉降速度也越快。

由于吸入肺泡的粉尘多为呼吸性粉尘，粉尘的形状和硬度对尘肺发生的作用目前认为并不明显，但若被阻留在上呼吸道，对于锐利和坚硬的尘粒，则可能引起局部的机械性损伤或慢性炎症。粉尘密度的大小与粉尘沉降速度有关，当粉尘的粒径大小相同时，密度大者沉降速度快，在空气中飘浮时间短；反之，则飘浮时间长，对人的危害就大。另外，石棉尘的几何形状及大小在其致癌过程中起着非常重要的作用。早在 1981 年，Stanton 等即报道，细长石棉纤维（长度 > 8 μm，直径 $<$ 0.25 μm）所致间皮瘤率比短纤维高，因此认为石棉的致癌性与其纤维长度有关。Davi 等在吸入研究中，给予大鼠长或短（< 5 μm）温石棉和铁石棉后，长的温石棉和铁石棉纤维均引起肺肿瘤，短的铁石棉未引起肺肿瘤。这可能与粗短石棉纤维易被清除，细长石棉纤维易被滞留肺内有关。

（三）煤尘和硅尘粒径对煤工尘肺的影响

粉尘的粒径就是粉尘颗粒的大小，常以 mm 或 μm 为度量单位。悬浮在空气中的粉尘称为浮尘，也称浮游粉尘。浮游粉尘随呼吸进入人体呼吸器官，其中粒径大于 25 μm 的尘粒被鼻毛阻留在鼻孔内，粒径 5 ~ 25 μm 的尘粒大多阻留在鼻腔的通道和湿润的黏膜上，一部分则阻留在呼吸道的表皮上，以上这些较大的尘粒都可以通过咳嗽或其他形式排出体外。最后进入肺内的为粒径 5 μm 以下的尘粒，其中一部分还可在呼吸时排出体外，另一部分则留在肺细胞中。留在肺内的尘粒多为粒径 0.2 ~ 2 μm 的粉尘，因此，呼吸性粉尘含量越高，则尘肺发展越快。

研究尘肺的常规方法之一，是比较尘肺粒子和非尘肺粒子的生物学效应。常用不引发尘肺病的二氧化钛（TiO_2）粒子作对照组。但值得注意的是，粒径为 20 nm 的超细 TiO_2 比普通 TiO_2 粒子（粒径为 0.2 μm）致病性高得多。这就证明，即使粒子粒径较大时对肺无害，其超细粒子也可能具有毒性。尽管目前对构成超细粒子毒性的机制仍不清楚，但推测其与超细粒子能进入肺间质引起间质炎有关。这可能是大量表面积很大的粒子，严重破坏了肺泡表面正常巨噬细胞防御功能的结果。吞噬功能不能有效清除这些尘粒，使粒子与上皮细胞作用增强，这种长期相互作用引起肺间质化。间质炎在肺纤维化过程中的作用是公认的。Donaldson 等也证明，超细 TiO_2 和碳粒子表面的自由基活性比大粒子高。氧化应激也许是上皮屏障完整性破坏和超细粒子进入肺间质的因素之一。虽然尘粒并非都是细小的，但超细粒子的生物活性高，说明在分析粒子样品毒性时，粒子大小是一个不可忽视的因素。研究超细粒子有助于探讨尘肺病的发病机制，尤其可明确上皮屏障和间质化的重要性。

（四）煤尘和硅尘的分散度对煤工尘肺的影响

粉尘的分散度是指固体物质被粉碎的程度，用粉尘颗粒大小组成的百分比来表示。粉尘粒径越小，构成的百分比越大，其分散度就越高；反之，则分散度低。在粉尘作业场所，分散度高的粉尘，由于细小颗粒的粉尘占的比例大，在空气中悬浮的时间就长，因此，被人体吸入的机会就大。据实验，粒径 5 μm 的粉尘，从人的呼吸带高度降到地面约需 3 h；粒径 1 μm 的粉尘则需 10 h 左右。另外，粉尘的分散度大小还直接影响粉尘在人体呼吸道沉积的部位和致病作用。粒径越小的粉尘一般越容易到达呼吸道的深部，而只有能够进入人体肺泡并沉积下来的粉尘才能引起尘肺病。

（五）煤尘和硅尘的溶解度对煤工尘肺的影响

粉尘的溶解度大小与其对人体危害程度的关系，因粉尘的性质不同而异。对于有毒粉尘，其危害随着溶解度的增强而增强。如铅、砷、锰、镉等的粉尘，因其溶解度较高，吸入后可经肺吸收进入血循环，引起中毒效应。有些金属及其化合物的粉尘、烟雾，由于溶解度低或不溶，吸入后可长期沉积于肺内，其中有些能引起肺胶原纤维增生，如铝尘肺、电焊工尘肺等；有些仅在肺组织中呈现异物反应，如铁末沉着症等。而无毒粉尘则随着溶解度的增强，在进入呼吸道后被溶解而易于排出体外，使其危害降低。但对于某些粉尘，如石英、石棉等，虽然在体内的溶解度小，但对人体危害却较严重。

（六）煤尘和硅尘的荷电性对煤工尘肺的影响

粉尘的荷电性主要是由于机械摩擦产生的，如在矿山开拓掘进时，高速旋转的钻头与岩石的摩擦，使产生的粉尘表面带有电荷，粉尘悬浮在空气中，亦可直接吸附空气中的电离子而荷电。粉尘的荷电性强弱与粉尘产生的时间、工作场所的温度和湿度及粉尘颗粒大小等有关。分散度高、新产生的粉尘荷电性强；温度升高时荷电性增强；湿度增加时荷电性减弱；干燥的环境可使粉尘的荷电性增强；岩石的硬度增加时，凿岩中产生的荷电粉尘亦随之增加。另外，荷电性与粉尘本身的化学性质也有关系，非金属粉尘及酸性氧化物粉尘，如二氧化硅粉尘等带正电荷；金属粉尘及碱性氧化物粉尘，如石灰粉尘等带负电荷。粉尘的荷电性可影响粉尘的聚集，从而影响粉尘在空气中悬浮的时间，进而影响其被吸入的可能性。带相同电荷的粉尘可相互排斥，不易沉降；带异性电荷的粉尘互相吸引而凝集，加速沉降过程。研究还认为，荷电性强的粉尘进入呼吸道后容易阻留在体内，并易于被吞噬。因此，粉尘的荷电性与粉尘的危害性有一定的关系。

（七）煤尘和硅尘的表面活性对煤工尘肺的影响

粉尘表面的生物学活性影响其致肺纤维化作用，新产生的粉尘颗粒表面有较多的氧化硅（SiO）和硅（Si）自由基，可与二氧化碳、氧气和水反应产生 H_2O_2 和羟基（—OH）自由基等，因而具有更强的细胞毒作用。

四、其他致病因素

（一）工人接触粉尘的工龄

工龄越长，在肺内沉积的粉尘越多，发病的可能性越大，但也与工龄期中接触粉尘的浓度和成分有关。

（二）个体易感性

人们早已注意到，在相同的粉尘作业环境下，接尘者并不会全部罹患硅肺，因此个体易感性也受到关注。研究发现，包括机体免疫反应性 Gm 因子和作为伴随性状遗传标记的 HLA 和 ABO 血型与硅肺发病有一定关系。但报道结果不尽相同。Emara 报道了埃及接触石棉、水泥和铁矿尘的工人，尘肺的发生与血型有关，患尘肺的趋势为 O 型＞ A 型＞ AB 型＞ B 型，其发病率分别为 66.7%、24.2%、6.1% 和 3%。Noweir 发现开罗耐火材料厂的接尘工人中，血型为 O 型和 AB 型的工人硅肺发病率高于 B 型血工人，而 A 型血工人发病率最低，发病率依次为 49.7%、49.2%、43.2% 和 36.2%。浙江医科大学的曾昭玉在研究中发现，在接触水电站的岩尘工人中，硅肺的发生以 B 型血者最多，O 型和 AB 型血者次之，A 型血者最低。1999 年，范雪云报道 ABO 血型与硅肺易感性无明显关联，外倾性格的人、HLA-DQ 水平较低者可能对硅肺易感。

（三）煤的变质程度

煤是古代植物经地壳运动埋在地下变质而成的，按变质期从低到高大致分为褐煤、烟煤和无烟煤。煤的变质程度越高，其水分和挥发成分含量越低。1942 年 Haitasiett 提出了煤品味学说，认为不同变质期，不同品味的煤尘致病能力不同。煤的变质程度越高，其致病性越强。国内不少流行病学调查的结果也显示，不同煤矿矿工尘肺患病率的差异与煤变程度的高低有关，煤变程度越高，尘肺患病率也越高。但很多研究结果并不支持此观点，他们认为尘肺患病率与煤变程度高低无关，而与煤尘中所含游离 SiO_2 含量有关。

（四）煤尘中的金属元素

煤尘中所含成分不同，对机体产生的危害也不同。鹿德智等[1]在研究煤矿粉尘成分与煤工尘肺的关系时发现，金属与类金属含量高的煤矿，煤工尘肺的发病率就高。John 在分析两个煤矿粉尘金属元素时发现，高发病率矿尘中 Ni、Pb、Cu 等含量明显高于低发病率的矿尘。张琪凤等[2-3]在对我国六个煤矿粉尘中金属元素与煤工尘肺发病、粉尘细胞毒性间的关系进行研究时发现，含 Ni 量高的煤矿其煤肺检出率高，细胞毒性强；而 Zn、Ti 含量高者则反之。Reichel 在研究中证实：铁的氧化物可强烈抑制石英的毒性。

第二节 煤工尘肺的发病机制

一、巨噬细胞在煤工尘肺发病中的作用

尽管从接触煤硅尘到出现肺纤维化的详细机制及具体过程仍不十分清楚，但现在普遍认为，作为肺内煤硅尘的第一道防线，肺泡巨噬细胞在煤工尘肺的发生发展中起着重要的作用[4]。

肺巨噬细胞（pulmonary macrophage，PM）由单核细胞分化而来，广泛分布于肺间质内，在细支气管以下的管道周围和肺泡隔内较多。有的巨噬细胞游走入肺泡腔内，称肺泡巨噬细胞（alveolar macrophage，AM）。肺泡巨噬细胞的吞噬、免疫和分泌作用都十分活跃，有重要的防御功能。煤硅尘被吸入体内，绝大部分被纤毛黏液系统排出体外，极少数进入肺泡后被肺泡巨噬细胞吞噬形成尘细胞，多数尘细胞随纤毛黏液系统排出体外，部分尘细胞可经淋巴管进入淋巴结，也可进入肺间质，甚至扩散至胸膜。含有煤硅尘的吞噬小体与溶酶体合并成为次级溶酶体。SiO_2 对巨噬细胞有明显毒性作用，石英表面的羟基与溶酶体膜的磷脂或蛋白质形成氢键，导致吞噬细胞溶酶体崩解（图 3-2），最后细胞膜本身也被破坏，尘粒释出，后又被其他巨噬细胞吞噬，如此反复进行。受损或已被破坏的巨噬细胞释放诸多细胞因子和炎症介质，形成复杂的细胞因子网络，调控成纤维细胞（fibroblast，FB）在损伤区积聚、分化和增殖，最终导致肺纤维化的发生[5]。虽然 FB 是合成和分泌胶原纤维的主要细胞，但上述过程受 AM 释放的多种细胞因子的调节。因此，AM 的数量和细胞功能状态也是影响肺纤维化形成的重要因素。

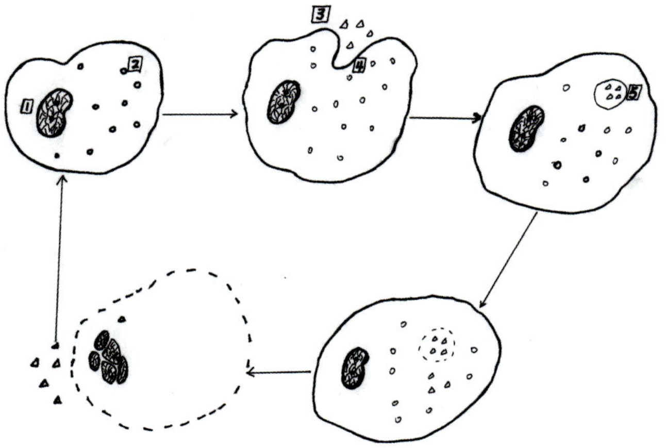

1．细胞核 2．溶酶体 3．二氧化硅 4．吞噬体 5．次级溶酶体

图 3-2 巨噬细胞吞噬二氧化硅后自身崩解过程

（一）巨噬细胞形态、结构和功能的变化

未被激活的巨噬细胞多为不规则圆形或椭圆形，细胞膜表面有较多的扁平状微皱褶。巨噬细胞激活后，微皱褶增多、增高，其游离缘含有较多的细胞质，呈绳索状，与此同时，细胞体积增大。可是许多研究者发现：巨噬细胞吞噬硅尘后，表面变得光滑，皱褶减少，甚至出现空洞。刘保连等[6]利用支气管肺泡灌洗的方法观察了Ⅰ期煤工尘肺肺泡巨噬细胞功能和形态的变化，发现肺泡巨噬细胞体积增大，形态表现为多种形式，既有幼稚型、成熟型，又有衰老型和坏死型，细胞表面光秃，伪足减少，皱褶减少，部分细胞表面有网眼性结构，胞内有大小不等的囊泡，且细胞膜流动性和通

透性增高。尹宏等[7]在加入细胞松弛素B抑制巨噬细胞吞噬功能后发现，SiO_2仍可造成巨噬细胞的改变：膜表面伪足减少或消失，最终细胞呈光滑外观。推测这些改变与硅尘的毒性作用有关，肺泡巨噬细胞内含有大量的粉尘，诱发活性氧自由基的产生，损伤细胞膜性结构，脂质过氧化产物增加。同时肺泡巨噬细胞处于功能代偿状态，表现为细胞内容物增多，导致某些酶如乳酸脱氢酶、酸性磷酸酶和超氧化物歧化酶活性升高。与形态伴随改变的是AM吞噬功能的显著下降，AM对外来抗原的吞噬杀灭能力受到削弱，这可能是硅肺患者易受感染的原因之一[8]。

（二）巨噬细胞数量的变化

在煤工尘肺的形成过程中，巨噬细胞的数量也有所变化。在肺纤维化形成早期，巨噬细胞受到刺激，增殖能力增加，数量增多。随着肺纤维化的形成，被激活的巨噬细胞释放大量细胞因子，凋亡的巨噬细胞增多，细胞数量减少[9]。陈晓玲等[10]在用平阳霉素复制的肺纤维化动物模型中有不同发现：在肺纤维化形成过程中，AM增多，其增多的程度随病情发展的不同阶段而异。纤维化形成初期，细胞增多较明显，研究者认为AM增殖能力的增加是此期细胞增多的原因之一。在肺纤维化形成过程中，AM凋亡增加，这是机体阻止细胞增多的机制之一。金玉兰等[11]在研究染硅尘大鼠肺纤维化形成过程中也有类似发现：染尘后第1、7、14、28天AM凋亡率逐渐增加。

二、细胞因子与生物活性物质在煤工尘肺发病中的作用

细胞因子（cytokine，CK）是一类能在细胞间传递信息、具有免疫调节和效应功能的蛋白质或小分子多肽，包括淋巴因子（lymphokine，LK）、干扰素（interferon，IFN）、白细胞介素（interlukin，IL）、肿瘤坏死因子（tumor necrosis factor，TNF）、趋化因子（chemotactic factor，CF）和集落刺激因子（colony stimulating factor，CSF）等。

继英国学者Heppleston提出致纤维化因子学说后，大量研究表明，SiO_2进入肺泡后，AM发生聚集，吞噬尘粒后活化，合成并释放大量具有多种生物活性的细胞因子、前炎症因子、趋化因子和蛋白酶类。AM被激活后，部分产生天冬半胱氨酸特异性蛋白酶类依赖性凋亡，同时释放细胞因子，募集中性粒细胞，引发巨噬细胞性肺泡炎，进而引起AM功能改变、崩解死亡和肺泡结构改变及其他细胞受损破坏，导致弥漫性肺间质纤维化[12]。在肺纤维化形成过程中，TNF-α、IL-1、IL-8、转化生长因子-β_1（transforming growth factor beta，TGF-β_1）、成纤维细胞生长因子（fibroblast growth factor，FGF）、血小板源性生长因子（platelet-derived growth factor，PDGF）、结缔组织生长因子（connective tissue growth factor，CTGF）、巨噬细胞炎症蛋白-1α（macrophage inflammatory protein 1α，MIP-1α）及单核细胞趋化蛋白-1（monocyte chemotactic protein-1，MCP-1）等在局部损伤和炎症反应以及纤维化进展中发挥重要作用[13]。

（一）TNF-α与煤工尘肺

TNF包括TNF-α和TNF-β两型。TNF-α的生物学活性占TNF总活性的70%～95%，它由4个外显子与3个内含子组成，与主要组织相容性复合体（MHC）基因紧密连锁，位于HLA-B和HLA-C2位点之间的MHC3类基因区内。TNF-α是一种具有多种生物学效应的细胞因子，其前体由223个氨基酸组成，分子量为26 kD，主要由单核-巨噬细胞分泌，其他类型的细胞，如成纤维细胞、淋巴细胞和平滑肌细胞等在一定条件下也具有产生和释放TNF-α的能力。TNF-α不仅对肿瘤细胞有溶解、抑制增殖等作用，还可影响多种正常细胞的生长分化。另外，TNF-α还是一种重要的炎症介质，可增强中性粒细胞和嗜酸性粒细胞的功能，刺激它们产生超氧化物，释放溶酶体酶，对周围细胞产生毒性作用。TNF-α还可介导其他细胞因子和炎性因子的表达，增强内皮细胞的趋化特性和表面抗原

性。此外，TNF-α 还是一种致纤维化因子，可刺激 FB 增殖[14]。

TNF-α 在煤工尘肺中的主要作用是诱导炎症细胞的吸附，参与其他细胞因子的调节，促进炎症反应、胶原蛋白沉积和 FB 增殖。Sime 等[15]发现，在病毒转染 TNF-α 的 cDNA 后，小鼠肺内炎症明显增强，中性粒细胞、巨噬细胞、淋巴细胞聚集增加，接着 FB 聚集且细胞外基质（extracellular matrix，ECM）沉积，TGF-β 明显增高，最后导致肺纤维化。

大量研究表明，在硅尘致纤维化的动物模型的病程早期，肺内 TNF-α 表达明显增高，且抗 TNF-α 抗体可阻止肺纤维化的发生、发展。杨俊玲等[16]利用肺纤维化小鼠模型测定支气管肺泡灌洗液（bronchoalveolar lavage fluid，BALF）及肺组织中的 TNF-α 的变化，发现 TNF-α mRNA 表达高峰均在肺纤维化发生早期；徐峥嵘等[17]认为硅尘可诱导大鼠肺组织炎性损伤早期 TNF-α 的过度表达；冯国贤等[18]在对早期硅肺患者 BALF 的研究中也发现，TNF-α 含量明显高于对照组；李庆等[19-20]的研究表明，随着煤工尘肺期别的上升，TNF-α 水平逐渐下降。由此推测，TNF-α 作为硅肺早期患者检测的标志物具有可行性。此外，可溶性 TNF 受体和抗 TNF-α 抗体可以在血液中结合游离 TNF-α，使 TNF-α 失去作用。Piguet 等[21]给染尘小鼠可溶性 TNF 受体或抗 TNF-α 抗体时，石英导致的胶原蛋白沉积几乎完全被阻止；相反，注射重组 TNF-α 可增加肺内胶原蛋白的沉积。

（二）TGF-β_1 与煤工尘肺

TGF 是 DeLarco 等于 1978 年在小鼠肉瘤病毒转化的细胞株条件培养基中鉴定出的、具有促进细胞生长和转化特性的物质。TGF 包括 TGF-α 和 TGF-β 两种成分，是在分子组成、受体结构、生物学效应上都具有很大差异的两种不同蛋白家族。TGF-β 是 1983 年 Assoian 等自人血小板中成功提取出来的，是一个含 30 种以上蛋白质成分的庞大家族——TGF-β 超家族，包括不同形式的 TGF-β、骨形成蛋白（BMP）、激活素、抑制素（inhibins）、苗勒抑制物和其他结构相关因子[22]。TGF-β 是一种多功能的多肽类细胞因子，几乎体内所有细胞都能分泌 TGF-β，并存在其受体，在细胞的生长调节中起重要作用[22-23]。

在参与肺纤维化的细胞因子中，TGF-β 是最重要、也是研究最为深入的细胞因子[24]。TGF-β 由血小板、巨噬细胞、内皮细胞等产生，能促进成纤维细胞趋化，产生胶原和纤维连接蛋白，抑制胶原降解，在组织器官的纤维化中发挥了十分重要的作用，被公认为是纤维化形成与发展的启动枢纽，是关键性细胞因子。TGF-β 是具有双重功能的细胞因子，其主要作用是抑制细胞生长和活性，但可以促进间质细胞的增殖和功能，如促进成纤维细胞的增殖，增加成纤维细胞分泌纤粘素和胶原等细胞外基质等。在 TGF-β 家族中参与纤维化的主要是 TGF-β_1。TGF-β_1 是一组具有多种生物学功能的蛋白多肽，对细胞的生长、分化和多种生理、病理过程起重要调节作用[25-26]。TGF-β_1 的生物学功能包括[27]：①趋化并促进 FB 分裂增殖及成熟分化。TGF-β_1 可以促进培养的间质细胞如 FB 及成骨细胞的增殖，在人类成纤维细胞 WI38，TGF-β_1 可以负调节 p21 的合成并激活周期素 E-cdk2 激酶活性。TGF-β_1 还可促进 FB 表型向肌成纤维细胞表型转化，而肌成纤维细胞参与 ECM 沉积，在煤工尘肺纤维化发病机制中起重要作用[28]。另外，TGF-β_1 也能促进 FB 自身合成 TGF-β_1，FB 这种自分泌作用也是导致煤工尘肺纤维化进展的重要原因之一。②刺激 FB 大量合成胶原蛋白Ⅰ、Ⅲ、Ⅳ型，尤其是Ⅳ型胶原蛋白，以增加肺间质的胶原成分，同时又抑制胶原酶及纤溶酶原激活物的合成，增加蛋白酶抑制物的形成，以减少肺间质 ECM 的降解，造成 ECM 调节失控。③抗炎作用。TGF-β_1 可通过调节免疫系统来抑制 B 淋巴细胞和 T 淋巴细胞，同时通过 NO 产生对巨噬细胞的细胞毒性。④抑制细胞外基质自身的稳定。

在各种实验模型和临床纤维化疾病中，TGF-β_1 持续上升，抑制其生物活性会抑制基质生成和调节纤维化过程[29]。在多种因素（硅尘、博来霉素、环磷酰胺和射线）导致的肺纤维化中均发现有

TGF-$β_1$ 含量增高[30-32]。TGF-$β_1$ 以激活的形式过度表达，导致持久而严重的间质纤维化，这种纤维化以广泛的 ECM 蛋白如胶原、纤维粘连蛋白和弹性蛋白的蓄积和肌成纤维细胞的出现为特征。TGF-$β_1$ 不但能诱导其他因子的表达，更重要的是可使 FB 活化、增殖并转分化为肌成纤维细胞，促进纤维连接蛋白、糖蛋白和胶原等细胞外基质分泌，减少蛋白酶和趋化因子分泌，提高蛋白酶抑制物水平，促进整合素受体表达，最终导致肺纤维化[28]。TGF-$β_1$ 在肺组织中具有刺激 FB 增殖的作用，并可抑制肺泡Ⅱ型细胞成熟，阻断表皮生长因子（epidermal growth factor，EGF）对肺泡Ⅱ型细胞生长的刺激作用，同时也可促进 ECM 的合成，并可通过减弱肺泡巨噬细胞功能，使 ECM 免受蛋白水解酶溶解等途径而起到抗炎作用[33]。Lurton[34] 的研究表明，TGF-$β_1$ 可以在转录和翻译水平对胶原蛋白产生影响：一方面通过上调胶原 mRNA 表达水平，使胶原蛋白合成增加；另一方面通过选择性抑制胶原酶合成，诱导胶原酶抑制物——基质金属蛋白酶（matrix metalloproteinases，MMPs）合成，抑制组织金属蛋白酶抑制剂（tissue inhibitor of metalloproteinases，TIMPs）的表达和激活，使胶原蛋白降解减少。可见，TGF-$β_1$ 在肺纤维化的发生和发展过程中均发挥重要作用。

（三）PDGF 与煤工尘肺

PDGF 属于生长因子家族，包括四种多肽链，即 PDGF-A、PDGF-B、PDGF-C 和 PDGF-D，PDGF 是以上多肽链通过二硫键形成的二聚体。现已证实有五种不同的二聚体形式，包括 PDGF-AA、PDGF-BB、PDGF-CC、PDGF-DD 和 PDGF-AB[35]。

PDGF 是一种强效的丝裂原和趋化因子，在早期发育组织修复和创伤愈合中起着重要作用，主要由血小板的前体骨髓巨核细胞产生，还可由多种血细胞、组织细胞和某些肿瘤细胞产生。已证实支气管平滑肌细胞、肺血管内皮细胞、人胚肺成纤维细胞（human embryonic lung fibroblasts，HELF）和 AM 均能合成及分泌 PDGF[36]。2006 年，Gulumian[37] 在研究报道中称，PDGF 已被确认为包括 SiO_2 晶体和煤硅尘所致尘肺的血清中早期监测和预警的生物标志物。体内、外实验研究结果表明，吸入煤尘会引起巨噬细胞分泌 TFG-β、PDGF、抗胰岛素样生长因子等细胞因子的增加。国内研究[38]发现，大鼠硅肺早期病变中 PDGF-β mRNA 基因表达明显增强，并在硅肺纤维化的早期病变中可能起重要作用。周冬等[39] 用大鼠硅肺模型证明了在硅肺中 PDGF-AA 和 PDGF-BB 的蛋白表达明显高于正常肺组织，推测两者可能参与了硅肺的发生发展。王献华等[40] 通过收集硅肺患者 AM，在体外经 SiO_2 刺激后检测 AM 上清液中 PDGF 的表达，结果显示经 SiO_2 刺激后，AM 中 PDGF 蛋白表达增加。Kim 等[41] 在试验中也有类似发现：肺纤维化患者的 BALF 及其巨噬细胞体外孵育的上清液中均有大量 PDGF 产生。PDGF 对 FB 具有强烈的致有丝分裂活性，在 10^{-6} ～ 10^{-3}g/L 浓度就能有效地刺激 FB 分裂增殖，使处于 G_0 期的细胞进入 G_1 期[42-43]。国外研究发现[44]，在用石棉诱导的小鼠肺纤维化模型中，纤维沉积和 FB 增殖部位均有 PDGF mRNA 和蛋白表达，而且 FB 的增殖能被抗 PDGF 抗体特异性阻断。PDGF 不仅能促进分离的大鼠 FB 增殖，而且使其Ⅰ、Ⅲ、Ⅳ型前胶原合成增加，因而肺局部 PDGF 合成失控，将促进 FB 增殖，胶原沉积，从而导致肺纤维化[45]。

（四）IL-1 与煤工尘肺

IL-1 主要由活化的单核 - 巨噬细胞合成与分泌，相对分子质量为 15000 ～ 20000[46]。IL-1 包括 3 个氨基酸序列高度同源的蛋白质：IL-1α、IL-1β 和 IL-1 受体拮抗剂（IL-1Ra）[47]。IL-1α 和 IL-1β 均可与 FB 受体相结合，作为有丝分裂原发挥作用[48]。

IL-1 与煤工尘肺纤维化有着密切关系。在肺纤维化的形成过程中，IL-1 主要起到两方面的作用：①介导肺泡炎症期的损伤。IL-1 可调节辅助 T 淋巴细胞的活性，引起肺泡中性粒细胞、肺泡巨噬细胞和淋巴细胞的聚集，促进炎症反应。②促进间质损伤、修复乃至过度修复，引起间质纤维化。大量实验表明[49-50]，在肺纤维化动物模型和特发性肺纤维化患者的 BALF 和 AM 中，可检测到 IL-1 水平增加。IL-1 可上调黏附分子的分泌，使白细胞进入肺间质并促进 FB 分泌胶原及胶原酶 [51]。IL-1 能促进 FB 分泌 PDGF，后者再刺激 FB 增殖。IL-1 还能引起 FB Ⅰ型和Ⅲ型前胶原蛋白 mRNA 的表达，并且通过促进或抑制胶原酶的活性来影响 ECM 成分的堆积 [52]。经 IL-1 处理后的 FB 可产生大量前列腺素 E_2（prostaglandin E_2，PGE_2），而 PGE_2 的释放可增加胶原的活性 [53]。

（五）IL-6 与煤工尘肺

IL-6 是一种具有广泛生物活性的多功能细胞因子，可作用于多种靶细胞而参与免疫和炎症反应。有研究表明，AM 在体内被激活后，可通过释放 IL-6、TNF-α 参与早期肺泡炎和后期肺纤维化。IL-6 可诱导肝细胞及肺内的 FB 合成、释放 C 反应蛋白、血清淀粉样蛋白 A 等急性期蛋白，以促进非特异性的炎症反应 [45]。利用 Northern 杂交技术检测经博来霉素刺激后的 AM，发现 IL-6 mRNA 表达明显升高，细胞外的 IL-6 浓度增加。Denis[54] 在试验中加入抗 IL-6 抗体后发现大鼠肺泡炎向肺纤维化的发展过程明显受到抑制。

研究证实，煤尘诱导的 AM 以分泌 IL-6 为主，而不是 IL-1。煤矿工人肺内 IL-6 的表达及含量与肺组织内煤尘及肺纤维化程度密切相关。在煤工尘肺的 BALF 中，IL-6 的水平明显高于对照组，进行性大块肺纤维化（PMF）患者比单纯性肺纤维化（SP）患者释放出更多的 IL-6。翟日洪等 [55] 在试验中发现类似结果，并且证实尘肺患者血清 IL-6 水平与尘肺期别有明显相关性。可见，IL-6 在尘肺尤其是煤工尘肺的肺纤维化进程中起重要作用 [45]。

（六）IL-8 与煤工尘肺

IL-8 作为一种前炎症因子，参与局部损伤和炎症反应。在炎症刺激因子（如 IL-1、TNF 或脂多糖）作用下，可由多种细胞分泌，如内皮细胞、T 淋巴细胞和 AM 等。IL-8 具有很强的趋化中性粒细胞和 T 淋巴细胞的能力。其中对中性粒细胞的趋化和激活作用尤为显著，能促使中性粒细胞黏附于内皮细胞，使其趋化致炎症部位后激活、脱颗粒、产生超氧化阴离子，并释放花生四烯酸代谢产物 [56]。

在多数情况下，IL-8 介导的肺泡中性粒细胞在肺部的聚集都是机体的正常防御反应，对机体有利。但当炎症反应过强时，IL-8 可通过介导肺泡中性粒细胞在肺部大量、持续聚集并被激活进而损伤肺部。大量实验研究证实 [11,37,41]，硅肺患者血清、BALF 或诱导痰液中 IL-8 含量均明显高于对照组。

（七）干扰素 -γ 与煤工尘肺

干扰素 -γ（interferon-γ，IFN-γ）主要由活化的 T 淋巴细胞产生，部分由自然杀伤细胞分泌，又称免疫干扰素或Ⅱ型干扰素。其主要作用表现在激活单核 - 巨噬细胞，使之杀伤并吞噬微生物；诱导和增加主要组织相容性复合物（major histocompatibility complex，MHC）分子表达；促进 T 细胞分化；激活中性粒细胞；促进 $CD4^+$T 细胞黏附和形态改变，有利于淋巴细胞穿过血管。目前，大量研究表明，IFN-γ 在体内和体外均可抑制纤维化的形成和发展，并能显著降低肺纤维化的死亡率。推测其机制可能为 IFN-γ 通过上调肝细胞生长因子受体（C-Met）原癌基因的转录，上调肺泡上皮细胞中的 C-Met 蛋白和 mRNA 的表达，因而在肺损伤后的修复过程中能够发挥抗纤维化的作用 [57]。

IFN-γ 还可通过对抗 TNF-α 的促纤维化作用，减少纤维化的形成。已证实，IFN-γ 可增强可溶性 TNF-α 受体（sTNFR）的表达 [28]，而 sTNFR 可通过抑制 TNF-α 与靶细胞 TNFR 的结合，抑制 TNF-α 活性；还可通过与 TNF-α 结合，阻止 TNF-α 由三聚体分解为单聚体，从而失去活性。因此，尽管 IFN-γ 对抗 TNF-α 的作用途径尚不明确，但可以推测，IFN-γ 通过增强 sTNFR 的表达，抑制 TNF-α 对肺部 FB 的促增殖作用，从而发挥抗纤维化的作用。

三、免疫机制在煤工尘肺发病中的作用

1958 年，Vigliani 和 Pernis[58] 观察到硅肺患者体内有 γ 球蛋白升高的现象，首先提出硅肺的免疫假说，为硅肺的研究开辟了一条新的途径。Heppleston 学说则对硅肺的发病机制做了比较全面的概括，认为石英进入机体被肺的巨噬细胞吞噬，巨噬细胞产生并释放一种因子，能促进 FB 产生大量羟脯氨酸而致纤维化；另一方面，石英粒子刺激Ⅱ型肺泡上皮细胞产生磷脂，这些磷脂又能刺激单核细胞游出，再产生巨噬细胞，这些细胞相互作用形成一个体系。随着生化分析、免疫电泳、免疫组织化学、组织培养等技术的发展，国内、外学者在硅肺的免疫机制方面做了大量实验研究。

（一）硅肺的抗原

为明确硅肺患者体内是否存在硅肺特异性抗原，国内做了大量研究。张琪凤等[2-3] 在实验中发现，硅肺患者血清中存在一种蛋白因子，可随粉尘致病能力不同而增减，并随染尘时间延长及病变加剧而升高。经一系列研究证实，这一蛋白因子来自巨噬细胞，并且具有抗原性。用电泳分析法可见其位于 α 球蛋白部位。但将这种蛋白因子作为抗原免疫家兔后所得的抗体与正常人和硅肺患者血清并无反应[59]。虽然各种实验结果不尽相同，但普遍认为：硅肺大鼠的肺组织存在具有复杂成分的、与硅肺相关的“硅肺相关抗原”。最初吸入肺内的石英是半抗原，进入机体后有选择地吸附血清中的 γ 球蛋白后组成复合抗原，刺激机体产生相应抗体，沉积于硅尘所在之处的肺间质中。当硅尘被继续吸入并吸附于 γ 球蛋白后，又形成新的复合抗原。因此，硅肺的肺组织具有复杂的抗原成分，既存在与硅肺相关的“硅肺相关抗原”[60]，也存在与正常肺组织相关的抗原。然而，硅肺的特异性抗原是否存在，至今仍没有定论。

（二）硅肺的体液免疫

1. 血清蛋白的改变　硅肺是一种与人体免疫异常相关的纤维化性肺疾病[61-62]。对硅肺患者血清中蛋白水平的监测发现：尘肺患者血清中白蛋白减少，球蛋白增加，且白蛋白 / 球蛋白比值下降。血清中的免疫球蛋白 IgG、IgA 较正常人显著增加，但各期硅肺患者差别不大，IgM 无明显变化。也有实验发现，IgG、IgA 的增加，随工龄的延长和尘肺 X 线表现加重而更为显著。

2. 免疫复合物、补体　多数学者认为粉尘颗粒被吸入肺组织后，首先被 AM 吞噬，并破坏 AM，然后 AM 释放抗原物质，刺激浆细胞产生相应抗体。在硅肺的免疫反应中，以Ⅲ型变态反应为主[63]。通过测定硅肺患者循环免疫复合物（circulating immune complex，CIC）总补体 CH50、补体 C8 发现：接尘正常组、可疑硅肺组及Ⅰ期硅肺组较对照组的 CIC 显著增加，但Ⅱ期硅肺组与对照组之间无显著差别。其原因可能为Ⅱ期硅肺患者已脱离接尘环境，形成抗原基础的 SiO_2 尘粒进入机体的量大为减少，抗原量下降导致 CIC 减少。结果提示，CIC 与进入人体的粉尘数量有关，而与尘肺病的期别不一致[64]。有学者认为[62]，免疫复合物浓度不能反映硅肺病变损害程度，但可间接反映 B 淋巴细胞的高度活跃性，这是由于多克隆 B 细胞受 SiO_2 和 SiO_2 与巨噬细胞相互作用释放的溶菌酶与其代谢产物刺激所致。免疫复合物的形成可能继发于 SiO_2 诱导的巨噬细胞表面抗原的改变。

3. 自身抗体　硅肺患者存在病理情况下才出现的抗体——自身抗体，即自身免疫反应。Barbu 用补体结合试验和被动皮肤过敏试验的方法检测了接尘矿工和硅肺患者抗肺自身抗体，结果显示：其阳性率明显高于对照组。这表明接尘矿工在肺部病变尚未能观察到之前，已经出现了抗肺自身抗体。王勋[64] 在研究中发现：钢铁厂接尘工人和各期硅肺患者的类风湿因子和抗核抗体阳性率均高于对照组。尽管在硅肺患者血清中可检测到多种自身抗体，但并不能确认硅肺患者合并自身免疫性疾病，因为这些患者大多缺乏自身免疫性疾病所特有的血清学改变，如溶血作用、假阳性华氏反应和冷凝集试验等。

（三）硅肺的细胞免疫

1. T 细胞 早在 20 世纪 70 年代即有大量资料表明：硅肺患者 T 淋巴细胞数量减少，细胞免疫功能降低。硅肺患者对 Con A、植物血凝素（phytohaemagglutinin，PHA）的刺激反应及淋巴细胞增殖功能比对照组显著降低。也有实验报道，接尘工人对 PHA、PWM 刺激所引起的淋巴细胞转化功能明显低于对照组。国内学者曾做过 PHA、淋巴细胞转化率（lymphocyte transformation rate，LTT）、活玫瑰花形成（Eα-RFC）和总玫瑰花环形成（Et-RFC）等试验，硅肺组均比对照组明显降低。淋巴细胞转化试验在一定程度上受试验者主观因素影响，因而人们又利用 ^{3}H 胸腺嘧啶核苷使细胞转化，结果发现：硅肺患者淋巴细胞转化率仍然明显低于对照组。也有人做过淋巴细胞非特异性酸性醋酸萘酯酶等试验，结果均提示：硅肺患者细胞免疫功能降低[60]。

2. 巨噬细胞 详见本节第一部分内容。

3. 细胞因子 详见本节第二部分内容。

四、信号转导异常在煤工尘肺发病中的作用

随着分子生物学的发展和完善，对介导煤工尘肺早期肺泡炎症和此后肺纤维化过程中复杂的细胞因子网络及其作用机制已有了初步认识。近年来的研究表明，每种细胞因子介导的信号转导途径也不同，各种细胞因子的信号转导通路相互连接交叉，构成了错综复杂的信号转导体系。

（一）Smads 信号转导通路

大量研究表明，在肺纤维化发生发展过程中，TGF-β 是最重要的细胞因子，它通过其下游信号转导分子 TGF-β 受体、Smads 蛋白（drosophila mothers against decapentaplegic protein）发挥作用。Smads 蛋白是 TGF-β 受体的胞内激酶底物，介导了 TGF-β 的胞内信号转导。

迄今为止，在哺乳动物中发现了 9 种不同的 Smads 蛋白，即 Smad 1 ～ 9，分为 3 个亚族：①受体调节蛋白：包括 Smad1、Smad2、Smad3、Smad5、Smad8、Smad9；②通用 Smads：是 TGF-β 信号转导中必需的中转分子，包括 Smad4；③抑制性 Smads：主要有 Smad6、Smad7，是重要的自身负反馈调节分子。Smads 蛋白之所以能介导 TGF-β 的跨膜信号转导，是以其特殊结构为基础的。Smads 蛋白含有 400 ～ 500 个氨基酸，具有 2 个保守端，即氨基端（MHl 区）与羧基端（MH2 区），其中间是富含脯氨酸的连接区，其中 MHl 区可与 DNA 特异性结合，与核内蛋白相互作用，从而使调节信号入核及转录；而 MH2 区则参与 I 型受体的识别、Smads 蛋白的聚合，还可与 DNA 结合蛋白和辅助因子相互作用，调节转录活性。生理条件下，MH2 区与 MHl 区相互抑制。

Smads 家族蛋白在将 TGF-β 信号从细胞表面受体转导至细胞核的过程中起到了关键性作用，且不同的 Smad 介导不同的 TGF-β 家族成员的信号转导。TGF-β 作为配体形成的受体复合物，激活 Smads 进入核内，共同激活或抑制其所调节的靶基因的转录。近年离体实验表明，TGF-β_1 处理后肺成纤维细胞中胶原纤维产生明显增多。为进一步探讨 TGF-β_1 上调 I 型胶原的机制，Zawel 等发现 TGF-β_1 处理后肺纤维细胞 Smad3、Smad4 通路活化，进而启动 TGF-β_1 的靶基因 COL1A1、TIMP-1 的转录，导致 I 型胶原的表达增多，从而部分揭示了 TGF-β_1 促进硅肺纤维化发展的机制。Zhao 等研究了博来霉素诱导的大鼠肺损伤模型中 Smad2、Smad3 的表达，发现 Smad3 mRNA 在博来霉素作用后第 3 天开始下降，一直持续到第 12 天，而 Smad2 基本保持不变。提示 Smad3 的表达在肺纤维化中可能起重要作用。一个更重要的发现是，将携带小鼠 Smad7 cDNA 和 Smad6 cDNA 的重组腺病毒分别通过气管与博来霉素同时进入两组小鼠肺内，结果 Smad7 cDNA 重组腺病毒作用组与 Smad6 cDNA 作用组相比，I 型前胶原 mRNA 的表达和羟脯氨酸的含量下降，并且没有肺损伤纤维化的形

态学变化；Smad7 的表达可以抑制博来霉素引起的 Smad2 磷酸化。提示 Smad7 而非 Smad6 可以阻止博来霉素诱导的肺损伤纤维化。Smad7 可能成为肺纤维化治疗的一个突破点。对 Smad3 基因缺陷小鼠和野生型小鼠分别经气管滴注博来霉素，结果前者与后者相比，Ⅰ型前胶原 mRNA 的表达下降，肺组织羟脯氨酸含量降低，而且从形态学观察，Smad3 的缺失相当程度上减轻了肺损伤纤维化。给予 Smad3 基因敲除的大鼠注射活性 TGF-β_1 因子，由于阻碍了 TGF-β_1 诱导基质基因、组织蛋白酶抑制剂 -1（tissue inhibitor of metalloproteinase 1，TIMP-1）的表达，从而阻碍 ECM 积聚，抑制了瘢痕形成和纤维化的发生；反之，未敲除 Smad3 基因的大鼠出现明显肺纤维化。表明 Smad3 在肺纤维化的形成中起一定作用，在肺损伤纤维化的治疗中可能具有一定的实用性。

（二）MAPK 信号转导通路

促分裂原活化的蛋白激酶（mitogen-activated protein kinase，MAPK）是信号从细胞表面转导到细胞内部的重要传递者，主要包括四类：细胞外信号调节激酶（extracellular signal-regulated kinase，ERK）、c-Jun 氨基端激酶 / 应激激活蛋白激酶（c-Jun *N*-termial kinase/stress-activated protein kinase，JNK/SAPK）、P38-MAPK 激酶（P38 mitogen-activated protein kinase，P38MAPK）及 ERK5/ 大丝裂素活化蛋白激酶 1（big MAP kinase1，BMK1）。MAPK 最显著的特点是采用高度保守的三级激酶级联传递信号，即丝裂原活化的蛋白激酶激酶激酶（MAPKKK）、丝裂原活化的蛋白激酶激酶（MAPKK）和丝裂原活化的蛋白激酶（MAPK）。MAPK 家族在调控细胞生长、发育、分裂及细胞间功能的同步性等多种生理功能中起着重要作用。

1．ERK 信号转导通路　细胞外信号调节激酶（ERK）通路是迄今研究最为透彻的一条 MAPK 信号转导通路，它的激活与许多细胞因子关系密切。ERK 是一种丝氨酸 / 苏氨酸蛋白激酶，包括 ERK1-7 及异构型式 ERK-50。其中 ERK1（P44MAPK）和 ERK2（P42MAPK）是两个高度同源的亚型，其同源性接近 85%。

国内外研究表明，在博来霉素、SiO_2、石棉和电离辐射致肺纤维化的人和动物模型中均有磷酸化的 ERK（p-ERK）表达增加，由此说明 ERK 信号通路在一定程度上参与了肺纤维化的发生。有研究显示，在博来霉素诱导大鼠肺纤维化模型中，肺组织各时间段 ERK1、ERK2 及磷酸化 ERK1/2 的表达明显高于同期对照组，说明信号蛋白 ERK1/2 在肺泡炎症和纤维化阶段均参与了博来霉素致肺纤维化的发病过程。PD98059、U0126 作为 ERK1/2 信号通路的非竞争性抑制剂，可以通过特异性地抑制其上游激酶 MEK1/2 的活性，进而阻断 ERK1/2 通路的激活，由此抑制细胞的生长和表型的转换。TGF-β_1 诱导结缔组织生长因子（CTGF）的表达，CTGF 可以明显活化 ERK，用 ERK 活化特异性阻断剂 PD98059、U0126 可以明显阻断 CTGF 引起的细胞增殖和 α-SMA 的增加。有研究显示，CTGF 编码的蛋白具有明显的丝裂原性和趋化性，可诱导 FB 增殖分化，从而介导 ECM 沉积；CTGF 刺激细胞后，能够明显促进细胞内 ERK1/2 的磷酸化和诱导 FB 增殖。另有实验发现，CTGF 通过 Ras/MEK/ERK 信号转导通路对 TGF-β_1 诱导的人角膜上皮细胞表皮再生起调节作用，提示 Ras/MEK/ERK 对于 TGF-β_1 诱导的 CTGF 产生必不可少。国外实验研究发现，由晶体状 SiO_2 颗粒和其活化的细胞产生的活性氧簇可导致肺和细胞损害，细胞活化的信号转导通路包括 MAPK/MEK 和 ERK，可增加特定转录因子 NF-κB 及 AP-1 的活化，以及纤维连接蛋白（FN）mRNA 和蛋白的表达，进而促进胶原的合成。

由此可见，ERK 信号通路可能是 TGF-β_1 细胞调控作用中最为重要的通路之一[65]。

2．JNK/SPAK 信号转导通路　JNK 家族是 1990 年被发现的 MAPK 家族成员之一，属于比较保守的丝氨酸 / 苏氨酸蛋白激酶。JNK 由 3 个基因编码组成，*jnk*1 和 *jnk*2 基因在全身广泛表达，而 *jnk*3 呈限制性表达，仅见于脑、心脏和睾丸。在未受刺激的细胞中，JNK 主要存在于胞质内，但核内也有一定分布。当受到刺激后，JNK 迅速而显著地聚积于核内，并导致相应基因表达改变。JNK 基因通过选择性剪接而产生 10 种 JNK 形式，JNK 基因编码的蛋白具有或无—COOH 端，结果产生分子量 46 kD 和 54 kD 两种蛋白。第二种剪接是选择性编码 JNK 功能区两个外显子中的一个，但只限于 *jnk*1 和 *jnk*2 基因。不同组织发出不同指令，通过选择性剪接，JNK 改变停泊位点与底物的结合能力，从而决定作用底物的特异性。

3．P38MAPK 信号转导通路 P38MAPK 是 1993 年 Brewster 等在研究高渗环境对真菌的影响时发现的一类 MAPK 通路。1994 年 Ham 首先从小鼠肝的 cDNA 中筛选出编码 P38MAPK 的基因，并克隆出 P38MAPK 分子，发现其为由 360 个氨基酸构成的 38 kD 蛋白，与 JUN 同属于 SAPK。哺乳动物内 P38MAPK 有 4 个亚型，分别是 P38α、P38β、P38γ 和 P38δ。此外，P38α 和 P38β 各有两种剪接修饰方式，因此整个 P38MAPK 家族共有六种亚型，即 $P38\alpha_1$、$P38\alpha_2$、$P38\beta_1$、$P38\beta_2$、P38γ 和 P38δ。六种亚型中 60% 的氨基酸序列是相同的，但却有着不同的表型和组织特性：P38α 在各组织中广泛存在，P38β 主要存在于心和脑组织细胞中，P38γ 主要在骨骼肌细胞中存在，而 P38δ 主要存在于睾丸、肺、小肠、肾和腺体组织细胞内。

4．BMK1 信号转导通路 BMK1 是相对于其他三条 MAPK 途径来说发现最晚的 MAPK 信号转导通路。它由蛋白激酶段和转录激活段两部分组成，其含有很长的 C 端肽，因此又被命名为 big MAP kinase1，简称 BMK1。蛋白激酶段位于 ERK5/BMK1 的 N 端，同样是丝氨酸 / 苏氨酸激酶，被上游激酶双磷酸化后而激活 ERK5/BMK1；转录激活段则位于 C 端。激活的 ERK5/BMK1 可诱导多种转录因子如 *c-jun*、*c-fos*、*c-myc* 和 *MEF-2C* 的表达，调节生物反应。

5．JAK/STAT 信号转导通路 信号转导和转录激活因子（STAT）是一个大家族，目前已经发现哺乳动物有 STAT1、STAT2、STAT3、STAT4、STAT5α、STAT5β、STAT6 七个成员。STAT 是 JAK-STAT 信号通路中的重要连接体，很多细胞因子都是通过 JAK-STAT 信号转导途径向胞内传递信息。STATs 通过细胞因子表面受体转移到核内介导了细胞内信号转导，其具体过程是当细胞因子与相应受体结合后，受体发生二聚化，结合在特异受体胞内段的蛋白酪氨酸激酶（JAK）得到活化，转而作为一个“锚定点”招募并活化 STAT，活化的 STAT 单体聚合，以二聚体、四聚体等多聚体形式穿越核膜，特异性结合 DNA 上的靶序列，启动细胞因子应答基因转录。由于 STATs 可被不同组的细胞因子激活，所以在细胞因子信号转导通路中，JAK-STAT 可表现出一定的“配对”现象，如 IFN-γ-JAK1-STAT1、IL-4-JAK1/JAK3-STAT6 等。

研究已经发现，在慢性炎症性疾病如支气管哮喘患者的气道上皮细胞中 STAT1 蛋白表达异常和活化，并与肺组织的炎症程度密切相关。范贤明等研究发现在特发性肺间质纤维化（IPF）患者肺组织中存在 STAT1 异常表达，其表达水平明显高于健康对照组，且与 BALF 中炎细胞总数呈正相关，提示 STAT1 参与了 IPF 肺组织炎症的形成。同时研究者还证实了 STAT1 在博来霉素诱导的间质性肺纤维化大鼠巨噬细胞中的异常表达，提示 STAT1 的异常激活可能在急性肺泡炎和肺纤维化的形成中扮演重要角色。

STAT 在肺纤维化中发挥作用与其和其他炎症介质相互联系有关，涉及的炎症介质包括 IL-18、IFN-γ、ICAM-1 等。

IL-18 是肺纤维化中重要的前炎症因子，不仅参与早期的肺损伤和炎症的持续和发展，也与调控多种细胞因子表达有关。IL-18 可能通过以下途径参与肺纤维化：①上调黏附分子 ICAM-1 的表达；②诱导趋化因子 MCP-1 和 MIP-1；③促进 IL-1β、TNF-A 和 GM-CSF 的表达；④上调 STAT1 的表达与活性；⑤增强 Fas 配体（FasL）介导的细胞毒性作用。

IFN-γ 与受体结合后，信号传入细胞内，激活细胞核中的转录蛋白 STAT-1，后者随即与 AP-1 竞争结合有限数量的 CBP/P300，从而削弱了 TGF-β 的作用，起到抗纤维化的作用。

在博来霉素致大鼠肺纤维化模型中，肺组织 ICAM-1 表达明显增高，增加的 ICAM-1 通过诱导炎症细胞在肺内聚集、活化、分泌大量的细胞因子，导致肺组织炎症形成，用抗 ICAM-1 单抗明显减轻鼠肺内炎性细胞聚集，能有效改善肺组织炎症的发生过程；而 STAT1 可通过与 SP1 和 P300/CBP 相互作用，在转录触发点 TIS 启动 IQ-1 转录，使其表达水平明显升高。

6. GRB_2/SOS 信号转导通路　GRB_2 是一种生长因子受体结合蛋白，有 1 个 SH2 和 2 个 SH3 结构域。GRB_2 直接或间接通过 SHC 与 PDGF 受体的磷酸化酪胺酰残基结合而活化，再与 SOS 蛋白结合，从而激活 Ras，进一步使 ERK、Raf-1 激活，在转录因子 E1K-1 和 SAP 磷酸化作用下，ERK 转入核内，使 *c-fos* 表达增强，引起 FB 增殖。

7. PI3K 信号转导通路　PDGF 与受体结合后还可引起 PI3K 聚集并被激活，使酪氨酸磷酸化，传递 PDGF 的有丝分裂信号。STAT 与 PDGF 受体 SH2 结构域结合后，通过蛋白酪氨酸磷酸激酶 JAK 或酪氨酸激酶受体介导而磷酸化，发生核转位，从而对细胞因子启动的有丝分裂起调节作用。胞外 Ca^{2+} 经 T 型通道内流，Na^+/H^+ 交换泵对细胞内 pH 的调节也是 PDGF 作用通道的必要环节。

五、Ac-SDKP 在煤工尘肺发病中的防治作用

（一）Ac-SDKP 的生物学特性

N- 乙酰 - 丝氨酸 - 天冬氨酸 - 赖氨酰 - 脯氨酸（*N*-acetyl-seryl-aspartyl-lysyl-proline，Ac-SDKP）是分子量为 487.51 kD 的四肽。1977 年由 Frindel 首次从牛骨髓中提取出来。它首先在骨髓中合成、贮存，然后持续、缓慢释放入血，分布到特定组织和器官中，如肾、心脏、肝和睾丸等。胸腺素 β4、TNF-α 和大鼠肝的苯丙氨酸羟化酶中含有 Ac-SDKP。现在普遍认为，胸腺素 β4 是 Ac-SDKP 的前体。胸腺素 β4 存在于哺乳动物的大多数组织和细胞中，特别是在血小板、中性粒细胞、巨噬细胞和淋巴细胞中有较高的浓度。Ac-SDKP 可以被脯氨酰寡肽酶或天冬氨酰样蛋白酶从胸腺素 β4 上裂解出来。

（二）Ac-SDKP 的代谢

药动学研究发现：Ac-SDKP 经静脉注入人体后，很快被降解，半衰期仅为 4 ～ 5 min。Ac-SDKP 在人体内通过两种机制从血浆中清除：①血管紧张素转换酶介导的水解作用：Ac-SDKP 进入人体后，在体内血管紧张素转换酶（ACE）的作用下迅速降解，使其浓度大大降低。ACE 抑制剂卡托普利，能选择性地抑制 Ac-SDKP 水解，使其在血浆中和尿中的浓度升高；②肾小球的滤过作用：其中血管紧张素转换酶介导的水解作用是 Ac-SDKP 代谢的主要途径。

（三）Ac-SDKP 与煤工尘肺

大量实验表明：Ac-SDKP 不仅可抑制 FB 增殖、抑制其胶原的合成与表达，而且可通过对 MMPs 的调节促进 ECM 的降解，从而抑制煤工尘肺纤维化的形成和发展。

1. 抑制胶原等 ECM 的合成　肺成纤维细胞是多种细胞因子作用并合成 ECM（包括胶原纤维）进而促进纤维化形成的主要靶细胞。TGF-β 是一种重要的促纤维化细胞因子，它可刺激 FB 增殖，进而增加 ECM 合成；也可减少 MMPs 的产生，增加 TIMPs 的产生。Smad7 是 TGF-β 信使的拮抗剂，Smad7 通过直接与 TGF-β 受体相互作用，阻止受体介导的 Smad2/3 的磷酸化，从而阻止 TGF-β 的信号转导。Kanasaki 等 [66] 研究发现，Ac-SDKP 能够通过对 TGF-β 诱导的 Smad2 磷酸化的抑制调节，使 Smad7 的负反馈调节作用增强，TGF-β 转导信号减弱，从而抑制肾小球系膜细胞的增殖与 ECM 的合成。李丹丹 [67] 等的研究发现，Smad7 的蛋白表达在硅肺模型组明显低于对照组，而 Ac-SDKP

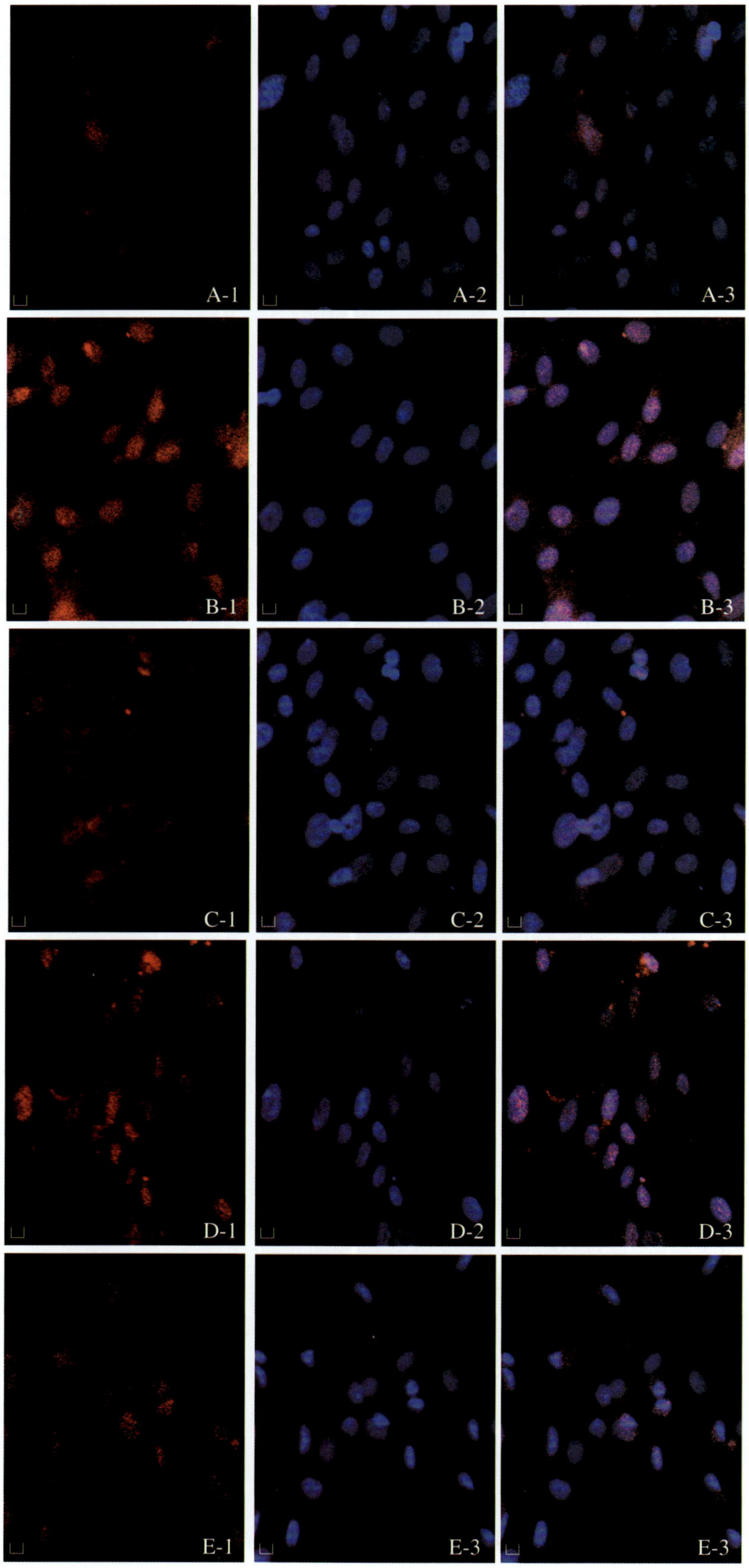

图 3-3 P38 MAPK 蛋白在肺成纤维细胞胞质与胞核内的分布情况（激光扫描共聚焦显微镜，×700，标尺 35 μm）

A．对照组；B．TGF-β_1 刺激组；C．TGF-β 受体阻滞剂组；D．P38 MAPK 通路阻滞剂组；E．Ac-SDKP 干预组

1．P38 MAPK-TRITC 荧光染色；2．细胞核 Hoechst 33258 荧光染色；3．双通道组合图

治疗组则高于硅肺模型组，且 TGF-β_1 与 Smad7 的表达呈负相关，提示 Ac-SDKP 是通过增加 Smad7 蛋白的表达来抑制 TGF-β 的信号转导，从而发挥抗硅肺纤维化的作用。闫静波等[68]的实验也显示，Ac-SDKP 能使肺内硅结节面积明显减小，结节内与间质中的胶原纤维数量减少。同时，肺内总胶原含量和Ⅰ型、Ⅲ型胶原的合成与表达也较相应硅肺模型组明显降低，表明 Ac-SDKP 具有一定拮抗硅肺纤维化的作用，特别是在一定时间内能使已经形成的硅肺纤维化部分发生逆转。冯海利[69]等报道，SiO_2 所致硅肺动物模型，同时给予 Ac-SDKP 对硅肺纤维化进行干预，发现 Ac-SDKP 能使硅结节体积减小，间质内胶原含量降低，该实验再次证实了 Ac-SDKP 对硅肺纤维化有一定拮抗作用。程华[70]在实验中也发现，TGF-β_1 能够通过其受体介导的 P38 MAPK 信号转导途径，诱导大鼠肺成纤维细胞的增殖和Ⅰ、Ⅲ型胶原蛋白的表达。Ac-SDKP 能够通过阻断 TGF-β_1 介导的 P38 MAPK 信号转导途径，抑制大鼠肺成纤维细胞的增殖和Ⅰ、Ⅲ型胶原蛋白的表达（图 3-3）。这可能与 Ac-SDKP 抗硅肺纤维化的作用相关。

2．促进胶原等 ECM 的降解 MMPs 是一组由成纤维细胞、平滑肌细胞、内皮细胞、巨噬细胞和中性粒细胞等合成、分泌，参与 ECM 降解的一类锌、钙离子依赖的内源性蛋白水解酶家族，是 ECM 降解的生理调节因子，在 ECM 的破坏与降解过程中起重要作用。MMP-2 的主要作用底物为明胶和层粘连蛋白，以及Ⅰ、Ⅳ、Ⅶ型胶原和纤维连接蛋白、弹性蛋白。MMP-9 的主要作用底物为明胶和蛋白聚糖，以及Ⅳ、Ⅴ、Ⅶ型胶原和纤维连接蛋白、弹性蛋白。MMP-1 主要作用底物为Ⅰ、Ⅱ、Ⅲ、Ⅹ型胶原及明胶。王丽萍等[71]在实验中发现，10% 血清能促进心脏成纤维细胞 MMP-2、MMP-9 活性的表达，当加入 10^{-9}mol/L Ac-SDKP 时，MMP-2、MMP-9 活性的表达进一步增加。杨方等在研究中发现，Ac-SDKP 能上调由 PDGF 介导的心脏成纤维细胞 MMP-2、MMP-9 的活性和 MMP-1 的表达。近来，陈萍等[72]研究表明，Ac-SDKP 能上调大鼠硅肺模型中 MMP-2、MMP-9 的表达，进而促进肺内胶原的降解，最终发挥抗硅肺纤维化的作用。以上研究均表明，Ac-SDKP 对胶原降解的关键酶 MMPs 有明显调节作用，Ac-SDKP 通过对 MMPs 的调节促进 ECM 的降解，这是 Ac-SDKP 抗器官纤维化的又一机制[73]。

第三节 煤工尘肺基因组学与蛋白质组学的研究

一、煤工尘肺的基因组学

生命科学进入后基因组时代作为 21 世纪生命科学发展的主要特征，几乎已成科学界的共识。人类基因组、模式生物基因组和病原微生物基因组的研究进展已成飞跃之势，深刻影响着医学的发展和走向。基因组学是研究基因序列如何应用的一门科学。一般来说，基因组学最早是因为鉴定和测定基因序列的研究而兴起的，比如著名的人类基因组测序计划。随着越来越多的基因组得到测序，基因连锁图谱、物理图谱和转录图谱的建立和不断完善，现在的基因组学已经从研究基因序列转移到研究基因功能上来，称为功能基因组学，也叫作后基因组学。基因组学研究目前常采用的技术有：以生物信息学为基础的基因功能预测和同源性分析比对；基因的敲除和敲入；基因沉默技术，利用反义 RNA、核酸酶和小干扰 RNA；分子标记技术进行多态性分析，研究基因的时空表达差异、基因诱捕技术、基于高通量微阵列片段排列的基因芯片技术和人工染色体转导等。

（一）基因芯片技术在煤工尘肺纤维化中的应用

基因芯片（gene chip 或 DNA chip），也称 DNA 微阵列（DNA microarray），是采用尖端的非接触式印迹技术，有序地将大规模的寡聚核苷酸或 DNA 探针紧密排列组成的探针阵列固定于支持物上制作而成。将已标记的样品分子与所制备的探针阵列进行杂交，然后收集每一探针的杂交信号强度，从而得到关于样品分子数量及其序列的信息，以利于下一步对各组间靶基因表达谱的差异进行比较分析。基因芯片技术可以通过一次实验检测成百上千个基因，并能快速、准确、敏感地对结果进行平行分析。目前该技术已经广泛应用于临床和实验研究中，其结果可信度甚高。因此，基因芯片技术已成为后基因组时代科学家们研究基因最为有利的工具之一[74]。

近年来，国内外学者利用基因芯片技术对肺纤维化进行了大量研究。田莉等[75]利用基因芯片技术筛选出硅肺纤维化相关的差异表达基因 84 个，其中上调基因 43 个和下调基因 41 个，并且从差异表达基因的筛选结果中选取上调基因 *IGFBP*-5 和下调基因 *MMP*-3，运用免疫细胞化学、Western-blot 和 RT-PCR 技术验证二者在两组中蛋白和基因的表达，结果与基因芯片结果基本吻合，进一步证实了基因芯片结果的可靠性（表 3-1，表 3-2，图 3-4）。徐慧蓉、马小兵等[76]在大鼠硅肺纤维化模型中筛选出差异表达基因 338 个，包括上调基因 267 个和下调基因 71 个，并选择明显上调基因 MMP-12 和组织蛋白酶 E 进行了验证。陈蕾等[77]研究了染硅尘大鼠早期肺组织与正常肺组织的差异基因表达谱，结果发现两组间共有 1567 个差异基因，其中上调基因 765 个，下调基因 802 个；同时运用 RT-PCR 技术检测超氧化物歧化酶 2（SOD2）和血红素加氧酶 1（HMOX1）的基因表达情况，发现其高表达的趋势与基因芯片结果吻合。同样，在对大鼠硅肺早期组织样品与正常肺组织样品进行比较的实验中，姚武等[78]利用基因芯片技术筛选出了 323 个明显差异表达的基因（其中 109 个上调，214 个下调）。薛荣等[79]在研究染硅尘大鼠肺组织时发现，在硅肺的炎症阶段有差异基因 2694 个，其中各个时间点均表现为上调的基因共 290 个，主要涉及细胞周期、细胞分化和增殖、细胞凋亡以及细胞因子、趋化因子和免疫反应相关的基因。此外还发现有 141 条信号转导通路参与了硅肺纤维化的发生发展，其中 48 条较为显著，其中尤为突出的是 MAPK 信号通路。

表 3-1 田莉等发现硅肺组织样品中部分上调差异基因

oligo_id	genbank_accession_id	description_RefSeq	q-value（%）	Fold Change
R001078_01	AF159102	“regenerating islet-derived 3 gamma（Reg3g），mRNA”	0	19.1337
Rn30020616	NM_182952	“chemokine（C-X-C motif）ligand11（Cxcl11），mRNA”	0	16.009975
Rn30001787	CF112719	“resistin like alpha（Retnla），mRNA”	0	14.416175
R001746_01	BC058444	“chemokine（C-X-C motif）ligand 10（Cxcl10），mRNA”	0	13.364175
Rn30019331	XM_215200	“PREDICTED：membrane-spanning 4-domains，subfamily A，member 7（predicted）（Ms4a7_predicted），mRNA”	0	10.900875
R001077_01	M55149	“pancreatitis-associated protein（Pap），mRNA”	0	10.24195

表 3-2　田莉等发现硅肺组织样品中部分下调差异基因

oligo_id	genbank_accession_id	description_RefSeq	q-value（%）	Fold Change
Rn30004320	AF112153	“fibulin 5（Fbln5），mRNA”	0	0.4984
Rn30003210	AB024398	“regulator of G-protein signaling 7（Rgs7），mRNA”	0	0.4976
R003362_01	AF291437	“leucine rich repeat protein3，neuronal（Lrrn3），mRNA”，mRNA”	0	0.49143
R000456_01	AW140592	“collagen，type III，alpha 1（Col3a1），mRNA”	0	0.4898
Rn30008972	AF031384	“potassium channel，subfamily K，member 3（Kcnk3），mRNA”	0	0.48518
Rn30008506	XM_217167	“PREDICTED：hypothetical LOC300751（predicted）（LOC300751），mRNA”	0	0.48445
Rn30009968	BC086555	“platelet-derived growth factor receptor-like（Pdgfrl），mRNA | PREDICTED：platelet-derived growth factor receptor-like（predicted）（Pdgfrl_predicted），mRNA”	0	0.47525
Rn30022644	XM_236646	“PREDICTED：neutrophilic granule protein（predicted）（Ngp_predicted），mRNA”	0	0.47468
Rn30005099	XM_216679	“PREDICTED：laminin B1 subunit 1（predicted）（Lamb1-1_predicted），mRNA”	0	0.47468
Rn30018087	XM_346073	“PREDICTED：procollagen，type VI，alpha 3（predicted）（Col6a3_predicted），mRNA”	0	0.46768
Rn30014118	X76697	“CD52 antigen（Cd52），mRNA”	0	0.46373
R002899_01	AB023966	“ROD1 regulator of differentiation 1（S. pomb）（Rod1），mRNA”	0	0.4612

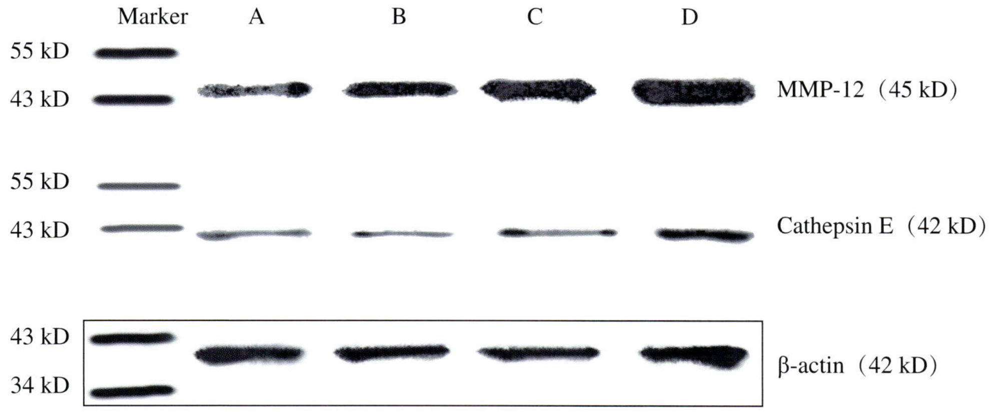

图 3-4　硅肺大鼠肺组织不同时间点 MMP-12 和 Cathepsin E 的表达

A. Control；B. Model1（30d）；C. Model2（60d）；D. Model3（90d）

（二）分子标记技术在煤工尘肺中的应用

分子标记（molecular markers）是以个体间遗传物质内核苷酸序列变异为基础的遗传标记，是

DNA 水平遗传多态性的直接反映。与其他几种遗传标记——形态学标记、生物化学标记、细胞学标记相比，DNA 分子标记具有的优越性包括：大多数分子标记为共显性，对隐性性状的选择十分便利；基因组变异极其丰富，分子标记的数量几乎是无限的；在生物发育的不同阶段，不同组织的 DNA 都可用于标记分析；分子标记揭示来自 DNA 的变异；表现为中性，不影响目标性状的表达，与不良性状无连锁；检测手段简单、迅速。随着分子生物学技术的发展，DNA 分子标记技术已有数十种，广泛应用于遗传育种、基因组作图、基因定位、物种亲缘关系鉴别、基因库构建、基因克隆等方面。分子标记的概念有广义和狭义之分。广义的分子标记是指可遗传并可检测的 DNA 序列或蛋白质。狭义的分子标记是指能反映生物个体或种群间基因组中某种差异的特异性 DNA 片段。

人的主要组织相容性抗原（人类白细胞抗原，human leucocyte antigen，HLA）的基因多态性与疾病的关系是十几年来国内外学者研究的热点，在 HLA 的结构、功能及其与疾病的关联性方面已取得了一定进展。近年来，国内外学者对 HLA 等位基因多态性与硅肺易感性的研究主要集中在 HLA Ⅰ、Ⅱ类等位基因。据 1999 年的统计，整个 HLA 复合体等位基因总数已达到 1031 个，其中 HLA Ⅰ类基因中 HLA-A、HLA-B、HLA-C 的等位基因数分别为 151 个、301 个和 83 个。HLA Ⅱ类基因中 HLA-DRB1 为 227 个，HLA-DQ 和 HLA-DP 的等位基因数也分别达到了 63 个和 105 个。不同的 HLA Ⅰ、Ⅱ类等位基因产物参与提呈不同的抗原肽，并诱导出特异性和强度不同的免疫应答。这就意味着在同一人群中，接触同等性质、同等剂量硅尘，工龄相同而拥有不同 HLA Ⅰ、Ⅱ类等位基因的不同个体，对硅尘的反应性和易感性不同。表现在同一人群中，有些个体易患硅肺，而另一些个体对硅肺有较强的抵抗力。由此可见，不同的 HLA Ⅰ、Ⅱ类等位基因是导致个体间免疫应答能力和对硅肺易感性出现差异的主要遗传学原因。而 Soutar 等 [80] 对粉尘作业工人进行 HLA-A、HLA-B 抗原检测时未发现与硅肺关联的等位基因。在对 45 例硅肺患者和 56 例非 SiO_2 暴露的矿工及 279 例正常对照的研究发现，硅肺患者组 HLA-B40 显著下降。Heikki 在对芬兰 27 例硅肺病例与可比条件下对照的研究认为，进展为晚期硅肺的危险与 HLA-AW19、HLA-B18 有关 [81]。

TNF-α 是具有多种生物活性的细胞因子，其基因 -308 位点多态性可直接影响 TNF-α 的表达产量，-308A 转录活性高于 -308G。因此许多学者认为 TNF-α 基因多态性与疾病的易感性增强有关。王德军 [82] 选择暴露环境相似的硅尘接触人群作为研究对象，研究了 TNF-α 基因多态性在硅肺发病中的作用。结果发现，硅肺组 TNF-α-308 及 -238 位点的 TNF2 基因型和等位基因 A 的分布频率显著高于对照组。硅肺按诊断标准分期后，TNF-α-308 及 -238 位点的 TNF2 基因型和等位基因 A 的分布频率在Ⅱ期、Ⅲ期硅肺患者中均明显高于Ⅰ期硅肺患者和硅尘接触者。这提示 TNF-α-308 及 -238 位点基因多态性可能与重度肺纤维化有一定关系，其基因多态性可能影响硅肺的严重程度。

范雪云等 [83] 在对 128 名尘肺患者进行研究中发现，纤维粘连蛋白 Msp Ⅰ位点 CC 基因型可能会增加尘肺的易感性。

二、煤工尘肺的蛋白质组学

（一）蛋白质组学产生的背景及技术

2001 年 2 月，参与人类基因组计划的各国科学家宣布人类基因组图谱基本绘制完成，被赋予研究其表达调节及其产物功能任务的“后基因组学”也应运而生。研究重心已从揭示生命的所有遗传信息转移到在分子整体水平对功能的研究上。这种转向的第一个标志是产生了功能基因组学，第二个标志则是蛋白质组学（proteomics）的兴起。

蛋白质组一词由澳大利亚 Macquarie 大学的 Wilkins 和 Williams 在 1994 年首次提出，它是指基因组表达的全部蛋白质及其存在方式。蛋白质组学旨在阐明生物体全部蛋白质的表达模式及功能模式。其研究策略有两种：一种是“完全”蛋白质组学，目的是检测一种细胞类型或一种组织内基因组表达的所有蛋白质；另一种是“差异”蛋白质组学，或比较蛋白质组学，主要是筛选和鉴定不同种类或状态下各样本之间蛋白质组的区别与变化。蛋白质组学技术（proteomics technology）是指研究蛋白质组学的相关技术，包括蛋白质分离、鉴定和信息分析三方面，其中双向电泳和质谱技术是与分离和鉴定相对应的核心技术。常用的分离技术包括双向凝胶电泳、毛细管电泳和高效液相色谱等。鉴定分离技术主要有生物质谱技术、肽质量指纹谱技术、同位素标记亲和标签鉴定蛋白质技术、肽序列标签技术和蛋白质芯片技术。生物信息技术包括高效率的分析技术平台、高通量技术、数据挖掘技术和数据可视化技术。

（二）蛋白质组学在研究煤工尘肺中的应用

比较蛋白质组学（comparative proteomics）技术为硅肺早期诊断（筛选）生物标志物研究提供了一条独特的途径。其核心技术主要包括各种蛋白质分离和纯化技术。将硅肺患者与正常人的血清蛋白质组进行对比，可以得到一组完整的硅肺患者血清蛋白质变化图谱，能较为全面地反映硅肺早期肺组织映射到血清成分中的变化，有利于发现更多的硅肺早期血清标志物[84]。

曾家伟[85]采用2-DE联合MALDI-TOF-MS/MS对硅尘接触（0）、无硅尘（0^+）、Ⅰ期硅肺（1）和对照组人群混合血清进行比较蛋白质组学研究发现了8种差异蛋白，其中补体C4、富亮氨酸α-2糖蛋白、α-1抗胰蛋白酶在0^+组血清中表达显著升高，在对照组、0组、1组中表达均较低；转铁蛋白则在0^+组血清中表达显著下调。血浆谷胱甘肽过氧化物酶、四连接素、载脂蛋白A-I、甲状腺素转载蛋白在对照组和0组血清中表达相当，随着肺纤维化的进展，在0^+组和1组中逐渐下降。并且推测补体C4、富亮氨酸α-2糖蛋白、α-1抗胰蛋白酶、转铁蛋白在0^+组血清中表达发生的显著变化，与硅肺发病过程中早期的溶细胞及炎症反应可能存在某种关联。赵学峰[86]应用表面增强激光解析电离飞行时间质谱技术检测染硅尘大鼠血清蛋白指纹图谱，以28天和60天的染硅尘大鼠作为训练样本，进行二分类诊断树图分析，血清蛋白指纹决策树图分类的敏感性和特异性分别达到100%、83.33%，并指出M/Z（质荷比）4968.66多肽分子可作为早期炎症反应的生物标志物，M/Z 9312.29和M/Z 9511.19多肽分子可称为硅尘暴露人群的血清蛋白指纹图谱，以M/Z 3711.73、M/Z 4183.66、M/Z 5487.28、M/Z6124.64建立Wilks' lamvda判别方程，区分正常对照和硅尘暴露人群，敏感性与特异性达到了95%。陈娟娟[87]等将Wistar大鼠分为对照组和染硅尘组，建立硅肺模型后14天处死大鼠，取其肺组织，提取总蛋白，双向凝胶电泳结合基质辅助激光解析电离飞行时间质谱分析鉴定差异蛋白，筛选出存在明显差异的11个蛋白点，经质谱鉴定得到6种蛋白，与对照组相比，染硅尘组蛋白酶D前体、过氧化物还原酶1（peroxiredoxin 1，PRDX1）、热休克71 000同源蛋白（heat shockcognate 71 000 protein，HSP7C）、不均一核糖核酸核蛋白A3（hnRNPA3）、表皮脂肪酸结合蛋白（E-FABP）表达上调，而SEC14类蛋白3表达下调，Western blotting结果与双向电泳结果一致[88-89]。

煤工尘肺的发病机制比较复杂，在疾病过程中产生的生物标志物相对较多，因此需要一种能够实现多标志物联合检测的方法，而蛋白质组学技术的出现为联合检测提供了可能，将会使煤工尘肺在发病机制的探讨、早期诊断，乃至以后寻找有效的治疗药物靶点方面取得更深入的发展[89]。

参考文献

[1] 鹿德智，宋志芳，李少奎，等．煤矿粉尘成分与煤工尘肺的关系．煤工尘肺与职业病，2008，11（3）：390-393.

[2] 张琪凤，余应年，曾昭玉，等．肺泡巨噬细胞在矽肺发生发展中的作用．医学研究杂志，1981（8）：12.

[3] 张琪凤．矽肺免疫研究进展．煤矿医学，1981，3（4）：31-35.

[4] Hnizdo E，Sluis-Cremer GK. Silica exposure，silicosis，and lung cancer：a mortality study of South African gold miners. Br J Ind Med，1991，48（1）：53-60.

[5] 马小兵，孙树勋，杨方．矽肺肺泡巨噬细胞对肺成纤维细胞基质金属蛋白酶及其组织抑制因子表达的影响．中华劳动卫生职业病杂志，2004，22（5）：358-360.

[6] 刘保连，姚汝琳，郭鼐，等．矽肺、煤工尘肺肺泡巨噬细胞膜性质和结构的改变．中华劳动卫生职业病杂志，1994，12（2）：74.

[7] 尹宏，沈华，刘世杰．细胞松弛素 B 对致巨噬细胞损伤效应的影响．中华劳动卫生职业病杂志，1990，8（6）：336.

[8] 廖瑞庆，黄曙海，陈作兴，等．矽肺大鼠肺泡巨噬细胞吞噬功能检测方法研究．广西预防医学，2005，11（5）：302-303.

[9] Srivastava KD，Rom WN，Jagirdar J. Crucial role of interleukin-1beta and nitric oxide synthase in silica-induced inflammation and apoptosis in mice. Am J Respir Crit Care Med，2002，165（4）：527-533.

[10] 陈晓玲，黄善生，李文斌，等．大鼠肺纤维化形成中肺巨噬细胞增殖和凋亡的变化．中国病理生理杂志，2004，20（3）：433-436.

[11] 金玉兰，张文丽，姚三巧，等．染矽尘大鼠血清白介素 -1 和白介素 -8 含量及肺泡巨噬细胞凋亡情况．中华劳动卫生职业病杂志，2011，29（8）：562-566.

[12] Khalil N，Churg A，Muller N，et al. Environmental，inhaled and ingested causes of pulmonary fibrosis. Toxicol Pathol，2007，35（1）：86-96.

[13] 韦小瑜，何云，程明亮．细胞因子与肺纤维化．西南军医，2006，8（2）：54-61.

[14] 李颖，罗红．TNF-α 与尘肺肺纤维化的研究进展．实用预防医学，2011，18（5）：968-969.

[15] Sime PJ，Marr RA，Gauldie D，et al. Transfer of tumor necrosis factor-alpha to rat lung induces severe pulmonary inflammation and patchy interstitial fibrogenesis with induction of transforming growth factor-beta1 and myofibroblasts.. AM J Pathol，1998，153（3）：825-832.

[16] 杨俊玲，尹金植，李青山，等．实验性肺纤维化小鼠 IL-1 和 TNF-α 的动态表达及其意义．吉林大学学报：医学版，2007，33（3）：522-525.

[17] 徐峥嵘，杜海科，王世鑫，等．染矽尘大鼠早期肺组织肿瘤坏死因子的表达．工业卫生与职业病，2005，31（4）：193-196.

[18] 冯国贤，南培宏，于建军，等．早期矽肺患者支气管肺泡灌洗液中生物标志物的研究．中华劳动卫生职业病杂志，2000，18（4）：226-228.

[19] 李庆，李延，祁新兰．煤工尘肺患者血清中几个细胞因子水平的变化．中华劳动卫生职业病杂志，2002，20（6）：466-467.

[20] 李庆，李延，祁新兰．煤工尘肺患者血清 TNF-α、sIL-2R、IL-6 和 IL-8 检测的意义．中国工业医学杂志，2006，19（1）：11-12.

[21] Piguet PF, Vesin C. Treatment by human recombinant soluble TNF receptor of pulmonary fibrosis induced by bleomycin or silica in mice. Eur Respir J, 1994, 7 (3): 515-518.
[22] Massague J.TGF-beta signal transduction.Annu Rev Biochem, 1998, 67: 753-791.
[23] 万秋红. TGF-β 超家族信号传导机制研究进展. 国外医学: 分子生物学分册, 2000, 22 (3): 137-142.
[24] Nunes I, Gleizes PE, Metz CN, et al. Latent transforming growth factor-beta binding protein domains involved in activation and transglutaminase-dependent cross-linking of latent transforming growth factor-beta.J Cell Biol, 1997, 136 (5): 1151-1163.
[25] Akiyoshi S, Ishii M, Nemoto N, et al. Targets of transcriptional regulation by transforming growth factor-beta: expression profile analysis using oligonucleotide arrays. Jpn J Cancer Res, 2001, 92 (3): 257-268.
[26] Blobe GC, Schiemann WP, Lodish HF. Role of transforming growth factor beta in human disease.N Engl J Med, 2000, 342 (18): 1350-1358.
[27] 任鹏, 吴秀珍, 赵静. 转化生长因子 -β 与肺纤维化. 中国煤炭工业医学杂志, 2006, 9 (6): 535-537.
[28] Hashimoto S, Gon Y, Takeshita I, et al. Transforming growth factor-$beta_1$ induces phenotypic modulation of human lung fibroblasts to myofibroblast through a c-Jun-NH_2-terminal kinase-dependent pathway.Am J Respir Crit Care Med, 2001, 163 (1): 152-157.
[29] Isaka Y, Tsujie M, Ando Y, et al. Transforming growth factor-$beta_1$ antisense oligodeoxynucleotides block interstitial fibrosis in unilateral ureteral obstruction.Kidney Int, 2000, 58 (5): 1885-1892.
[30] 马小兵, 王献华, 曹金玲, 等. 二氧化硅对人肺泡巨噬细胞和肺成纤维细胞 TGF-β_1 表达的影响. 山东医药, 2008, 48 (48): 24-25.
[31] 葛晓娜, 黄召. 煤灰粉致大鼠肺损害及纤维化因子的释放. 中国公共卫生, 2005, 21 (12): 1468-1469.
[32] 高丽, 马国强, 杨敬平. 转化生长因子 β_1 和结缔组织生长因子在大鼠肺纤维化中的表达. 临床肺科杂志, 2009, 14 (8): 1038-1040.
[33] Yi ES, Salgado M, Williams S, et al. Keratinocyte growth factor decreases pulmonary edema, transforming growth factor-beta and platelet-derived growth factor-BB expression, and alveolar type Ⅱ cell loss in bleomycin-induced lung injury.Information, 1998, 22 (3): 315-325.
[34] Lurton J, Soto H, Narayanan AS, et al. Regulation of human lung fibroblast C1q-receptors by transforming growth factor-beta and tumor necrosis factor-alpha. Exp Lung Res, 1999, 25 (2): 151-164.
[35] Li X, Eriksson U. Novel PDGF family members: PDGF-C and PDGF-D. Cytokine Growth Factor Rev, 2003, 14 (2): 91-98.
[36] Liu JY, Morris GF, Lei WH, et al. Rapid activation of PDGF-A and -B expression at sites of lung injury in asbestos-exposed rats. Am J Respir Cell Mol Biol, 1997, 17 (2): 1129-140.
[37] Gulumian M, Borm PJA, Vallyathan V, et al. Mechanistically identified suitable biomarkers of exposure, effect, and susceptibility for silicosis and coal worker's pneumoconiosis: a comprehensive review. Toxicol Environ Health B Crit Rev, 2006, 9: 357-395.
[38] 赵勇, 曾庆富, 钱仲棐. 实验性矽肺早期病变中肺泡Ⅱ型细胞增生的病理学意义. 中华劳动卫生职

业病杂志，2001，19（4）：295-297.

[39] 周冬，焦洁，许东，等. PDGF-AA 和 PDGF-BB 在大鼠矽肺组织中的表达及意义. 医药论坛杂志，2008，29（7）：36-38.

[40] 王献华，郝小惠，赵静，等. SiO_2 对血小板源性生长因子蛋白表达及胶原合成的影响. 中华劳动卫生职业病杂志，2009，27（4）：218-221.

[41] Kim KA，Lim Y，Kim JH，et al. Potential biomarker of coal worker's pneumoconiosis. Toxicol Lett，1999，108：297-302.

[42] Ross R，Raines EW，Bowen-Pope DF. The biology of platelet-derived growth factor . Cell，1986，46（2）：155-169.

[43] Alvarez RH，Kantarjian HM，Cortes JE. Biology of platelet-derived growth factor and its involvement in disease. Mayo Clin Proc，2006，81（9）：1241-1257.

[44] Lasky JA，Tonthat B，Liu JY. Upregulation of the PDGF-alpha receptor precedes asbestos- induced lung fibrosis in rats. Am J Respir Crit Care Med，1998，157：1652-1657.

[45] 高衍新，王瑞. 矽尘致肺纤维化机制及细胞因子在矽肺纤维化中的作用. 中国工业医学杂志，2008，21（1）：31-35.

[46] Steinkasserer A，Spurr NK，Cox S，et al. The human IL-1 receptor antagonist gene（IL1RN）maps to chromosome 2q14–q21，in the region of the IL-1α and IL-1β loci. Gemomics，1992，13（3）：654-657.

[47] Dinarello CA. Biologic basis for interleukin-1 in disease. Blood，1996，87（6）：2095-2147.

[48] Malyak M，Smith MF，Abel AA. The differential production of three forms of IL-1 receptor antagonist by human neutrophils and monocytes.J Immunol，1998，161：2004-2010.

[49] Ma JY，Barger MW，Hubbs AF，et al. Use of tetrandrine to differentiate between mechanisms involved in silica-versus bleomycin-induced fibrosis. J Toxicol Environ Health A. 1999，57（4）：247-266.

[50] Suwabe A，Takahashi K，Yasui S. Bleomycin-stimulated hamster alveolar macrophages release interleukin-1. AM J pathol，1998，132（3）：512-520.

[51] 李京红，宋明臣. 肺间质纤维化治疗的研究进展. 国外医学：呼吸系统分册，1998，18（1）：18-23.

[52] 陈雅萍，宋志芳. 脂类介质、细胞因子与矽肺炎症、纤维化. 职业卫生与病伤，1999，14（1）：48-51.

[53] 潘璠，李玉瑞，邹昌淇，等. 矽肺致纤维化因子的研究进展. 国外医学：卫生学分册，1996，23（2）：74-77.

[54] Denis M. Interleukin-6 in mouse hypersensitivity pneumonitis：changes in lung free cells following depletion of endogenous IL-6 or direct administration of IL-6. J Leukoc Biol，1992，52：197-201.

[55] 翟日洪，包维华，黄川鸿，等. 煤工尘肺患者血清白细胞介素 6 及其可溶性受体的含量及临床意义. 中华劳动卫生职业病杂志，2001，19（1）：45-46.

[56] Park HS，Hwang SC. Neutrophil infiltration and release of IL-8 in airway mucosa from subjects with grain dust-induced occupational asthma. Clin Exp Allergy，1998，28（6）：724-730.

[57] Bajwa EK，Ayas NT，Schulzer M，et al. Interferon-gamma1b therapy in idiopathic pulmonary fibrosis：a metaanalysis. Chest，2005，128（1）：203-206.

[58] Vigliani EC，Pernis B. Immunological factors in the pathogenesis of the hyaline tissue of silicosis. Br J

Ind Med，1958，15（1）：8-14.
[59] 孙顺仙，刘正亮．人肺尘细胞抗原的探讨．中华劳动卫生职业病杂志，1987，(4)：7-9.
[60] 何勤．矽肺的免疫研究．工业卫生与职业病，1991，17（5）：313-315.
[61] Ziskind M，Jones RN，Weill H. Silicosis . Am Rev Respir Dis，1976，113（5）：643-665.
[62] Doll NJ，Stankus RP，Hughes J. Immune complexes and autoantibodies in silicosis. J Allergy Clin Immunol，1981，68（4）：281-285.
[63] 王雪涛．矽肺与免疫．职业与健康，2007，23（20）：1862-1865.
[64] 王勋，刘元福，倪福明．矽肺患者免疫状态的研究——Ⅳ矽肺患者血中循环免疫复合物、总补体、补体 C3 的测定．工业卫生与职业病，1983，9（2）：104-106.
[65] 杨雅茹，黄艳，李俊．TGF-β_1 介导的 Smads 与 ERK 通路在肺纤维化中的作用及相互关系．中国药理学通报，2010，26（5）：561-563.
[66] Keizo，Kanasaki，Daisuke，et al. *N*-Acetyl-seryl-aspartyl-lysyl-proline inhibits TGF-beta-mediated plasminogen activator inhibitor-1 expression via inhibition of Smad pathway in human mesangial cells. Journal of the American Society of Nephrology，2003，14（4）：863-72.
[67] 李丹丹，闫静波，罗玲．*N*- 乙酰基 - 丝氨酰 - 天门冬酰 - 赖氨酰 - 脯氨酸对转化生长因子 β_1 和 Smad7 表达调节在大鼠硅肺纤维化形成过程中的作用．解剖学杂志，2008，31（4）：454-457.
[68] 闫静波，张丽娟，李倩．*N*- 乙酰基 - 丝氨酰 - 天门冬酰 - 赖氨酰 - 脯氨酸抗大鼠矽肺纤维化的实验研究．中华劳动卫生职业病杂志，2008，26（7）：401-405.
[69] 冯海利．Ac-SDKP 对 TGF-β_1/JNK 通路的调节在大鼠肺成纤维细胞增殖和胶原蛋白合成中的作用．华北煤炭医学院，2010，4.
[70] 程华，孙月，马文东．*N*- 乙酰基 - 丝氨酰 - 天门冬酰 - 赖氨酰 - 脯氨酸对肺成纤维细胞 P38 分裂原活化蛋白酶蛋白核转位及其通路活化的调节．解剖学杂志，2014，37（1）：5-9.
[71] 王丽萍，朱曦龄，杨方．AcSDKP 对大鼠心成纤维细胞 MMP-2、MMP-9 活性和 MMP-1 表达的影响．基础医学与临床，2007，27（3）：279-28.
[72] 陈萍，杨方，闫静波．抗纤维化短肽对矽肺大鼠肺内胶原合成与降解的调节作用．中国职业医学，2008，(4)：274-277.
[73] 邓智明．四肽 Ac-SDKP 在抗器官纤维化中的研究进展．中国美容医学，2009，18（7）：1045-1047.
[74] Chang JC，Hilsenbeck SG，Fuqua SA. Genomic approaches in the management and treatment of breast cancer.2005，92（4）：618-624.
[75] 田莉．利用基因芯片技术筛选出矽肺纤维化相关基因的体外实验研究．河北联合大学，2011，4.
[76] 徐慧蓉，马小兵，王献华．肺纤维化相关因子研究进展．现代预防医学，2011，38（10）：1953-1955，1964.
[77] 刘萍，陈蕾，刘伟．染矽尘大鼠毒理效应相关差异基因表达谱的研究．中华劳动卫生职业病杂志，2011，29（11）：806-811.
[78] 姚武，张欢，郝长富．实验性矽肺相关基因的表达谱研究．现代预防医学，2009，36（16）：3020-3021，3024.
[79] 薛荣．矽肺大鼠肺纤维化过程中差异基因的表达及关键信号转导通路的探讨．华北煤炭医学院，2010，4.
[80] Soutar CA，J F，Hurley. Relation between dust exposure and lung function in miners and exminers.

British Journal of Industrial Medicine，1986，43（5）：307-320.
[81] 李继钊．人类白细胞抗原Ⅰ类和Ⅱ类等位基因多态性与矽肺易感性的研究进展．工业卫生与职业病，2004，30（3）：185-187.
[82] 王德军．TNFα、IL-1RA 基因多态性与矽肺的相关性研究．四川大学硕士学位论文，2005.
[83] 范雪云，马庆坤，姚三巧．肺纤维化相关因子基因多态性与尘肺病易感性研究．中国职业医学，2011，38（5）：387-391.
[84] 李林．蛋白质组学的进展．生物化学与生物物理进展，2000，27（3）：227-231.
[85] 曾家伟．利用双向电泳和质谱技术筛选矽肺血清差异蛋白．重庆医科大学硕士学位论文，2007.
[86] 赵学峰．矽肺血清生物标志物的筛选与诊断指纹研究．重庆医科大学硕士学位论文，2007.
[87] 陈娟娟，蒋洪彦，刘萍．染矽尘大鼠早期肺组织蛋白质双向电泳图谱差异分析．中华预防医学杂志，2009（5）：418-422.
[88] 刘佳麟，孙影，郑素琴．蛋白质组学技术在矽肺相关蛋白筛选中的应用．中国工业医学杂志，2012，25（3）：204-207.
[89] 刘伟，魏茂提，王世鑫．蛋白质组学技术在寻找矽肺早期血清标志物中的应用．中国职业医学，2009，36（4）：323-325.

第四章

硅肺（硅煤肺）病理

第一节　硅肺概述

肺尘埃沉着病，又称尘肺病（pneumoconiosis），是由于在职业活动中长期吸入生产性粉尘并在肺内沉积，引起以粉尘结节和肺组织弥漫性纤维化为主要病变的常见职业病。按其吸入粉尘的种类不同，尘肺可分为无机尘肺和有机尘肺。其中硅肺、煤工尘肺在我国法定尘肺病中最为常见。硅肺（silicosis）又称矽肺，是由于长期吸入大量含游离二氧化硅粉尘所引起，以肺内硅结节形成和肺组织弥漫性纤维化为基本病变。硅肺是尘肺中最常见、进展最快、危害最严重的一种类型。煤矿工人硅肺与其他接触石英或岩石粉尘作业工人所患硅肺在病理变化上基本相同，但在煤炭开采过程中，由于煤矿岩层含游离二氧化硅量有时可高达 40% 以上，采矿工人所接触的粉尘多以硅尘为主，其次是煤硅混合性粉尘，因此又称为硅煤肺。其发病工龄（接尘史）多在 10 ~ 15 年，病变发展较快，危害较重[1]。

一、硅肺病因

吸入游离 SiO_2 是硅肺发病的主要原因。游离 SiO_2 主要以结晶的形式存在于石英石、花岗石等岩石中，因此称为石英。石英在自然界分布很广，所涉及的工业很多，约有 95% 的矿石中含有不同比例的 SiO_2，通常将接触 10% 以上游离 SiO_2 粉尘的作业称为硅尘作业。石英粉尘对人体危害性很大。粉尘浓度直接决定粉尘对人体的危害程度。空气中游离 SiO_2 含量越高，颗粒越小且形状不规则，接尘时间越长，当机体免疫状态低下时，则危害愈大，长期吸入后当呼吸道清除能力下降或吸入 SiO_2 粉尘颗粒数量超出正常肺的清除能力时，则能使 SiO_2 粉尘沉积于肺组织中形成肺纤维化及硅结节。硅肺一旦发生，即使脱离接尘环境，病情仍可缓慢进展。

硅肺的发生发展是一个缓慢过程，一般有接尘史者持续 5 ~ 10 年发病，有的长达 20 年以上。但持续吸入高浓度游离 SiO_2 粉尘，经 1 ~ 2 年即可发病。硅尘颗粒大小是决定是否致病的重要因素，一般认为直径 > 5 μm 的 SiO_2 粉尘颗粒多被呼吸道黏液 - 纤毛排送系统清除出体外；而直径 < 5 μm 的粉尘颗粒则可被吸入肺内直达肺泡并被巨噬细胞吞噬。SiO_2 粉尘颗粒越小，致病力越强，其中以

直径 1 ~ 3 μm 者致病性最强，形状为四面体的石英结晶致纤维化的作用最强。

粉尘分散度（dust dispersity）：表示固体物质被粉碎的程度，以粉尘中各种颗粒直径大小的组成百分比来表示。一种粉尘颗粒所占的比例愈大，则分散度愈大。分散度大小与尘粒在空气中的浮动和其在呼吸道中存在部位关系密切。直径在 10 μm 以上的粉尘粒子在空气中可很快沉降，即使吸入体内也只停留于鼻腔并可随鼻腔分泌物排出；直径在 10 μm 以下的粉尘，绝大部分被上呼吸道阻留；而直径 5 μm 以下的粉尘，则可进入肺泡腔；直径 0.5 μm 以下的粉尘，因其重力小，不易沉降，随呼气排出，故阻留率下降；而直径 0.1 μm 以下的粉尘因颗粒的布朗运动，阻留率反而增高。硅尘颗粒就是遵循上述粉尘的作用规律，最终停留于肺组织导致硅肺发生 [2-3]。

二、硅肺发病机制

硅肺的发病机制至今尚未完全清楚，其所涉及的领域广泛。此章节只从 SiO_2 与肺巨噬细胞相互作用层面简要阐述硅肺的发病机制。

目前的观点认为肺泡巨噬细胞（alveolar macrophage，AM）是硅尘作用的主要靶细胞。AM 在硅肺的启动及发展进程中起着非常重要的作用。当游离 SiO_2 颗粒进入肺泡后，引起 AM 活化并被吞噬，游离 SiO_2 被包裹在 AM 的溶酶体中，由于石英表面的羟基活性基团与 AM 溶酶体膜脂蛋白结构上的氢原子受体间形成氢键，随之产生氢的交换以及电子传递，引起细胞膜的流动性降低，而通透性增高，最终导致 AM 溶酶体崩解，并释放出酸性水解酶进入细胞内，继而导致巨噬细胞死亡。也有观点认为 SiO_2 损害 AM 膜，使细胞膜上的 Na^+-K^+ ATP 酶和 Ca^{2+}-ATP 酶失活，从而导致线粒体及内质网受损，Ca^{2+} 进入胞质，造成“钙超载”，导致胞膜破裂。同时崩解及活化的巨噬细胞均可释放多种细胞因子和炎症介质，如 ROS、LPS、IL-1、TNF-α、PDGF、FN、PG-E、TGF-β、IGFs、FGF、MDGF 等，引起肺泡Ⅰ、Ⅱ型上皮受损，使之崩解脱落，随之基底膜受损，暴露肺间质，激活成纤维细胞，启动组织的炎性反应。成纤维细胞增生及胶原沉积，导致肺纤维化。另外，中性粒细胞、淋巴细胞、肥大细胞等炎细胞也可以通过释放多种细胞因子参与硅肺病变过程。当反复吸入并沉积在肺内的 SiO_2 粉尘颗粒使肺部病变不断发展和加重时，即便患者脱离硅尘作业环境后，肺部疾病仍会继续发展。

对 SiO_2 诱导细胞凋亡的理论、途径及其机制的研究近来也成为硅肺发生机制的新热点，同时也为硅肺的治疗提供了新的策略。其凋亡过程大致包括凋亡诱发、凋亡调控以及凋亡执行三个阶段。当 SiO_2 硅尘进入机体后，激活 AM，产生多种氧自由基，包括过氧化氢、超氧阴离子、羟自由基及一氧化氮等，引起细胞损伤，释放各类细胞因子及生长因子，除对靶细胞产生直接的损伤作用外，也可通过作用于凋亡促进基因（如 *C-myc*、*P53*、*Bax* 等）和凋亡抑制基因（*Bc-l 2*、*Bc-l* 等）启动细胞凋亡程序。细胞凋亡程序启动的信号转导途径有线粒体途径、内质网途径、死亡受体途径。氧自由基与细胞内酶作用损伤 DNA、抑制核酸和蛋白形成、减少 ATP 产生等诱导多种细胞的凋亡。有研究指出，硅尘诱导细胞凋亡可能通过死亡受体（death receptor，DR）介导其特殊的分子机制。SiO_2 引起肺纤维化的过程中，AM 凋亡被认为是形成肺泡炎、导致肺纤维化的免疫基础。吸入肺泡的 SiO_2 在被 AM 吞噬的过程中与其表面的清道夫受体（scavenger receptor，SR）结合，上调凋亡蛋白 -1（Fas）及其配体的表达而介导 AM 凋亡，同时释放细胞因子 IL-1、IL-8 及 TNF-α 等引起肺纤维化。同时还发现硅肺病患者脱离粉尘作业后，AM 的 DR 仍维持在较高水平，提示了硅肺进展的可能机制 [4-7]。

第二节 硅肺大体观察

一、肺表面

肺表面常见脏、壁胸膜广泛纤维性粘连。在未增厚或未粘连的胸膜表面，可见稍隆起的小结节，一般粟粒大小，质硬。有时还可见到不凸出肺表面的结节，或略显凹陷，呈乳白色，其周围为黑色，较硬。肺胸膜表面还可见数量不等的黑色煤斑，多时则互相融合，更多时可使胸膜变黑。以刀切肺时有砂粒感。

二、肺切面

胸膜、胸膜下及肺组织内，散在大小不一的硅结节。一般为 2 ~ 3 mm，也可达到 5 mm，或更大，灰黑色或黑色，质硬，触之有砂粒感。硅结节的数量则因吸入游离二氧化硅多寡，或稀疏散在或密集融合。右肺多于左肺，上、中叶多于下叶，肺的背侧面多于腹侧面（图 4-1）。

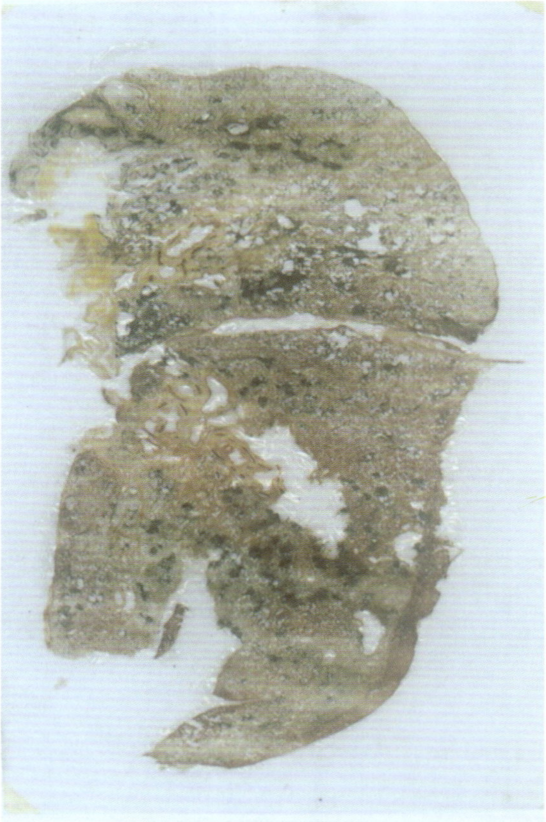

图 4-1 煤工尘肺大切片
全肺散在灰黑色硅结节，部分区域可见腺泡中央型肺气肿

三、块状纤维化

进行性的病例多数结节融合可致块状纤维化（massive fibrosis），又称硅肺团块，其大小超过 2 cm × 2 cm × 1 cm，是硅肺晚期的表现，有时可扩展到整个肺叶（图 4-2，图 4-3）。

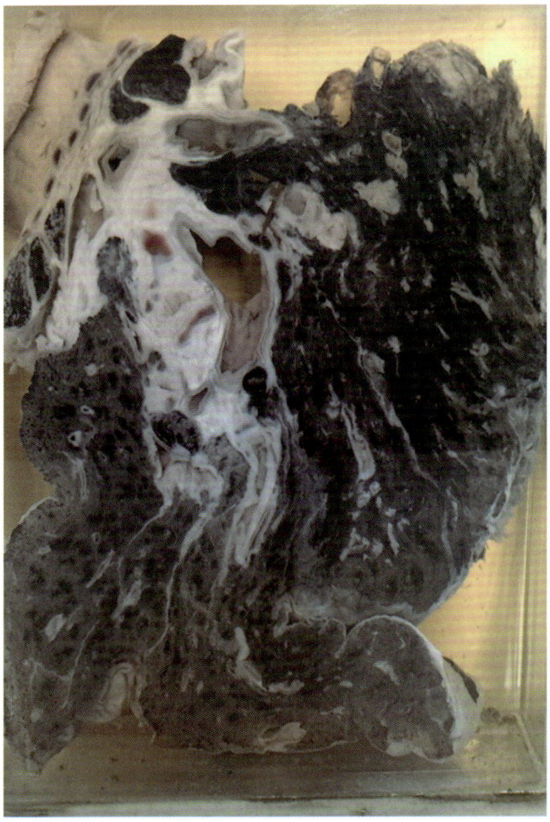

图 4-2 煤工尘肺块状纤维化
弥漫性间质纤维化，肺门及支气管旁淋巴结内灰白色硅结节形成

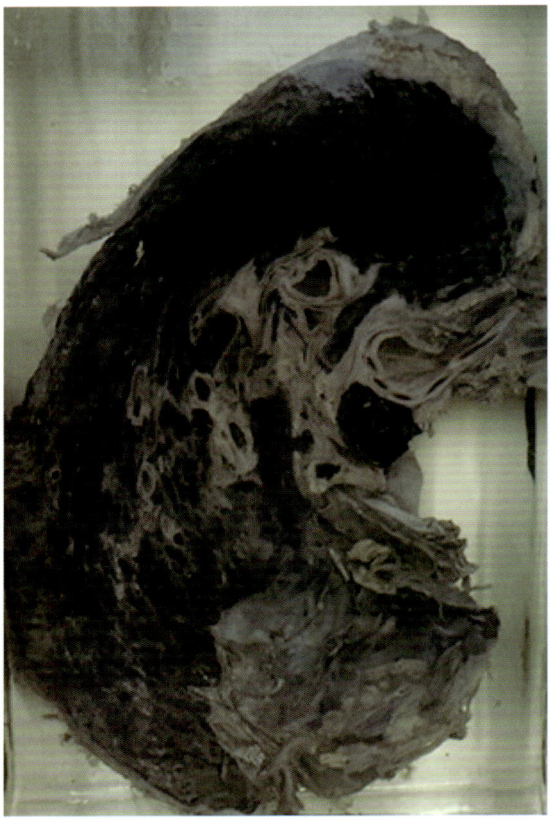

图 4-3 煤工尘肺块状纤维化
上肺墨黑色块状纤维化，胸膜肥厚伴支气管扩张

四、硅肺肺气肿

在结节性病变及大块纤维化旁边，当正常肺泡构造破坏及不规则气腔形成，称为瘢痕旁肺气肿[8-10]。

第三节 硅肺组织学观察

硅肺的基本病理变化包括硅结节（silicosis nodule）的形成、肺组织的弥漫性间质纤维化（diffuse interstitial fibrosis）及块状纤维化（massive fibrosis）。

一、硅结节

硅肺典型的病理变化是硅结节的形成，硅结节是构成病变的主要成分。单个硅结节的大小多在

0.2 ~ 1.5 mm，很少超过 2 mm。肉眼所见 2 mm 以上的硅结节，为数个邻近硅结节融合而成。在硅结节形成早期，可位于呼吸性细支气管区及肌性肺小动脉周围。硅结节可分为典型硅结节及不典型硅结节（图 4-4 ~图 4-5）。

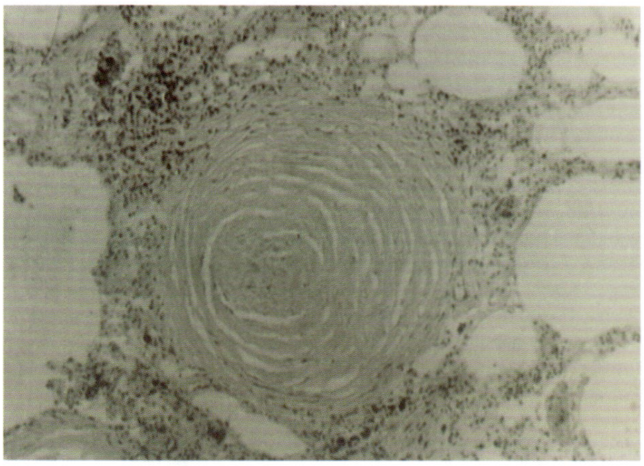

图 4-4 典型硅结节
中心玻璃样变，胶原纤维呈同心圆状排列（HE，×100）

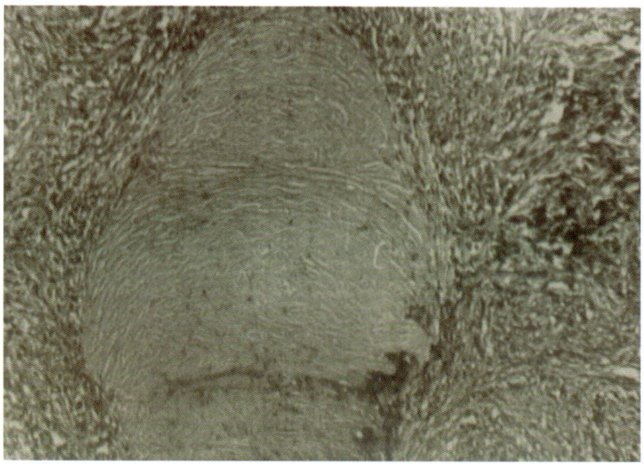

图 4-5 不典型硅结节
中心胶原纤维不规则束状排列，尘细胞分散于胶原束间（HE，×100）

1．典型硅结节 典型硅结节结构可分为三个带，中心区为玻璃样变的胶原纤维，均匀粉红染，可有数量不等的煤尘沉着；中间带为呈同心圆排列的胶原纤维及少数成纤维细胞；周边带为细胞及纤维组织包绕，成纤维细胞间有大量尘细胞。大量吞噬煤尘的细胞围绕在硅结节的周边，形成一黑色细胞套，构成煤矿硅肺硅结节的特点（图 4-6 ~图 4-7）。偏光显微镜下证明中间带有少数、周边带有多数双折光的硅尘颗粒。邻近的硅结节融合时，中心区扩大，但仍可辨认出各自的核心。偶见硅结节中心发生坏死及钙化（图 4-8）。

2．非典型硅结节 非典型硅结节属混合性尘结节，在煤矿硅肺中更为常见。增生的胶原纤维不具有典型硅结节同心圆样的排列，但胶原纤维构成结节的主要成分，占 51% 以上。胶原束走行方向不定，尘细胞分散于胶原束间，不形成明显的周边带。结节的形状多为不规则形，常沿间质向周围延伸，形成脚足[11-12]（图 4-9 ~图 4-17）。

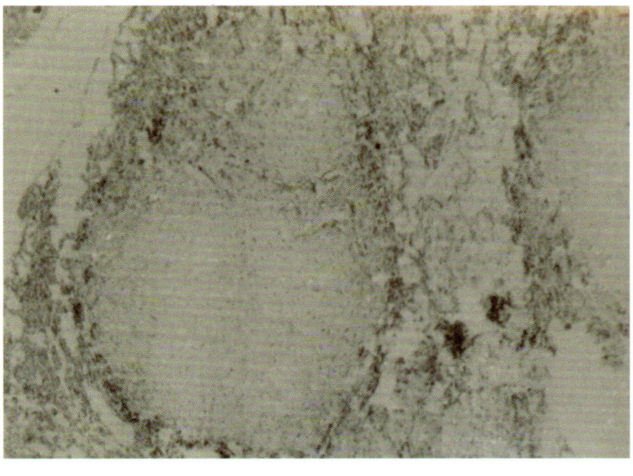

图 4-6 纤维性硅结节
中心胶原纤维量大于 50%（HE，×100）

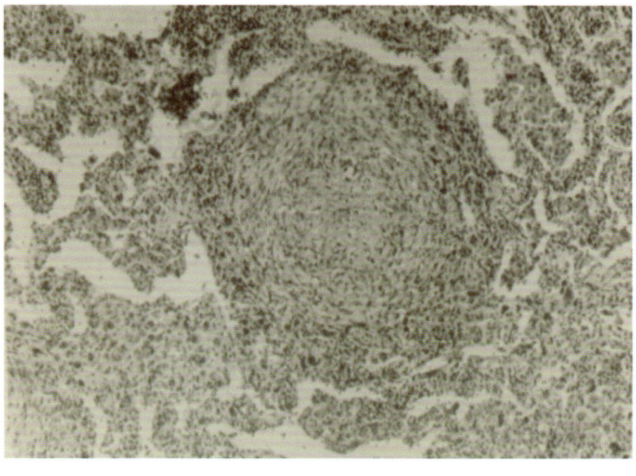

图 4-7 细胞性硅结节
中心胶原纤维量小于 50%（HE，×100）

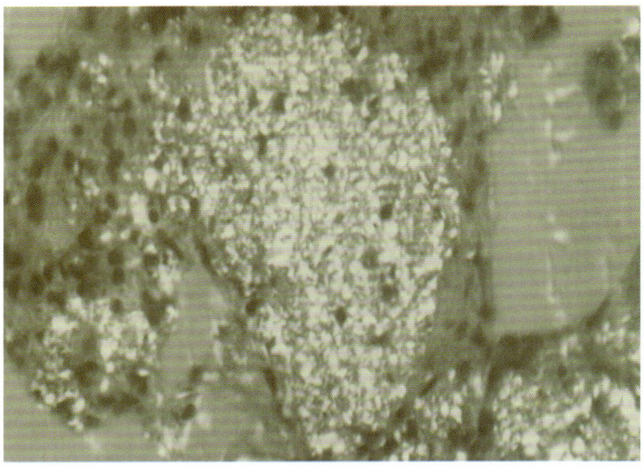

图 4-8 偏光显微镜下硅结节
多数双折光的硅尘颗粒（HE，×200）

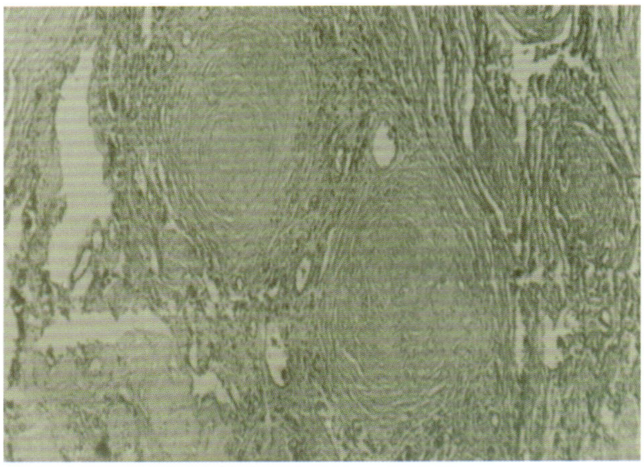

图 4-9 硅结节融合
（HE，×200）

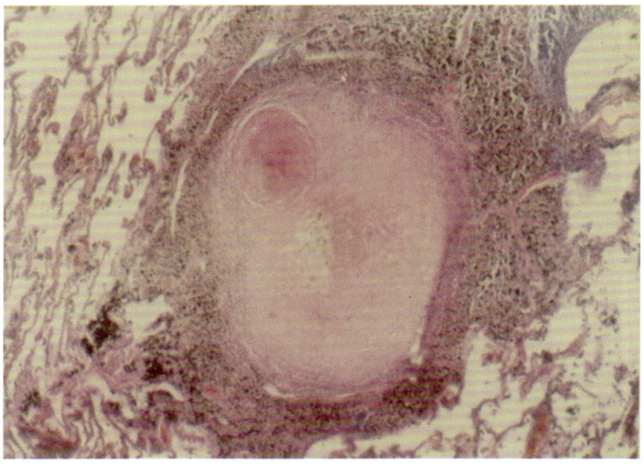

图 4-10 硅结节
胶原纤维呈同心圆状排列，中央玻璃样变（HE，×100）

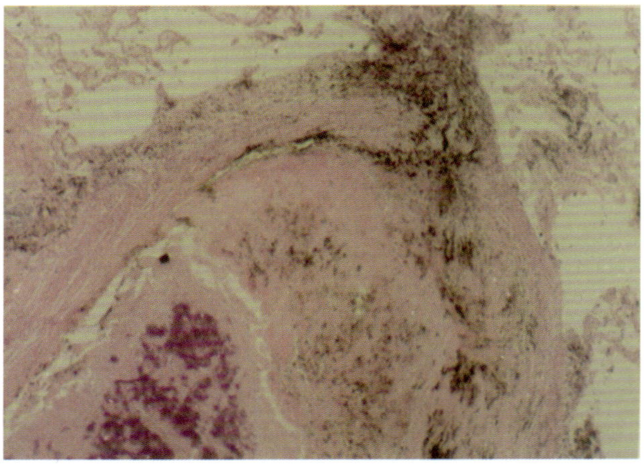

图 4-11 硅结节伴钙化
中心胶原纤维不规则排列，钙盐沉着（HE，×100）

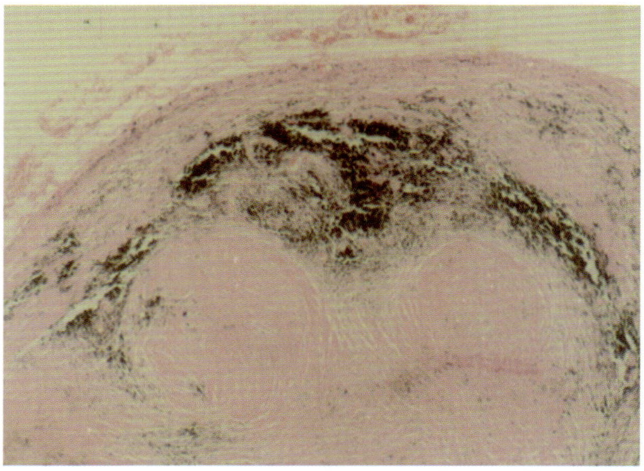

图 4-12 硅结节融合
（HE，×100）

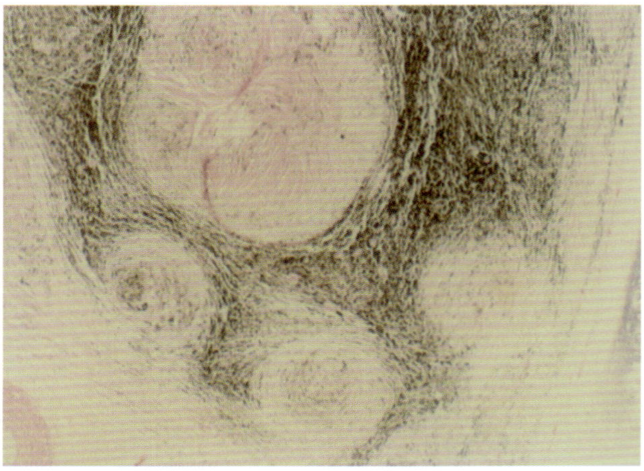

图 4-13 硅结节融合伴周围粉尘沉着
（HE，×100）

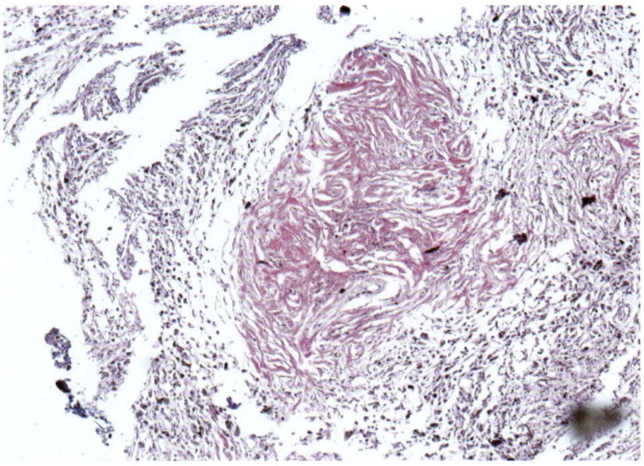

图 4-14 硅结节
胶原纤维玻璃样变（HE，×100）

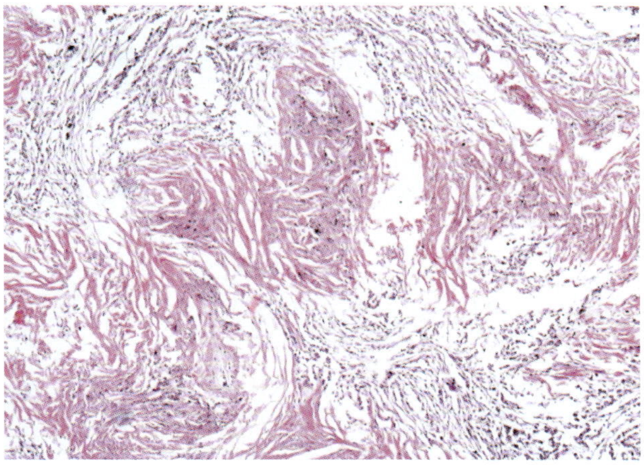

图 4-15 硅结节融合
（HE，×100）

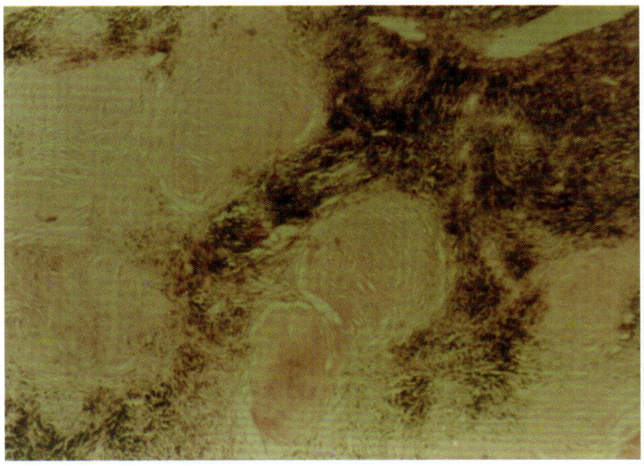

图 4-16 硅结节融合
硅结节之间胶原纤维包绕分割，粉尘侵犯软骨
（HE，×100）

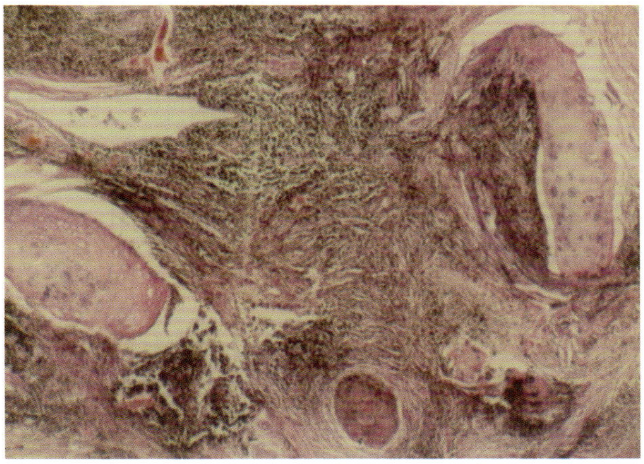

图 4-17 硅结节融合
周围粉尘包绕、穿插（HE，×100）

二、弥漫性间质纤维化

粉尘在间质聚集，继而发生结缔组织增生，常与结节性病变相伴而生。

1．概念 粉尘和尘细胞在细、小支气管壁或其周围、小血管周围、肺泡间隔、小叶间隔及胸膜和胸膜下等处间质沉着，并发生纤维性增生，称为弥漫性间质纤维化。

2．形成过程 常起自呼吸性细支气管，向肺泡间隔及小叶间隔发展，还向细、小气管及小血管周围蔓延，致使前述部位因粉尘沉着及纤维增生而明显变宽、变厚。如弥漫而广泛，突破小叶界限，可形成网架状或斑片状。小叶间隔纤维化，与小叶内肺组织对比时，增厚的小叶间隔颇似围成之田埂。胸膜及胸膜下纤维化致胸膜增厚，其间有粉尘沉着（图 4-18 ～图 4-23）。

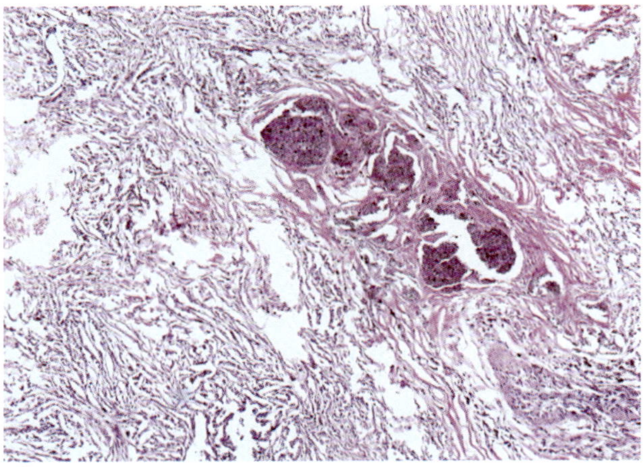

图 4-18 尘细胞融合
尘细胞聚集形成结节性病变，周围胶原纤维包裹（HE，×100）

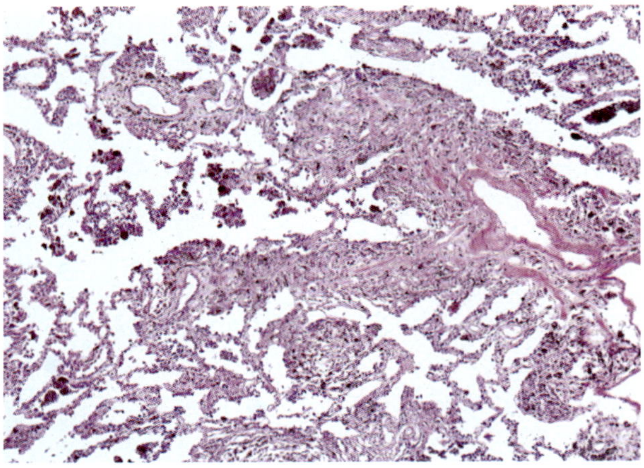

图 4-19 肺间质纤维化
肺泡腔内尘细胞，肺泡间隔增厚，间质纤维化（HE，×100）

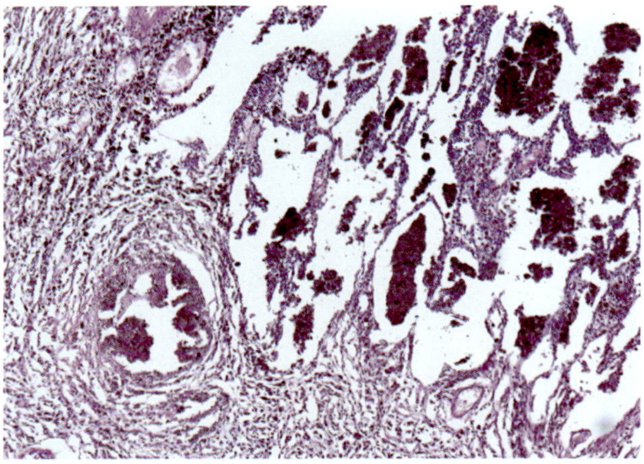

图 4-20 肺间质纤维化
肺泡腔内尘细胞聚集伴间质纤维化（HE，×100）

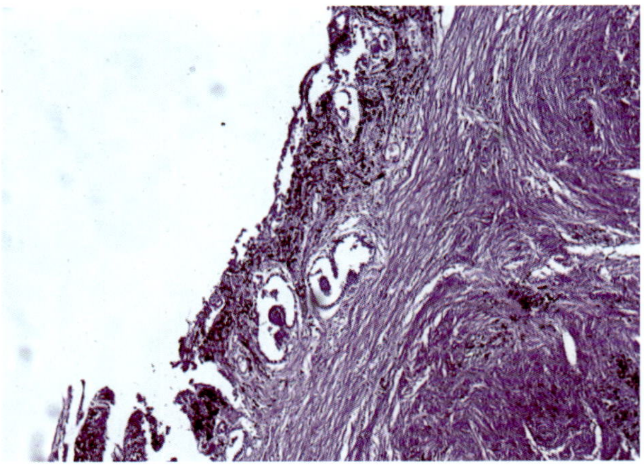

图 4-21 胸膜纤维化
胸膜下粉尘沉积伴胸膜纤维化（HE，×100）

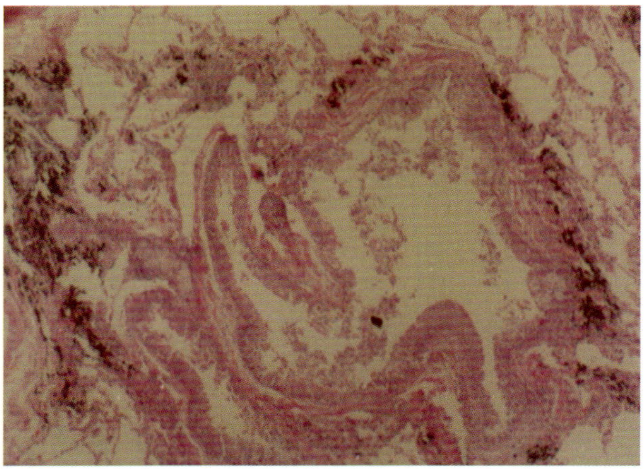

图 4-22 支气管周围粉尘沉积伴间质纤维化
（HE，×100）

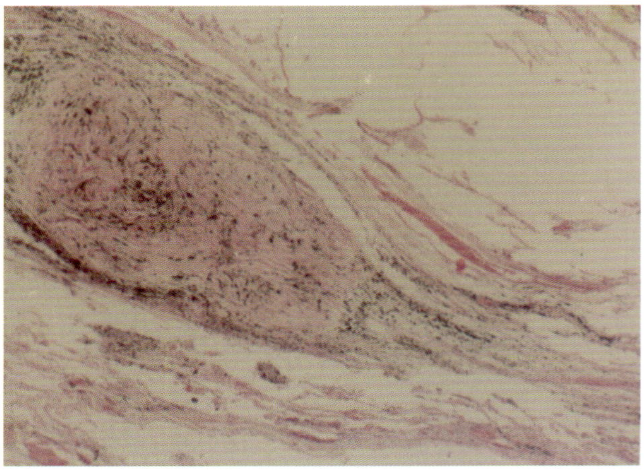

图 4-23 不典型硅结节
肺泡间隔间质纤维化伴肺气肿（HE，×100）

3．鉴别诊断 肺和气道特异性或非特异性炎症，肺淤血和水肿或其他肺疾病均可致肺间质纤维化，应与粉尘所致间质纤维化区别。间质内有粉尘存在时，才能确定为尘性间质纤维化。但在尘性间质纤维化的基础上，又加诸其他疾病所致的非尘性纤维增生时，二者不易区别。煤矿工人尘性间质纤维化，除硅尘致明显胶原纤维增生外，当伴有大量煤尘沉着时，纤维化部位呈黑色外观，这可能是有别于其他金属矿山尘肺的间质纤维化[13-16]（图 4-24 ～图 4-27）。

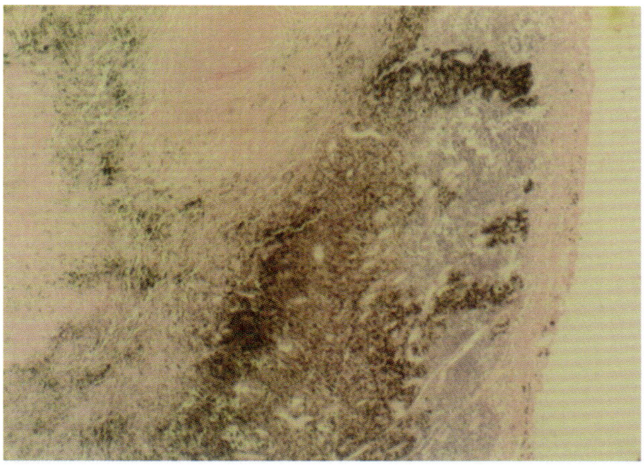

图 4-24 硅肺胸膜下间质纤维化
煤尘沉积及硅结节融合（HE，×100）

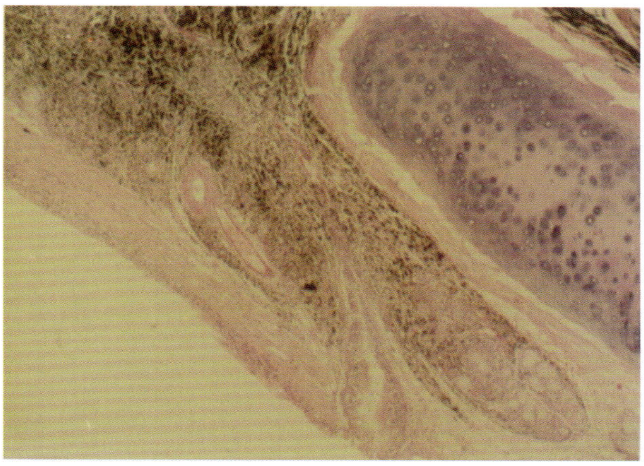

图 4-25 硅肺弥漫间质纤维化侵犯软骨及腺体
（HE，×100）

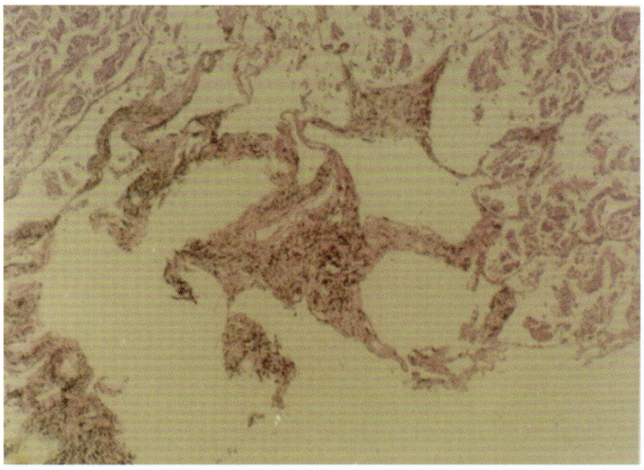

图 4-26 肺泡间隔弥漫性纤维化伴肺气肿
（HE，×100）

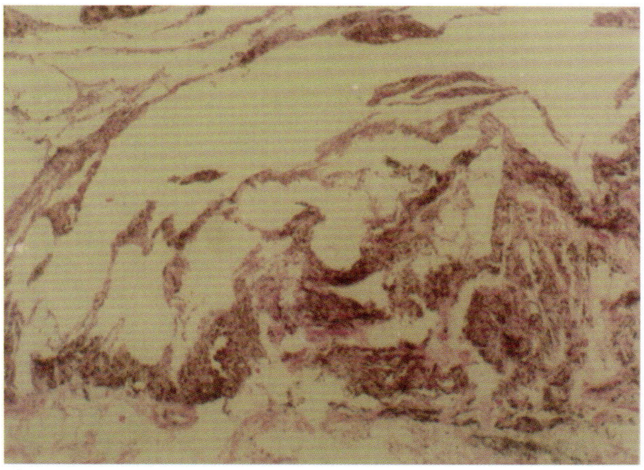

图 4-27 肺泡间隔纤维化伴肺气肿
（HE，×100）

三、块状纤维化

1．概念 块状纤维化是硅肺晚期的一种表现，由弥漫性硅结节密集融合而成肿瘤样团块，体积大于 2 cm×2 cm×2 cm。

2．镜下特点　可见多数玻璃样变的硅结节紧密靠拢，互相融合，但硅结节的各自轮廓多可辨认。有时硅结节排列稍稀疏，结节间有大量结缔组织增生及煤尘沉着。胶原纤维形成尚不明显，玻璃样变的硅结节被埋于大片结缔组织之中。此时结节间结缔组织还有较多的成纤维细胞和大量尘细胞，胶原纤维较细（图 4-28 ～图 4-30）。随着时间推移，可有大量胶原形成，与硅结节一样发生玻璃样变。在大块纤维化之间，常可看到小灶状坏死区，胶原失去原有结构，深染伊红，尘细胞坏死，煤尘游离，当居于坏死灶的周边，可形成一黑色粉尘带。团块中亦可形成细小间隙状空洞，洞壁整齐干净，团块内尚可见小钙化灶。早期团块内有时可见埋入的细支气管、小血管及萎陷的肺泡（图 4-31 ～图 4-33）。

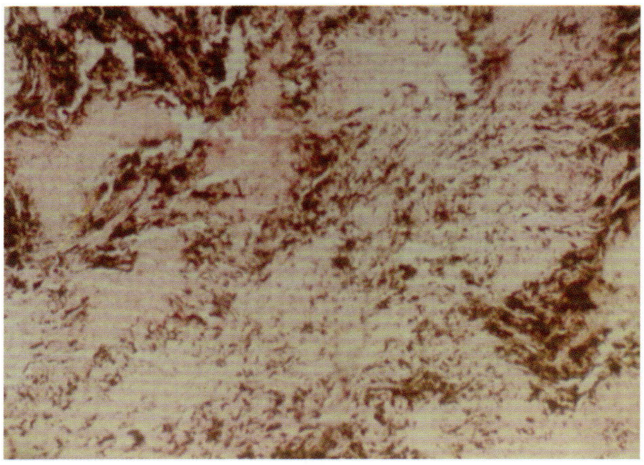

图 4-28　硅肺块状纤维化
纤维组织增生，肺泡塌陷、实变，尘细胞及粉尘沉积（HE，×100）

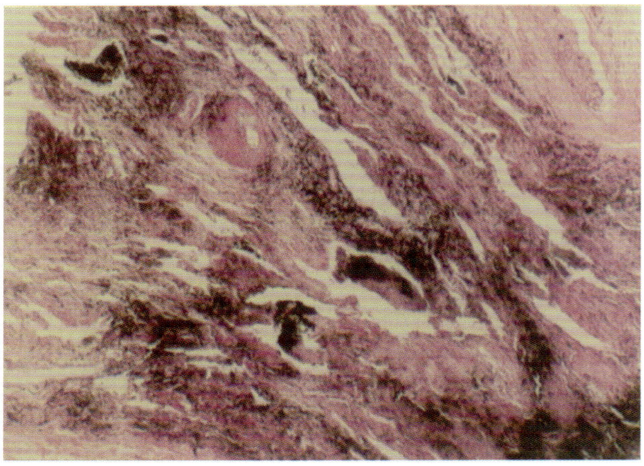

图 4-29　硅肺块状纤维化
肺组织塌陷伴纤维组织增生，包裹血管和支气管（HE，×100）

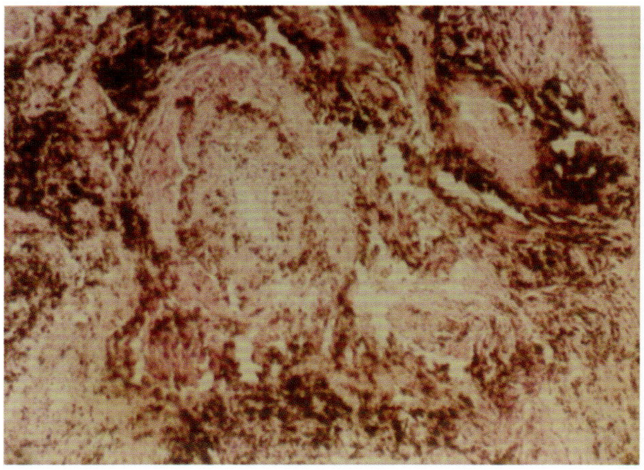

图 4-30　硅肺块状纤维化
硅结节融合而成，密集的胶原纤维包裹（HE，×100）

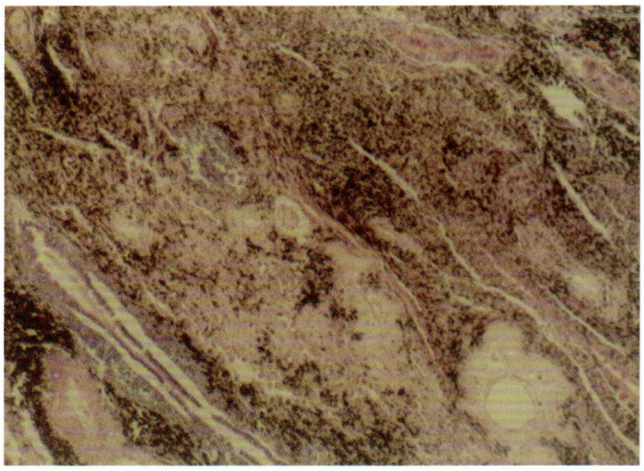

图 4-31　硅肺块状纤维化
小支气管、血管及腺体塌陷，被纤维组织包裹（HE，×100）

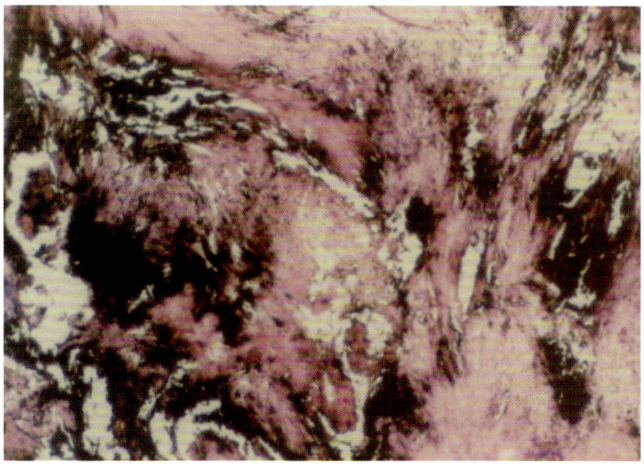

图 4-32　硅肺块状纤维化
硅结节融合而成，密集的胶原纤维包裹分割肺组织（HE，×100）

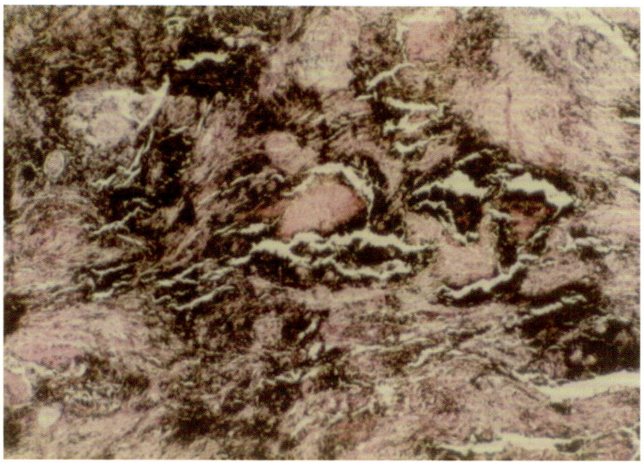

图 4-33　硅肺块状纤维化
肺组织损毁，被纤维组织包裹并分割（HE，×100）

3．形成过程　块状纤维化的发生可能是多种因素所致，结合形态变化以确定其主次原因。吸入大量硅尘时肺内形成多数硅结节，密集而融合，结节间结缔组织少。如结节较稀疏，结节间结缔组织多，可能是由于合并感染（主要为结核）、肺血循环障碍及气道病变致局部肺萎陷等因素所致。还可能由于硅结节增大，相邻结节靠近时，结节边缘部原本较多的硅尘互相汇合，导致硅尘量成倍增加，纤维增生活跃起来，促进相邻结节互相连结[17-18]。

四、硅肺合并结核时的病理变化

1．分类　硅肺合并结核时的病理改变可分为结合型和分离型两种类型。分离型表现为硅肺病变和结核病变并存，并保持各自病变的特征，如硅结节和结核结节显示各自形态结构的特点。而结合型则是硅肺病变和结核病变互相结合，融为一体，失去各自病变的特点，即形成硅肺结核结节。

2．镜下特点　硅肺结核结节较大，周围有较厚的纤维层包绕，纤维层及其周围有煤尘沉着。结节中心部则见大片干酪样坏死，为淡染伊红无结构的坏死物，中央或一侧有时见变性坏死的硅结节，其间有数量不等且游离散在的煤尘颗粒。多数硅肺结核结节内仅见干酪样坏死物，而不见上皮样细胞增生、郎汉斯巨细胞形成及淋巴细胞浸润，缺乏机体抗结核免疫反应的形态特征。但也偶见在干酪样坏死物与纤维层之间，出现少数上皮样细胞，或体积小的不典型巨细胞，显示免疫反应很微弱。有时在硅结节边缘可见渗出性结核或增殖性结核病变，可能经过融合、坏死及纤维包裹而形成硅肺结核结节。从病因来看，致使结节形成的因素，有硅尘和结核菌，二者致病性的相加作用，改变了局部组织反应各自的特点。胶原及玻璃样变的硅结节耐侵蚀性强，不易发生干酪样坏死，故残存于硅肺结核结节内，其他较疏松组织则发生干酪样坏死，加上硅尘及结核菌的作用，致使大量胶原纤维增生而包绕病变形成厚层包膜。

严重硅肺合并结核的病例，多数硅肺结核结节融合，或硅肺结核结节、硅结节、其他尘性病变或结核性病变互相融合形成团块，且易形成巨大空洞。此时耐侵蚀的硅结节核心部分可脱入空洞，随痰咳出，在痰内可检出不完整的硅结节。

硅肺合并结核时，肺内还可出现其他形式的结核性病变和硅肺病变。硅肺结核结节掺杂其间，形态甚为复杂[19-20]。

五、硅肺合并煤尘性病变

煤矿硅肺在前述各种病变内均可见多量煤尘沉着，肺内还可见煤尘所致的煤尘灶、灶旁肺气肿等煤尘性病变。

六、硅肺胸膜改变

吸入到靠近胸膜肺实质内的硅尘，经淋巴引流，首先到达胸膜，易于在胸膜内形成硅结节，早期即可在胸膜查见硅结节，突出胸膜表面，触之有砂粒感。镜检，可为具有胶原纤维呈同心圆排列的典型硅结节，但多数为非典型硅结节，增生的胶原纤维可与纤维增厚的胸膜相移行，其间有煤尘沉着，因结节的中心部煤尘较少，故在变黑的胸膜上硅结节显灰白或灰黑。胸膜纤维增厚除粉尘作用外，亦可因硅肺常合并胸膜炎所致。

第四节　硅肺之淋巴结及周围组织的改变

硅尘是最易经淋巴传送的粉尘。吸入到肺内的硅尘经肺的浅层和深层淋巴管转移，在胸膜、肺内支气管和血管周围淋巴组织及肺门淋巴结、穹隆下和气管旁淋巴结沉着，形成硅结节或纤维性病变。严重病例淋巴结病变甚至远及纵隔内其他淋巴结群及锁骨上淋巴结。

经动物实验观察，硅尘到淋巴结后首先在髓窦引起巨噬细胞增生，吞噬粉尘的细胞（尘细胞）逐渐增多，聚集成团，纤维增生，细胞成分减少，最后形成硅结节，该处原有的淋巴结结构消失。有的病例不一定形成硅结节，增生的纤维呈束状排列，走行方向不定，恰似肺内形成的不典型硅结节结构。随着时间延长或硅尘增多，硅结节或尘性纤维化均可发生胶原融合及玻璃样变性。两种病变可在一个淋巴结内同时发生。较晚阶段，整个淋巴结可全被增生的纤维组织所替代。有时可在淋巴结的一隅残留少许原有的淋巴组织。尘性纤维化组织侵袭力强，可突破淋巴结被膜，致淋巴结粘连，形成巨块，亦可侵犯邻近的支气管、血管、神经干及周围的其他软组织。

一、大体观察

病变的淋巴结显著肿大，互相融合成团块状。切面色黑，触之如硬橡胶，可见硅结节的轮廓，如有钙化则如砂粒样。侵犯大支气管壁和大血管壁时，则见纤维组织及硬化的淋巴结突入支气管腔或血管腔。通常肺内淋巴组织并不明显，在肺内较大支气管和血管分支处有少许淋巴结结构的淋巴组织。出现硅肺时，或因免疫反应或其他因素，有时肺内可见完整的淋巴结结构，并在其中形成硅结节或尘性纤维化，致淋巴结肿大。肉眼观察时常为一较大的结节，不易与肺内形成的硅结节鉴别。镜检时根据其中尚存有淋巴组织，即可确定肺内淋巴结，如其结构全为硅尘性纤维所取代，原有结构无任何残留，则不易与肺内硅尘性病变区别（图 4-34）。

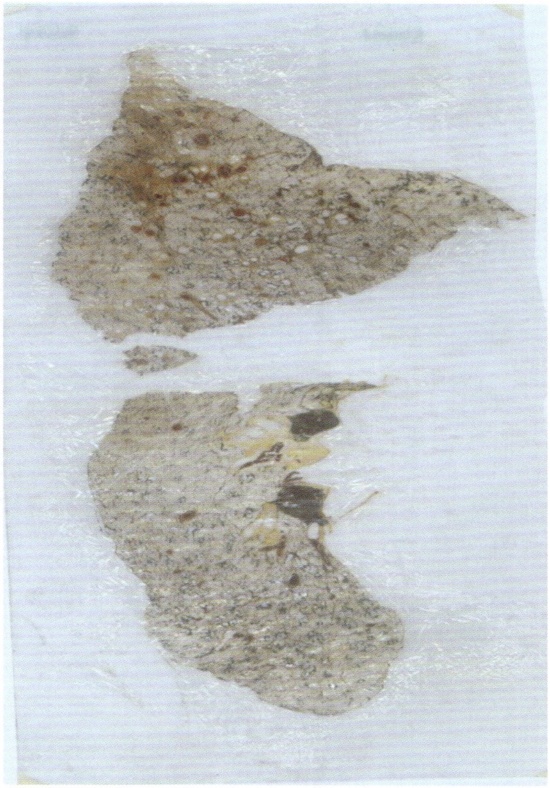

图 4-34　硅肺大切片
肺门淋巴结呈黑色，其内可见灰色硅结节形成

二、组织学所见

始发于肺门等处淋巴结的硅尘性纤维化病变，可见突破淋巴结被膜侵入淋巴结邻近组织器官，破坏其原有结构，也可造成功能障碍。

1．支气管　最易受累的支气管是靠近肺门淋巴结的总支气管和肺叶支气管。侵入的尘性纤维化组织可不同程度地破坏支气管壁，严重时可使支气管壁全层受累。具有侵袭性的尘性纤维化组织，主要由成纤维细胞、少量胶原纤维及混杂其间的大量尘细胞构成。对煤矿工人来说，可吞噬煤尘的尘细胞更为明显，其间的硅尘则需偏光显微镜显示。尘性纤维化组织由支气管外膜向黏膜侵入。严重病例靠近肺门淋巴结侧的支气管壁全为黑色的纤维化组织所代替，并可破坏支气管壁的各种成分。侵入黏膜层时，尘性纤维化组织可呈息肉样突入支气管腔。侵入黏膜下层时，尘性纤维化组织可分割腺泡或导管，致腺体萎缩。尘性纤维化组织还可突破壁内软骨膜，首先侵入软骨陷窝，破坏软骨细胞，沿软骨陷窝向深部延伸，使软骨边缘呈蚕蚀状或锯齿状。偶尔还可看到软骨骨化形成的骨髓内，亦遭尘性纤维化组织侵入。

2．神经　支气管壁内及壁周的神经干及神经节亦可被尘性纤维化组织包裹及侵犯。此时可见尘细胞破坏神经外衣进入神经干内。

3．血管　淋巴结旁的肺动脉和静脉以及尘性纤维粘连组织内的小血管均有变化。肺动脉壁的外膜和中膜可为尘性病变侵入，弹力纤维染色显示中膜弹力纤维断裂。肺静脉壁薄，尘性纤维化病变可侵入静脉全层，致静脉内膜不平、变黑，并可查见尘性血栓形成。在尘性纤维化侵入软组织的小血管内可查见黑色粉尘充塞管腔构成的尘栓，小血管周围可见红细胞，显示出血现象。并可见粉尘经尘性病变处的血管进入血流，在肝、脾内沉着[21-22]。

参考文献

[1] 中华人民共和国卫生部国家劳动总局转发《矽（尘）肺病理诊断分期标准（试行方案）》(78) 卫护字第 57 号，(78) 劳卫字第 17 号.

[2] 煤矿尘肺编写组. 煤矿尘肺. 北京：煤炭工业出版社，1987.

[3] 司徒锐. 煤矽肺的病理. 医学资料选编，1978，1：5-15.

[4] 姚三巧，陈志远，卢遥，等. 矽肺病患者肺泡巨噬细胞死亡受体表达及意义. 中国职业医学，2013，40（2）：93-99.

[5] 徐勇，彭茜. 矽肺发病机制研究进展. 职业卫生与病伤，2009，24（1）：33-34.

[6] 胡永斌，曾庆富 . 矽肺纤维化细胞分子机制研究的进展. 中华劳动卫生职业病杂志，2003，21（3）：219-221.

[7] 山东省医科院病理研究室. 煤工尘肺肺气肿的发病机理及其意义的探讨 // 全国尘肺病理诊断标准工作会议资料. 南宁. 1983，11.

[8] 司徒锐，张立人，王学兰. 实验性矽肺的亚细胞研究. 暨南大学学报（自然科学版)，1981，1：152-161.

[9] 李铁生，李洪珍. 煤矿工人尘肺结节性病变的观察. 煤矿医学，1981，3（2）：1-4.

[10] 李洪珍，李铁生. 生产性粉尘在肺内沉着. 煤矿医学，1981，3（3）：31-34.

[11] 煤工尘肺病理诊断标准研究组. 煤矿工人肺部病理变化与煤矽肺病理诊断分期的关系 // 全国煤工尘肺诊断标准研究资料选编. 北京：煤炭工业部，1983，117-129.

[12] 李德源. 煤肺与煤矽肺病理特点及诊断分期. 卫生研究，1978，1：45-52.

[13] 李洪珍，李铁生. 煤矿尘肺的病理类型. 煤矿医学，1982，4（增）：75-77.

[14] 李铁生，李洪珍. 间质硬化型矽肺的病理观察. 煤矿医学，1980，1：30-35.

[15] 李洪珍，李铁生. 120 例煤矿工人肺部病理变化与煤矽肺病理诊断的关系. 职业卫生与病伤，1989，4（1）：1-4.

[16] Heppleston AG. The pathological recognition and pathogenesis of emphysema and fibrocystic disease of the lung with special reference to coal workers（CWP). Annals New York Acedemy of Science，1972，200：347-369.

[17] 沈国安，徐培云，孙颖. 煤工尘肺大块纤维化——附 12 例病理观察. 中华劳动卫生职业病杂志，1985，3（1）：20-23.

[18] 李琪佳，李洪珍，王洪源. 42 例煤矿尘肺块状纤维化病理观察. 中华病理杂志，1993，22（4）：204-206.

[19] 孟昭阁. 矿山矽肺与结核防治. 北京：能源出版社，1985.

[20] 徐英含，李万德，裘敏萝，等. 钙盐对矽肺发展的影响的实验性研究. 煤矿医学，1981，3（5）：15-18.

[21] 王洪源，李毅，张岩松，等. 对尘肺病理诊断标准的修订建议. 中华预防医学杂志，1998，32（6）：374-375.

[22] 李洪珍，李铁生. 煤矿尘肺的基本病理变化. 煤矿医学，1982，4（增）：72-74.

第五章

煤硅肺病理

第一节 概 述

煤硅肺（anthraco-silicosis）在煤工尘肺中最为多见。在煤炭开采过程中，长期吸入煤、硅混合性或者含硅量较高的煤尘，这些煤尘混合在一起可对肺组织产生损伤作用。纯煤尘对肺损伤作用小，致纤维化作用弱；但当混有 SiO_2 粉尘时，其致纤维化能力则增强。煤工尘肺（coal worker's pneumoconicsis，CWP）病变更多见的是煤、硅粉尘共同作用下形成的病变，即煤硅肺的病变。在病变发展过程中，病理变化比较复杂，合并症及继发病变较多，发病工龄（接尘史）在 15 ~ 20 年。当肺内粉尘中游离 SiO_2 含量大于 18% 时，其病理形态学变化为硅肺；小于 18% 时，则为煤工尘肺，它既包括由煤尘引起的尘肺，又包括由煤和岩石（硅尘）的混合粉尘引起的煤硅肺以及肺部进行性大块纤维化。

一、煤硅肺的概念

煤硅肺是由于长期吸入煤硅混合性粉尘而导致的肺内弥漫性间质纤维化及煤硅结节形成，晚期则出现肺大块纤维化[1-2]。

二、煤硅肺的发病机制

当吸入肺内的煤尘直径在 0.3 ~ 0.5 μm 时，绝大部分沉积在呼吸性细支气管以下的气道。这部分煤尘可被巨噬细胞吞噬，经过肺泡腔游走至终末细支气管，通过纤毛摆动排出体外。仅有一小部分留在肺间质。在长期煤尘作业中，肺间质不断有煤尘沉积，又被巨噬细胞吞噬，使其体积增大，潴留、聚集于呼吸运动较缓慢的呼吸性细支气管壁或周围而形成煤尘灶。在煤尘灶形成的过程中，呼吸性细支气管周围的肺泡腔受到大量煤尘的挤压，使其管壁平滑肌受损，气体排出不畅而形成腺泡中央型肺气肿。煤尘灶与腺泡中央型肺气肿二者关系密切，肺气肿位于煤尘灶周围。有时当大量煤尘沉积于肺泡间隔，可使肺泡间隔毛细血管受压，进而使血管周围组织受压而缺血，导致局部组织营养障碍而造成肺泡间隔崩解，形成肺气肿。当长期吸入含硅量较高的煤硅混合性粉尘时，可以导致煤硅结节的形成。此时既有硅肺或煤肺病变，又有二者混合性病变。当煤工尘肺晚期，如大量煤尘沉积于肺间质造成间质纤维化，形成团块结构，即为进行性大块纤维化（progressive massive fibrosis，PMF）。PMF 与煤工尘肺吸入粉尘量的多少、吸入粉尘时间、粉尘在肺内停留时间等均密切相关。

三、煤硅肺的病变特点

煤硅肺病理形态学上显示煤尘和硅尘引起的病变，包括煤斑、煤尘灶及伴发的腺泡中央型肺气肿、煤硅结节、进行性块状纤维化、弥漫性间质纤维化及淋巴结的改变等[3-6]。

第二节 煤硅肺大体观察

一、肺表面

肺表面可见散在煤尘沉着，即肉眼可见的黑色斑点（煤斑），大小不一，直径 1 ~ 5 mm，圆形或椭圆形，数量多时则融合成片，使肺膜呈黑色外观。煤尘沿小叶间隔与肺膜连接处沉着时，则在胸膜上勾画出小叶的轮廓。

二、肺切面

1．肺内煤斑 为圆形、椭圆形、多边形或星芒状黑斑，质软。常伴有腺泡中央型肺气肿及大泡性肺气肿，呈黑色囊泡（图 5-1 ~图 5-10）。

2．煤尘灶 在扩张的肺泡旁或多个扩张肺泡中心，为粟粒大、米粒大或更大的星芒状黑色变实的病灶，较小、质韧，可遍布全肺（图 5-11 ~图 5-20）。

3．煤硅结节 为圆形、椭圆形、多边形，数量不多、大小与煤尘灶相似、质硬的黑色病灶（图 5-21 ~图 5-23）。

三、进行性大块纤维化

肺组织出现 2 cm × 2 cm × 1 cm 以上的一致性致密的黑色块状病变。较大实性块状病变中，边缘不齐的圆形或不规则的一致性块状黑色实变区，硬似橡胶，其大小超过 2 cm × 2 cm × 1 cm。有的体积很大，可占据肺叶的大部分。有时有 PMF 内部裂隙状空洞形成，其中贮满黑色墨汁样坏死物质，偶尔可见包埋其中的较大破坏塌陷的支气管和血管。大块纤维化多位于单侧或双侧肺上叶，其相对应的部位胸膜增厚并粘连（图 5-24 ~图 5-31）。

四、肺气肿

肺小叶所属的肺组织肺气肿为 1 cm 左右的黑色囊状气腔，腔内可见残留架桥样丝状间隔，进一步发展为小叶破坏性肺气肿，气肿腔扩大突破小叶间隔，黑色囊泡直径超过 1 cm。靠近肺膜处，或单独再扩大，或相互融合，则形成大泡性肺气肿。突出肺膜表面，如数量较多，可使肺叶变形。按肺气肿累及范围和病变程度，可不同程度影响肺功能（图 5-23，图 5-24，图 5-32）。

五、淋巴结

肺门、肺内、穹隆下、气管旁的淋巴结均有不同程度肿大。淋巴结切面呈黑色、质韧，有的淋巴结内可见灰黑色结节，坚硬、触之有砂粒感[7-9]（图 5-29）。

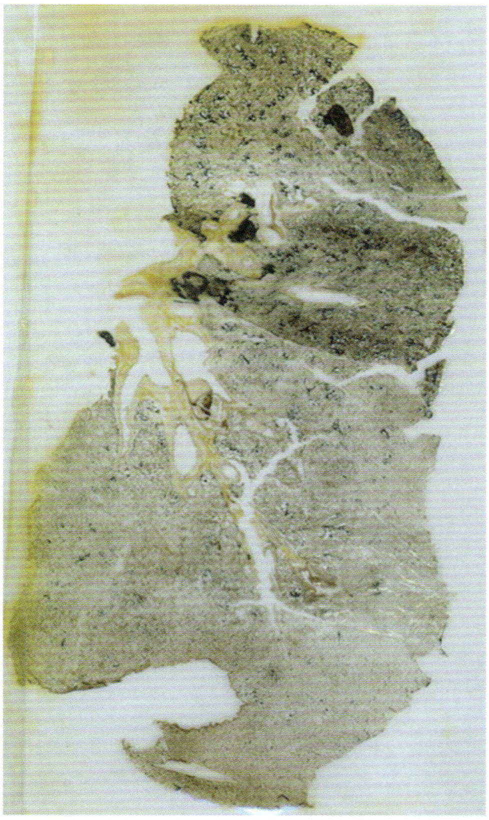

图 5-1　煤工尘肺大切片
肺上叶煤斑，下叶肺实变

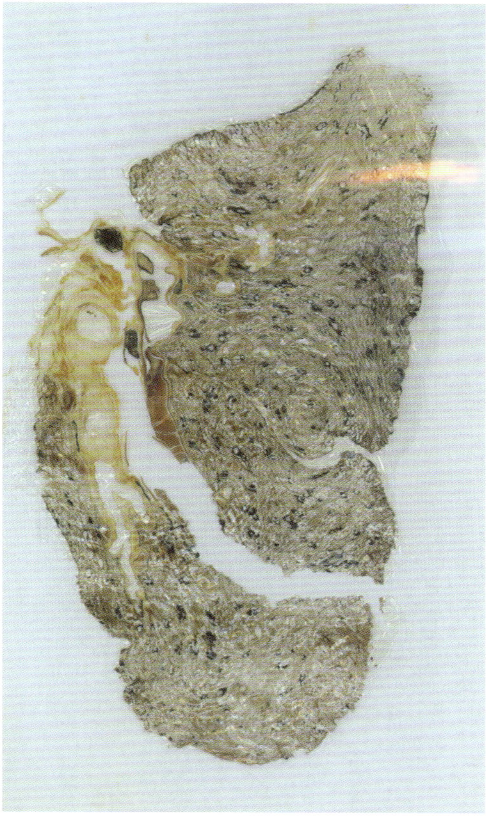

图 5-2　煤工尘肺大切片
煤斑伴腺泡中央型肺气肿，弥漫性分布

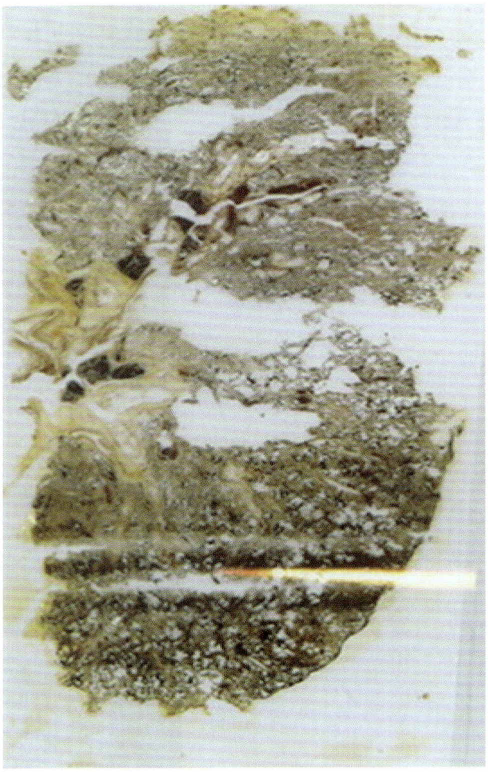

图 5-3　煤工尘肺大切片
煤斑伴腺泡中央型肺气肿，肺门淋巴结肿大、粉尘沉着，粉尘沉积，肿大并融合

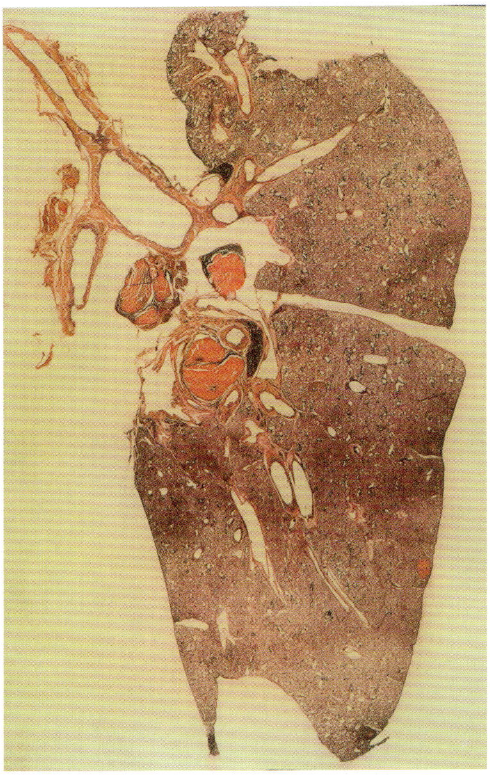

图 5-4　煤工尘肺大切片
煤斑伴腺泡中央型肺气肿，下叶肺实变（HE 染色）

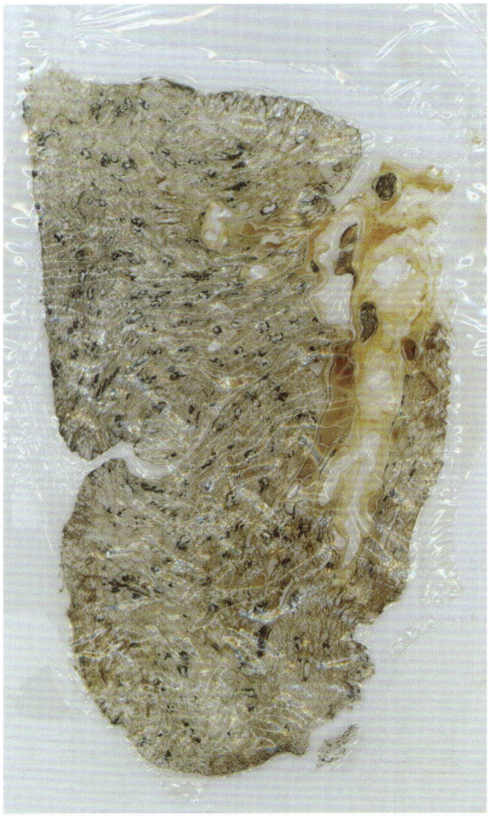

图 5-5　煤工尘肺大切片
弥漫性煤斑伴腺泡中央型肺气肿

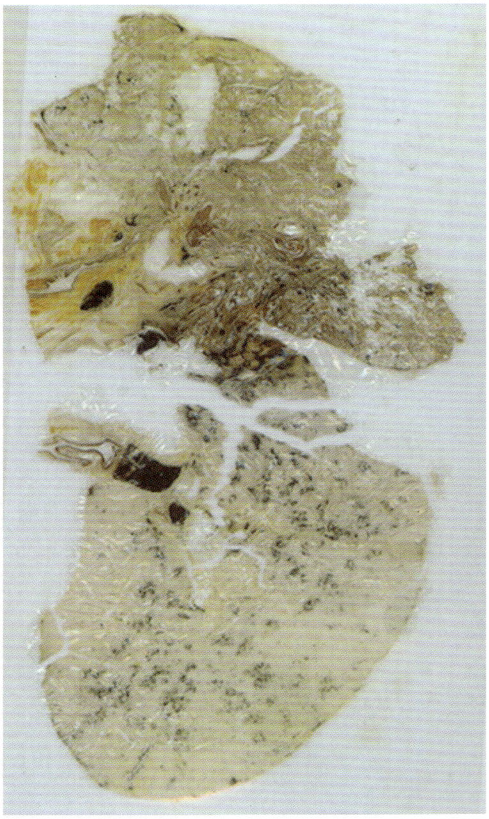

图 5-6　煤工尘肺大切片
煤斑伴腺泡中央型肺气肿，下叶肺实变

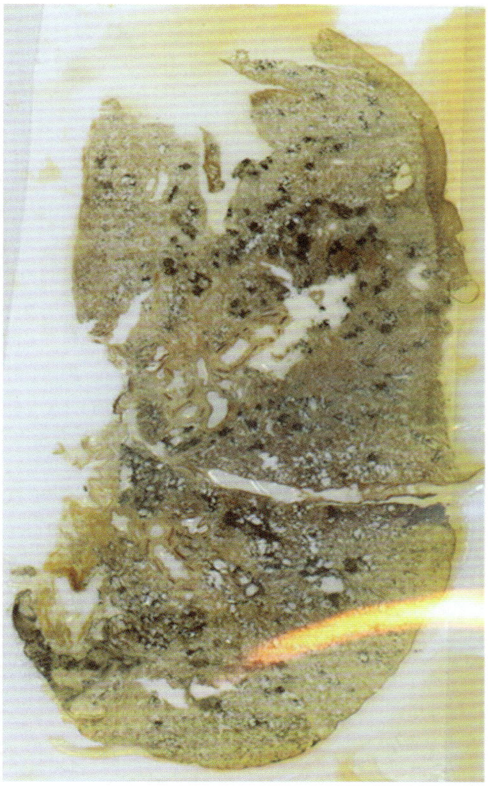

图 5-7　煤工尘肺大切片
煤尘灶伴腺泡中央型肺气肿，及灶周肺气肿

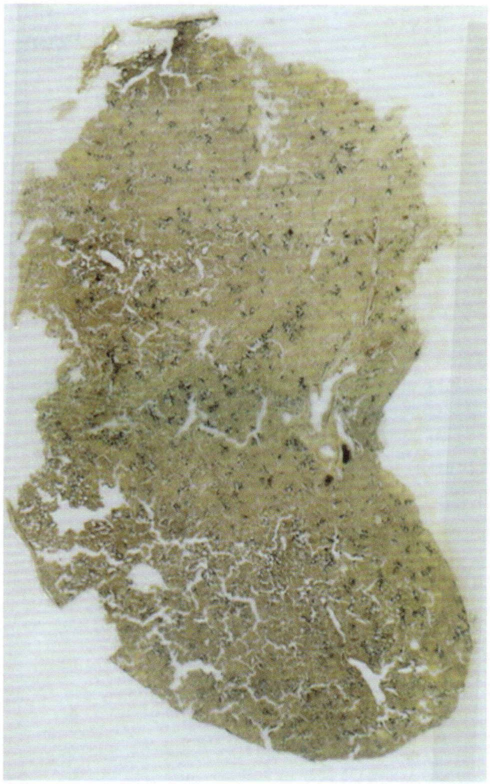

图 5-8　煤工尘肺大切片
煤斑伴腺泡中央型肺气肿，肺实变，下叶肺实变

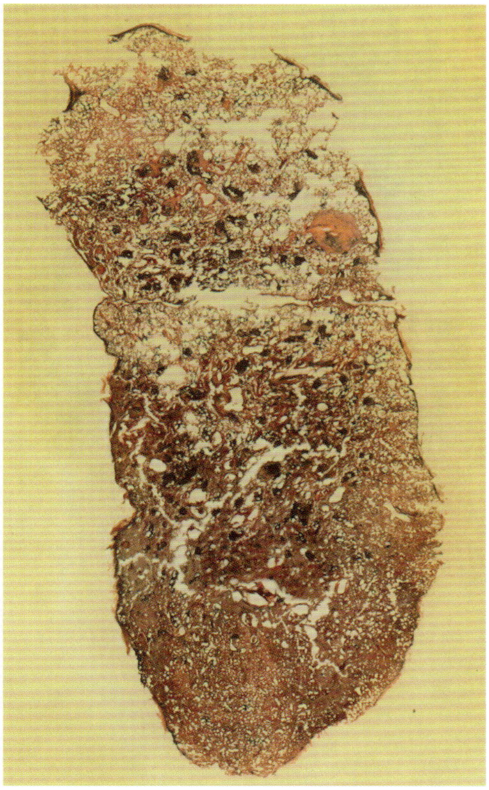

图 5-9　煤工尘肺大切片
煤尘灶弥漫分布伴腺泡中央型肺气肿
下部肺实变（HE 染色）

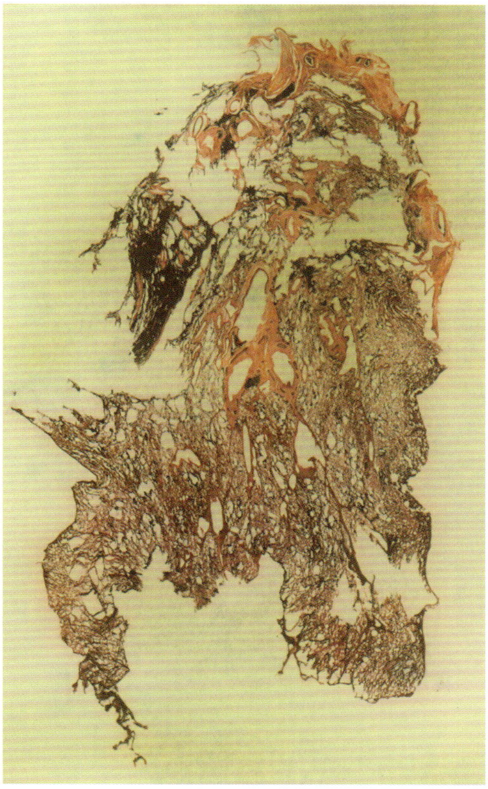

图 5-10　煤工尘肺大切片
弥漫性间质纤维化伴肺气肿，下部大泡性肺气肿
（HE 染色）

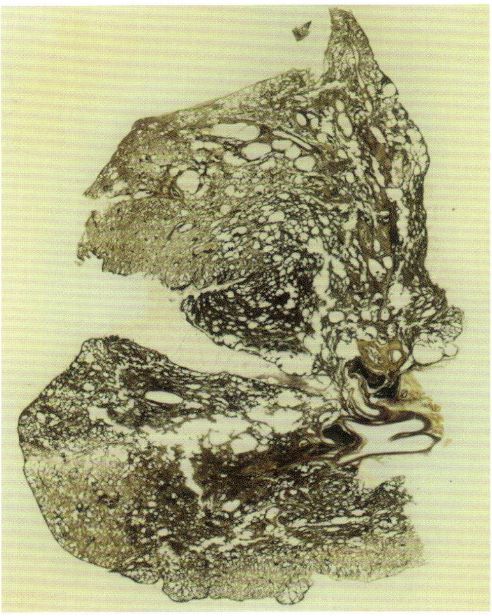

图 5-11 煤工尘肺大切片
左肺中下部块状纤维化伴肺气肿

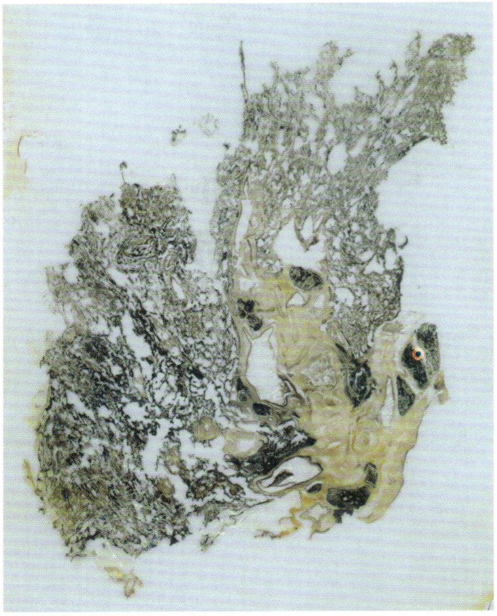

图 5-12 煤工尘肺大切片
弥漫性间质纤维化伴肺气肿，肺门及气管旁淋巴结肿大，粉尘沉积

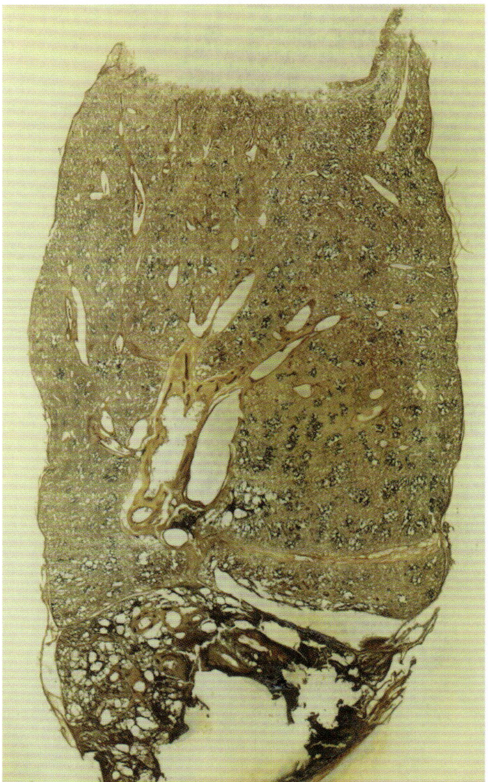

图 5-13 煤工尘肺大切片
左肺下部块状纤维化伴大泡性肺气肿

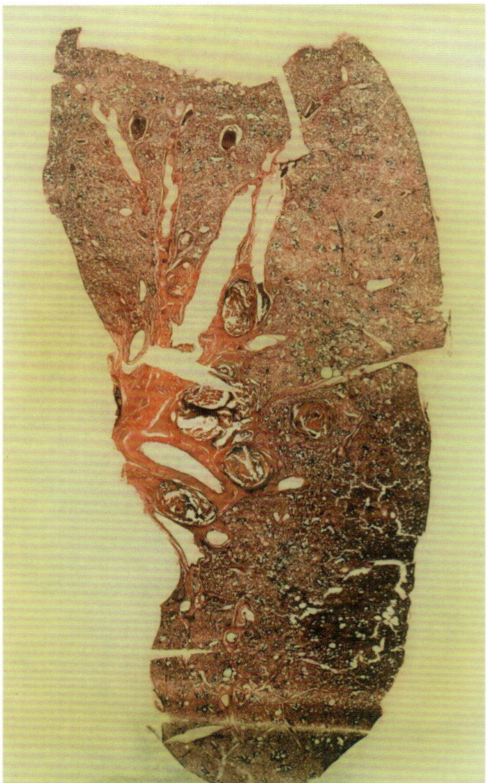

图 5-14 煤工尘肺大切片
左肺下叶肺实变（HE 染色）

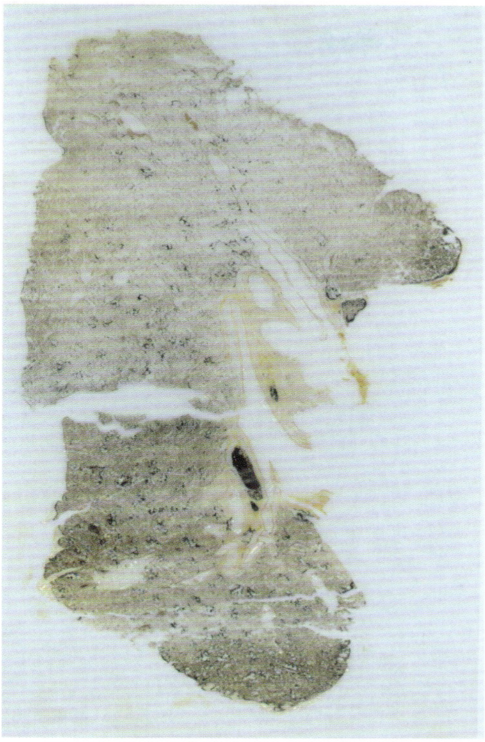

图 5-15 煤工尘肺大切片
左肺肺实变

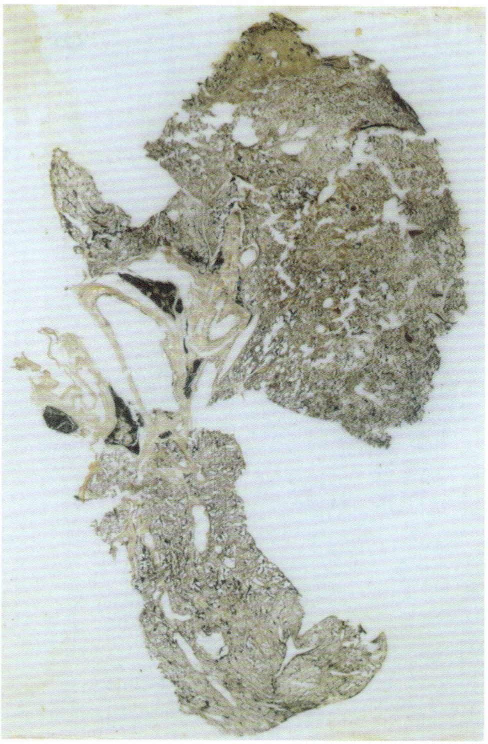

图 5-16 煤工尘肺大切片
左肺肺实变伴腺泡中央型肺气肿

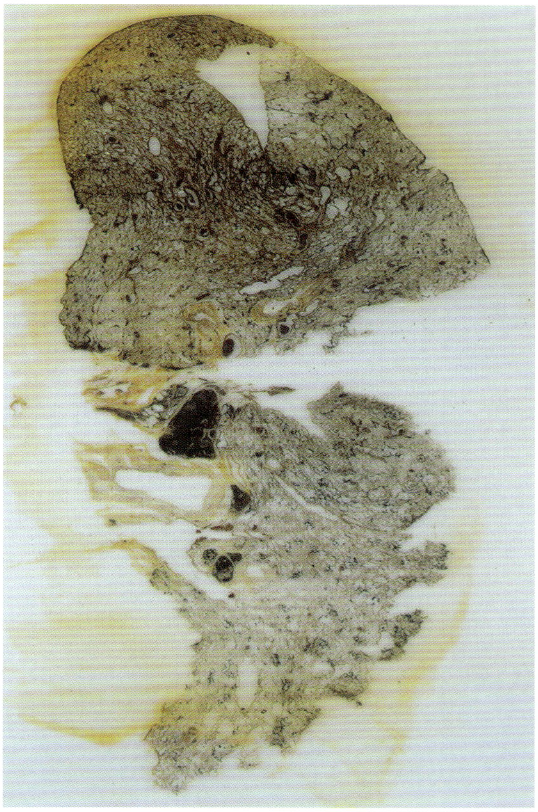

图 5-17 煤工尘肺大切片
肺间质纤维化及腺泡中央型肺气肿

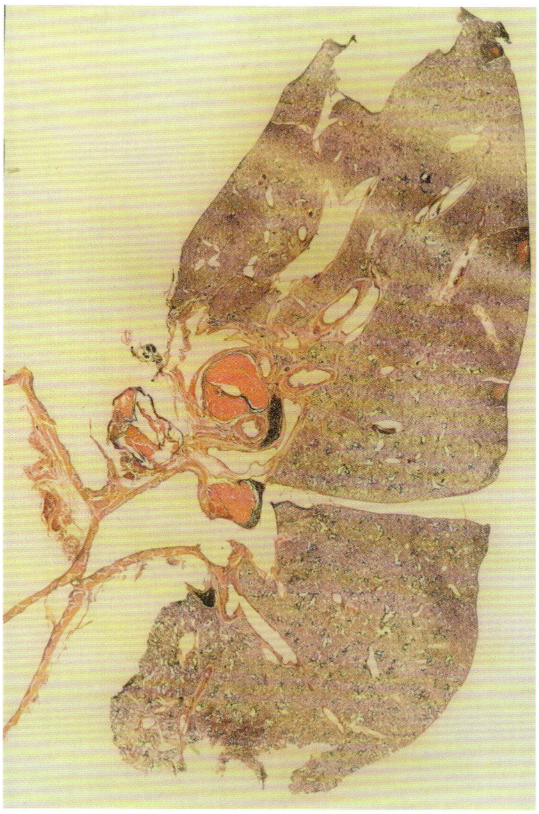

图 5-18 煤工尘肺大切片
左肺实变伴肺气肿形成（HE 染色）

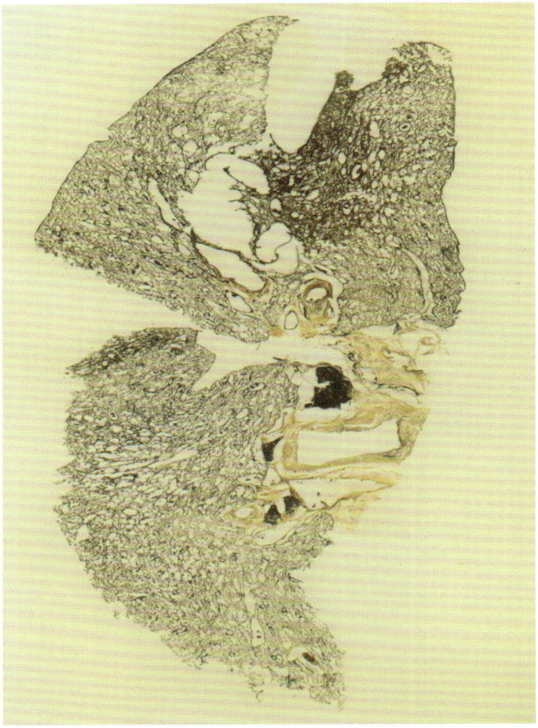

图 5-19　煤工尘肺大切片
左肺上叶块状纤维化伴大泡性肺气肿

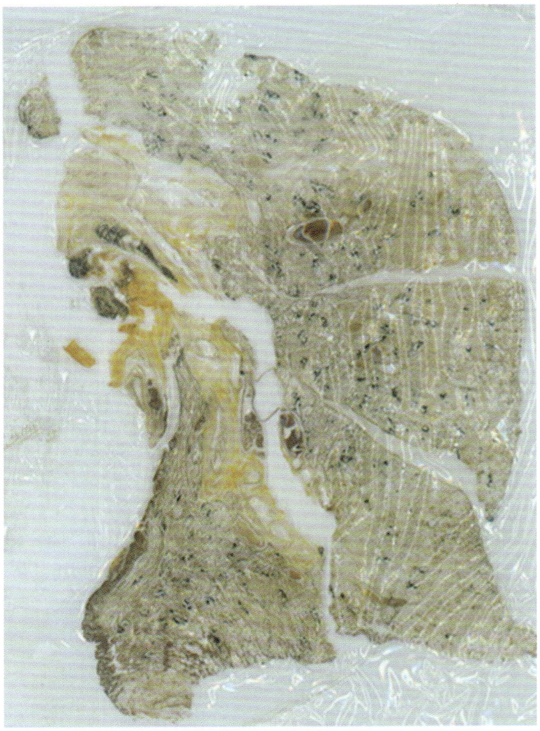

图 5-20　煤工尘肺大切片
全肺煤斑伴腺泡中央型肺气肿

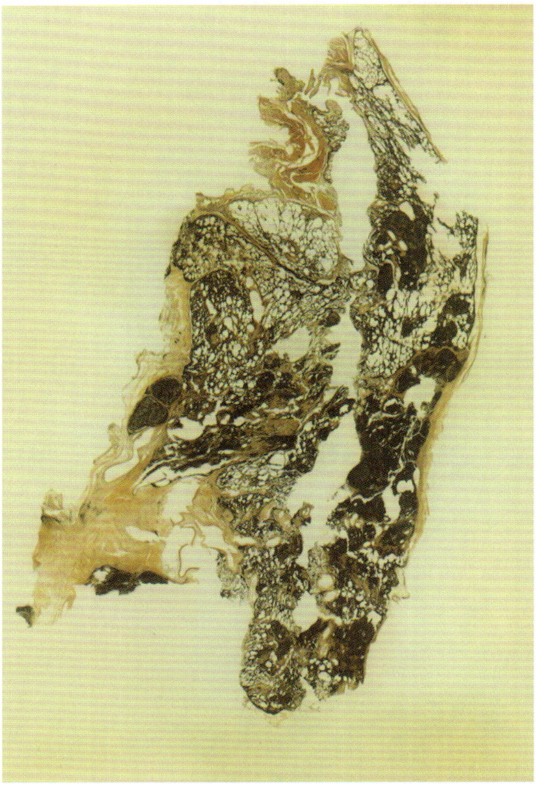

图 5-21　煤工尘肺大切片
左肺煤硅结节弥漫分布，部分融合

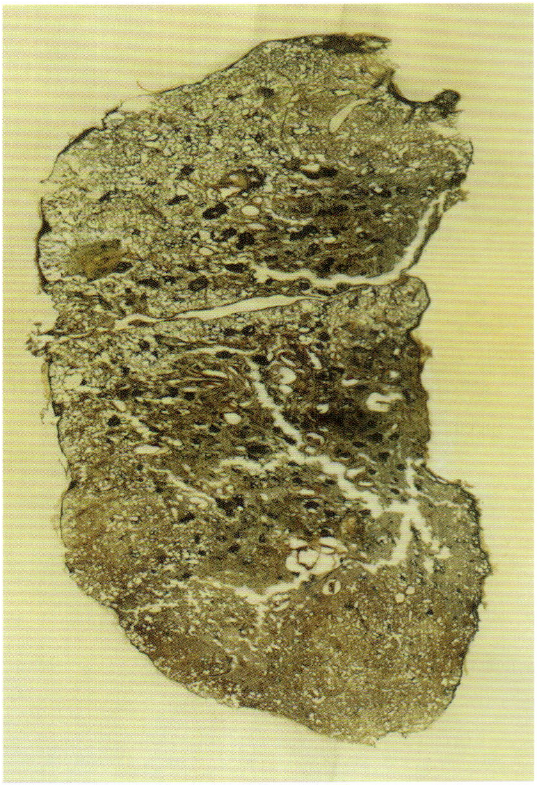

图 5-22　煤工尘肺大切片
煤硅结节伴腺泡中央型肺气肿

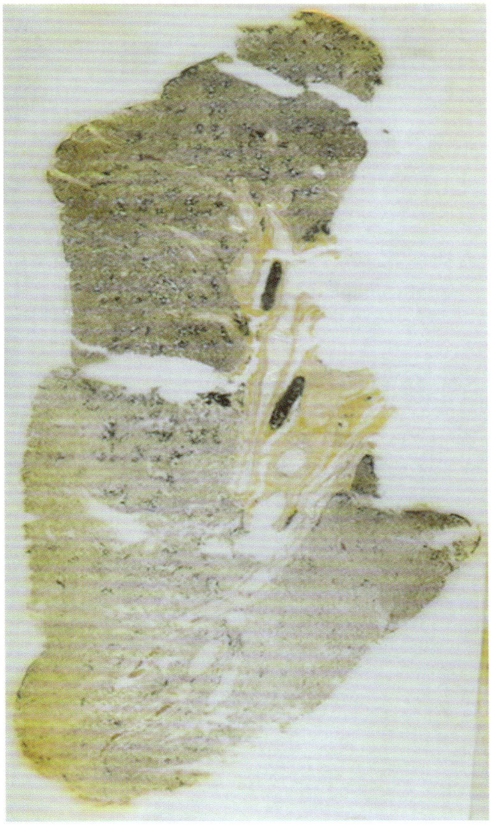

图 5-23　煤工尘肺大切片
左肺上叶煤硅结节伴腺泡中央型肺气肿

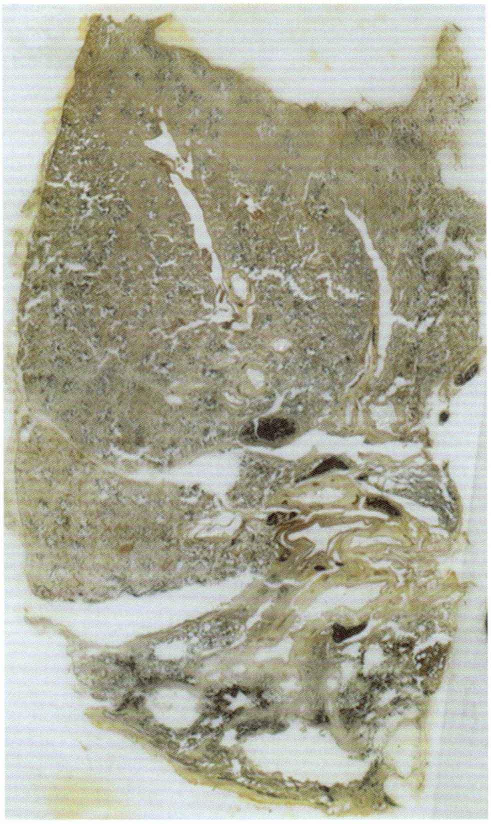

图 5-24　煤工尘肺大切片
左肺下叶块状纤维化伴大泡性肺气肿

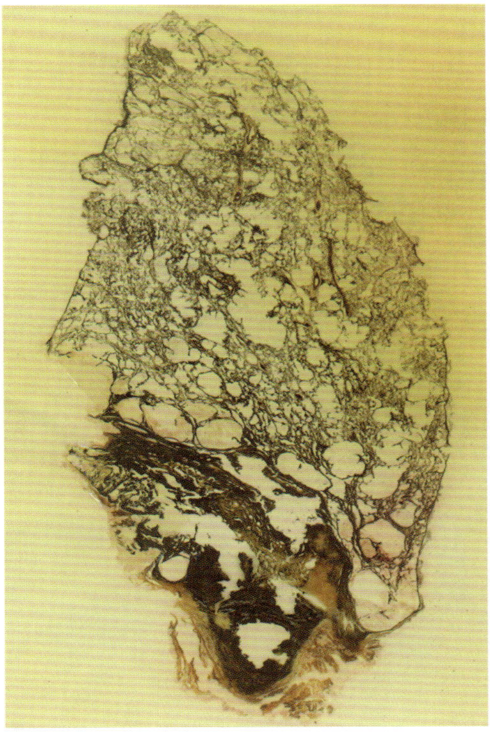

图 5-25　煤工尘肺大切片
肺下叶块状纤维化，弥漫性间质纤维化伴肺气肿

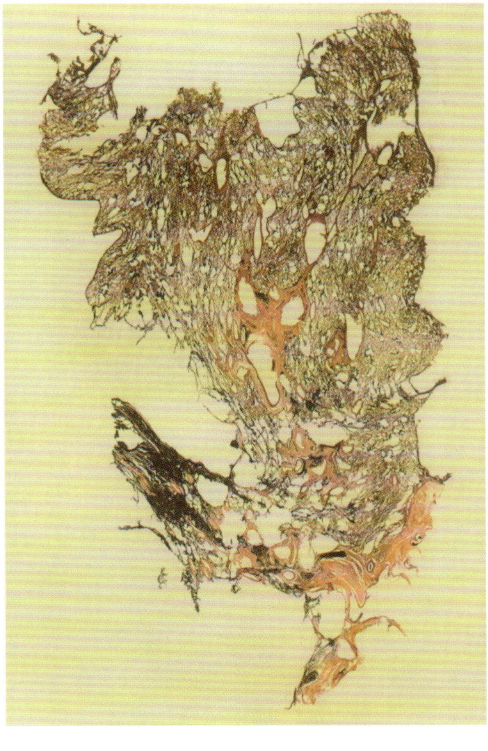

图 5-26　煤工尘肺大切片
肺下部块状纤维化形成，间质纤维化及肺气肿形成（HE 染色）

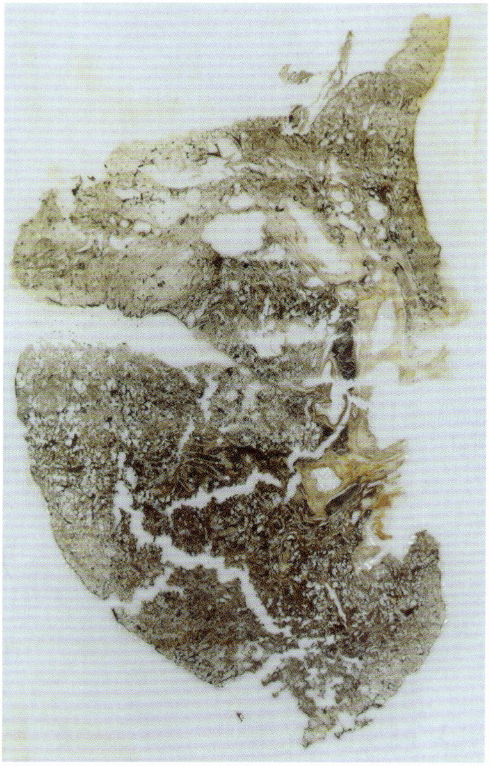

图 5-27　煤工尘肺大切片
左肺下叶块状纤维化，上叶肺气肿

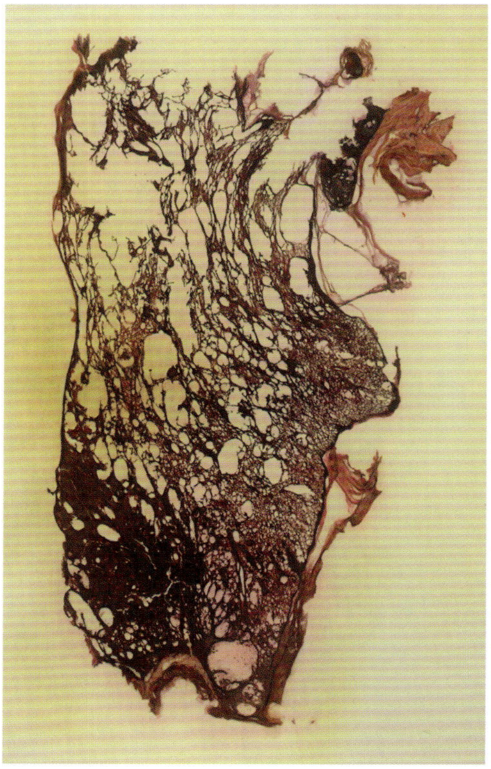

图 5-28　煤工尘肺大切片
肺下部块状纤维化伴弥漫性间质纤维化（HE 染色）

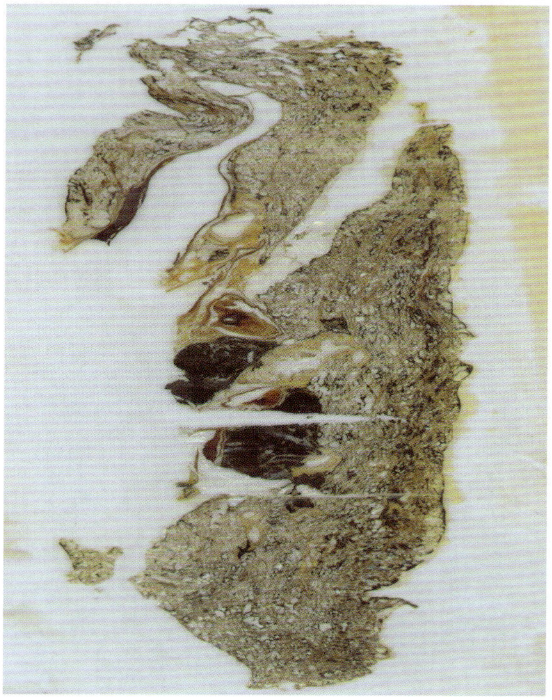

图 5-29　煤工尘肺大切片
肺下叶煤斑伴腺泡中央型肺气肿，肺门淋巴结煤尘沉积、肿大

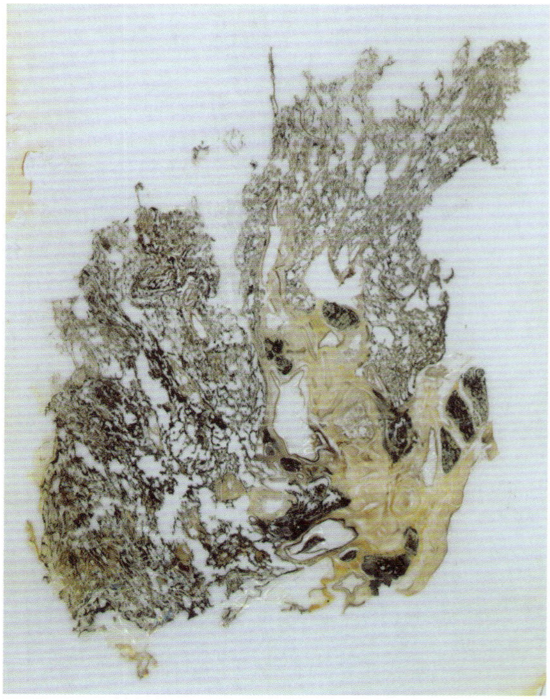

图 5-30　煤工尘肺大切片
肺弥漫性间质纤维化伴肺气肿形成

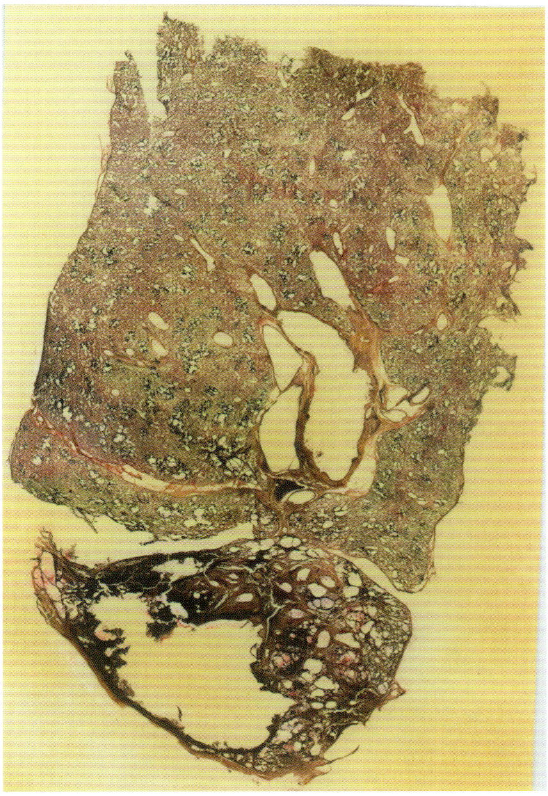

图 5-31　煤工尘肺大切片
肺下部块状纤维化伴弥漫性间质纤维化、肺气肿，空洞形成（HE 染色）

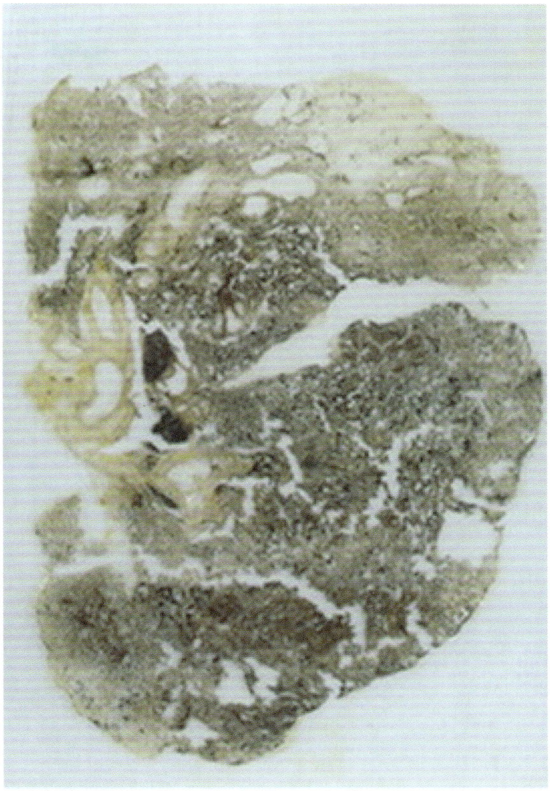

图 5-32　煤工尘肺大切片
煤斑伴肺气肿

第三节　煤硅肺组织学观察

一、煤斑

煤斑包括胸膜煤斑和肺内煤斑。

1．胸膜煤斑　胸膜表面的黑斑或黑色条纹，为胸膜内、胸膜下或胸膜与小叶间隔连接处，大量吞噬煤尘的巨噬细胞（煤尘细胞）聚集形成。煤尘细胞呈圆形、椭圆形或梭形，胞质内含有多数黑色匀细尘粒。煤尘细胞间有网状纤维或少量胶原纤维增生。

2．肺内煤斑　由沉着在细、小支气管和小血管周围以及呼吸性细支气管壁上的煤尘细胞及纤维成分构成，可沿邻近肺泡间隔向四周延伸。煤斑直径不超过 0.5 mm。肉眼仅见煤斑而查不出实性煤尘灶。此局限性煤尘沉着部位，可见呼吸性细支气管管腔和邻近的肺泡腔扩张，形成特有的腺泡中央型肺气肿。当临床上出现呼吸系统症状，又有多年的采煤史时，可出现上述肺内小血管周围、小支气管周围及呼吸性细支气管壁大量煤尘沉着，伴有腺泡中央型肺气肿。肉眼可见肺内大量密集煤斑及局限性肺气肿。肺内煤斑主要是煤尘所致的病损，较轻时以两肺上叶为著，较重时则弥漫而广泛。煤斑与灶状、结节性病变可同时存在。

根据粉尘含硅量多寡或其他因素（如感染及炎症），煤尘沉着处可引起胶原纤维增生，致使呼吸性细支气管壁、伴行小血管周围、邻近肺泡间隔及小叶间隔增宽变厚，构成煤硅肺间质纤维化的常见表现（图 5-33 ~图 5-35）。

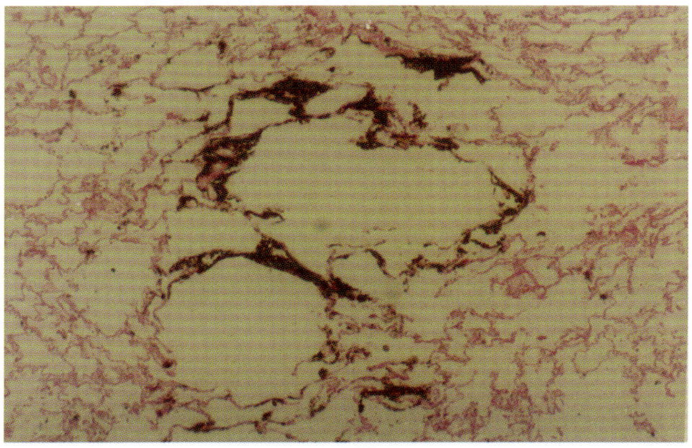

图 5-33 煤斑及煤尘灶伴灶周肺气肿
（HE，×100）

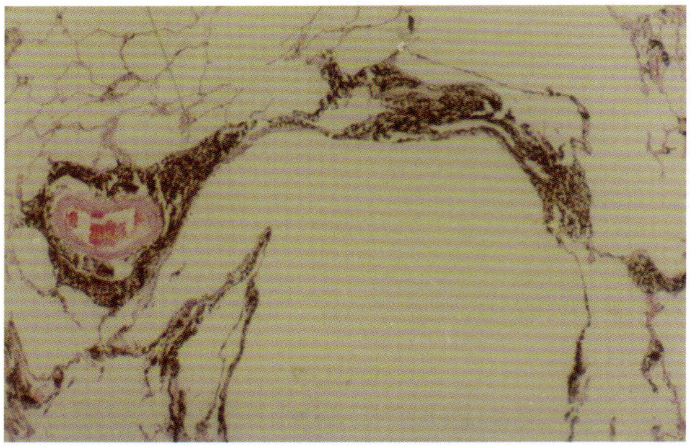

图 5-34 煤斑及煤尘灶侵犯小动脉伴灶周肺气肿
（HE，×100）

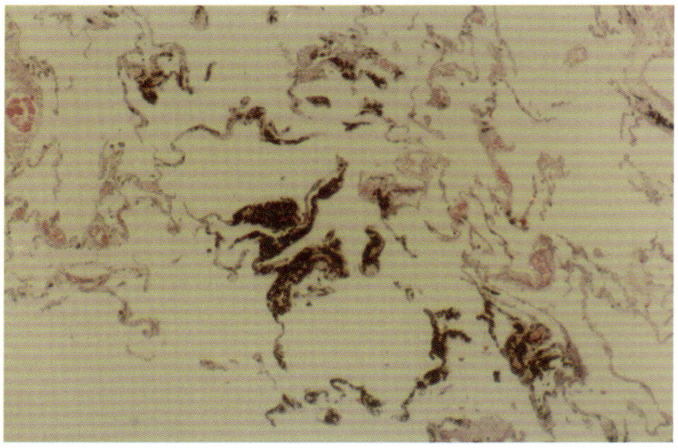

图 5-35 煤斑及煤尘细胞灶伴灶周肺气肿
（HE，×200）

二、煤尘灶

煤尘灶为肺内、胸膜下形成的黑色星芒状实性病灶，直径大于 0.5 mm，一般 1 ~ 2 mm 居多。镜下观察，煤尘细胞呈灶状沉着于呼吸性细支气管壁，并向所属或邻近肺泡道和肺泡壁伸延，形成星芒状。其邻近或周围的肺泡腔扩大，呈腺泡中央型肺气肿。当大量吸入煤尘，超过肺的廓清能力，在终末小气道和其邻近的肺泡可见多数煤尘细胞填充，从稀疏到密集，早期尚可查见肺泡隔的轮廓，以后随着煤尘细胞的增多，肺泡间隔受压萎缩至消失，而成煤尘灶。根据构成煤尘灶的成分不同，可分为煤尘细胞灶和煤尘纤维灶两种。

1．煤尘细胞灶 主要由煤尘细胞聚集而成，为黑色星芒状尘灶，在 HE 染色时看不到粉红染的纤维成分。镀银染色时，煤尘细胞间可见网状纤维，无或有少许胶原纤维（图 5-36，图 5-37）。

2．煤尘纤维灶 灶状病变内，除煤尘细胞外，胶原纤维成分增多，但不粗大，数量不超过组成成分的 50%。胶原纤维走行方向不一，煤尘细胞夹杂其间。煤尘灶构成的差异，可能与灶内粉尘含硅量多少及尘灶形成时间长短有关。接触含硅量高的煤尘或煤硅混合性粉尘时，煤尘纤维灶占多数；而单独接触煤尘时，则以形成煤尘细胞灶为主。气道的炎症，对位于小气道内的煤尘灶纤维增生亦可能有促进作用（图 5-38 ~图 5-68）。

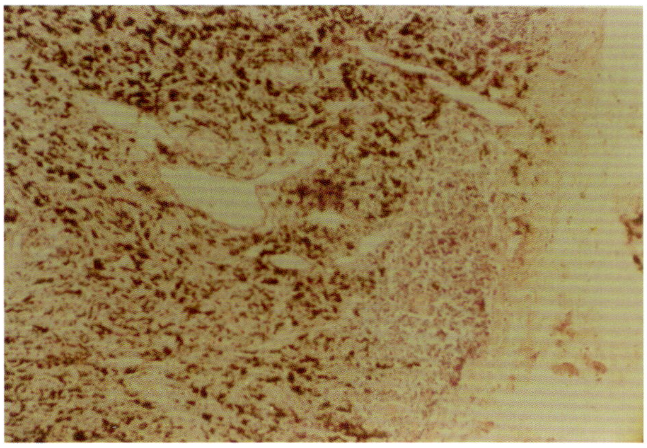

图 5-36　胸膜下煤尘沉积
（HE，×100）

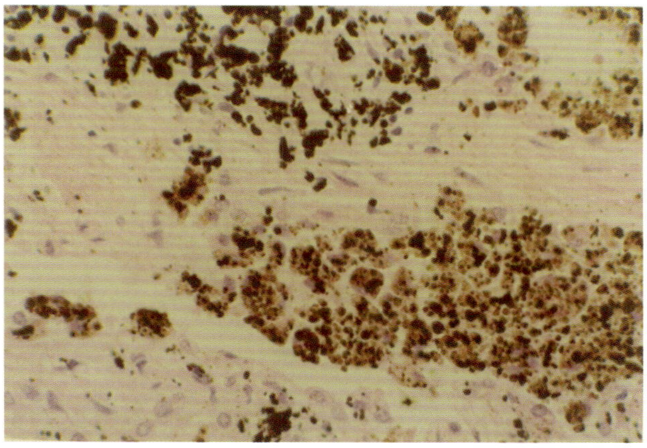

图 5-37　粉尘颗粒及尘细胞
（HE，×200）

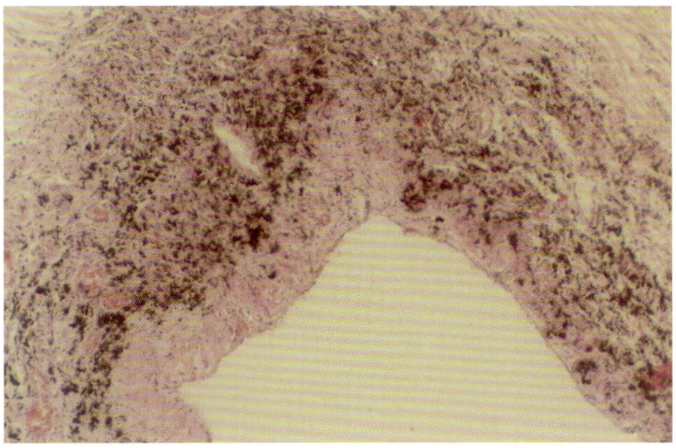

图 5-38　小支气管及小血管壁煤尘沉积使之纤维化
（HE，×100）

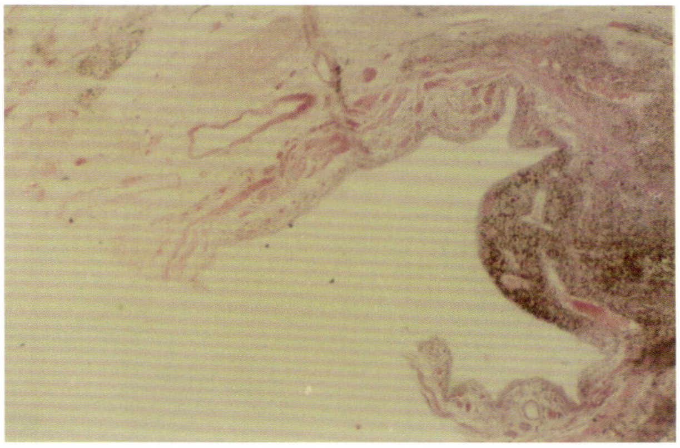

图 5-39　煤尘侵犯支气管壁，息肉样突入管腔
（HE，×100）

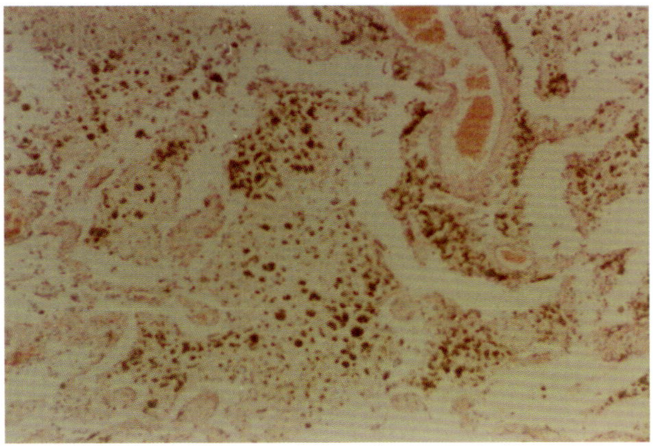

图 5-40　肺泡腔内煤尘颗粒及尘细胞填充
（HE，×100）

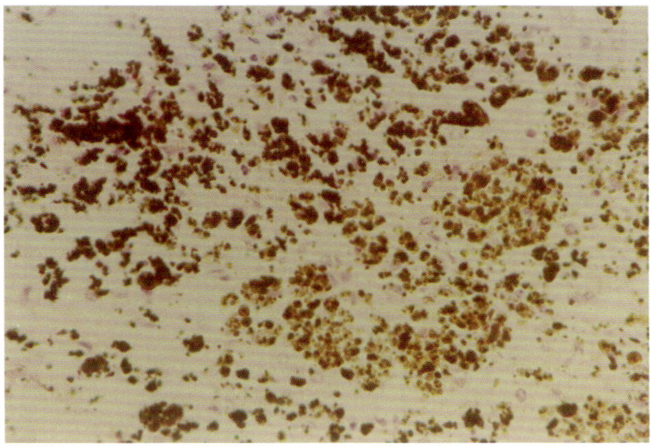

图 5-41　肺泡腔内大量尘细胞填充
（HE，×200）

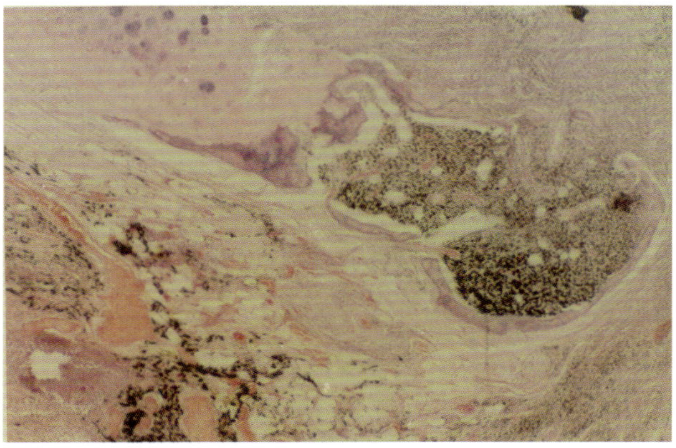

图 5-42 小支气管和小血管腔内及周围煤尘沉积
（HE，×100）

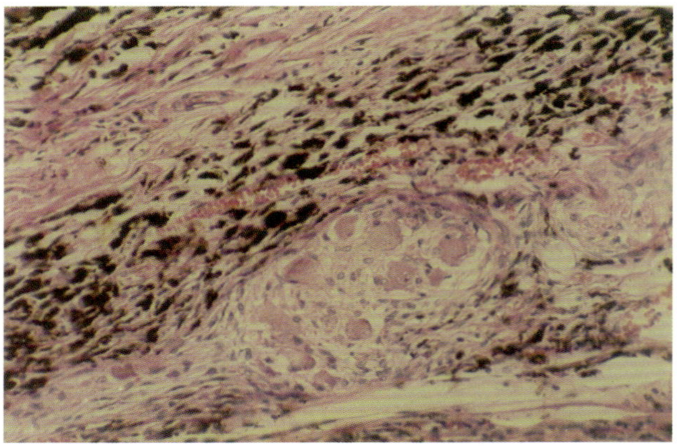

图 5-43 煤斑包裹小血管及神经节
（HE，×200）

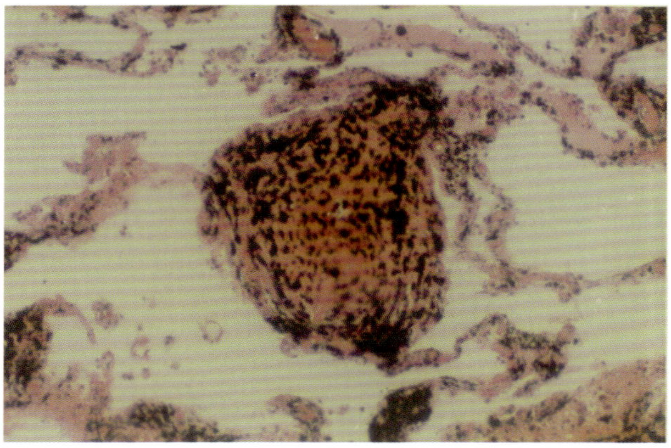

图 5-44 煤尘细胞伴出血灶
（HE，×200）

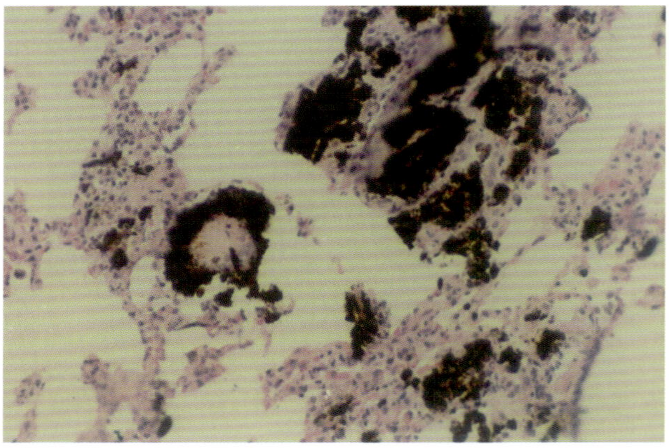

图 5-45 煤尘细胞灶，尘细胞充填肺泡腔
（HE，×200）

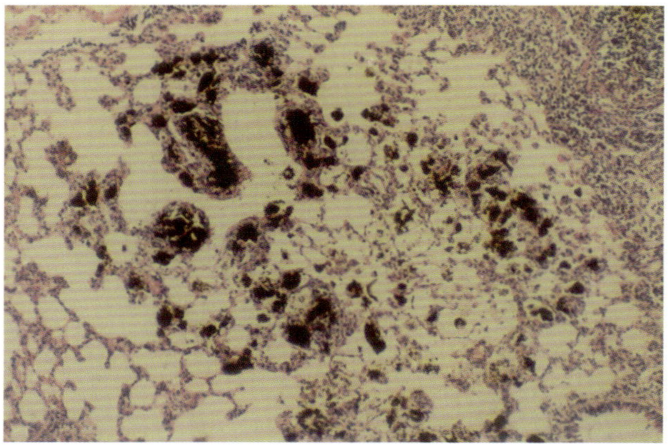

图 5-46 煤尘灶，肺泡腔内尘细胞填充
（HE，×100）

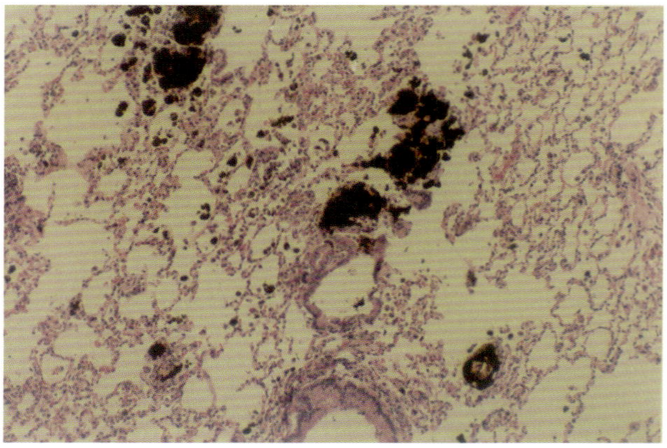

图 5-47 煤尘灶
（HE，×100）

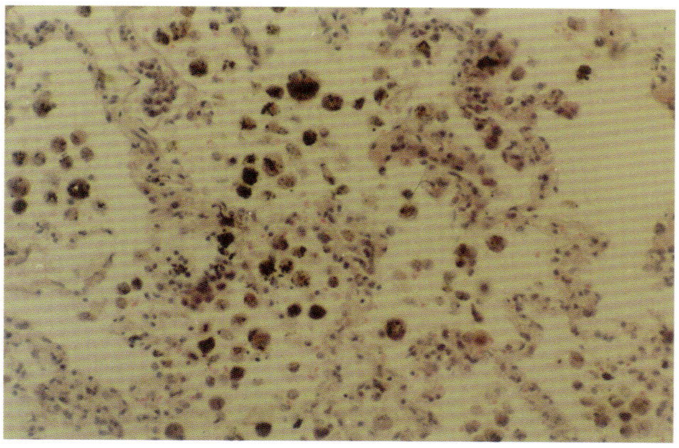

图 5-48 尘性肺泡炎，肺泡腔内尘细胞填充及淋巴细胞浸润
（HE，×200）

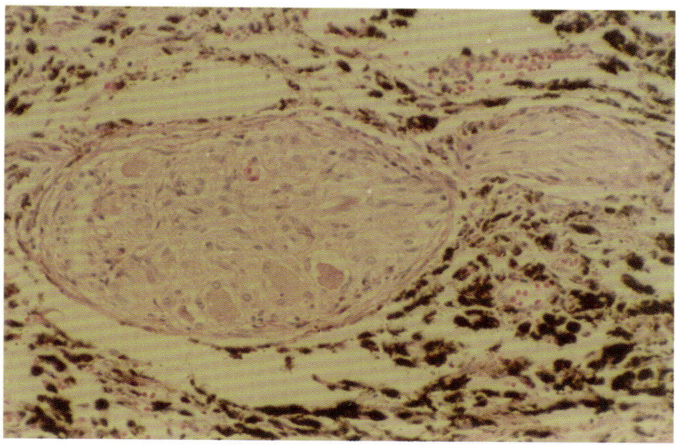

图 5-49 煤斑侵犯神经节
（HE，×200）

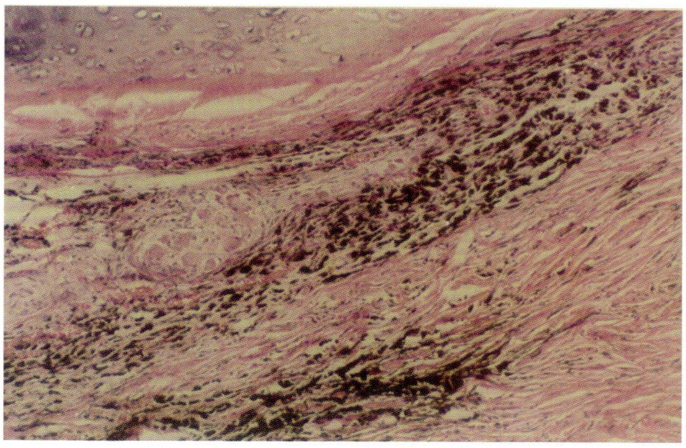

图 5-50 煤尘侵犯软骨及神经节
（HE，×200）

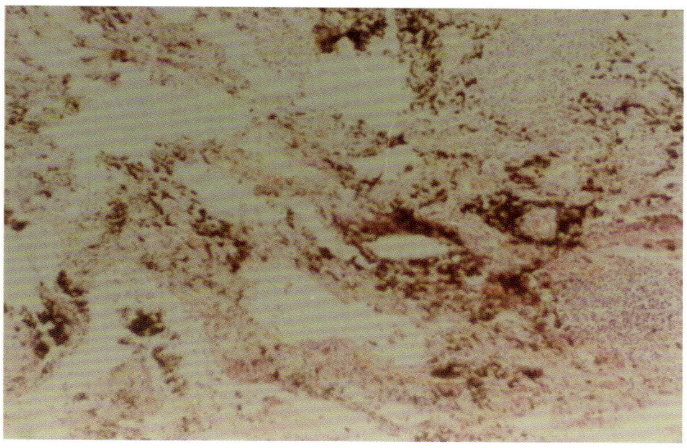

图 5-51 小支气管及小血管周围煤尘灶
（HE，×100）

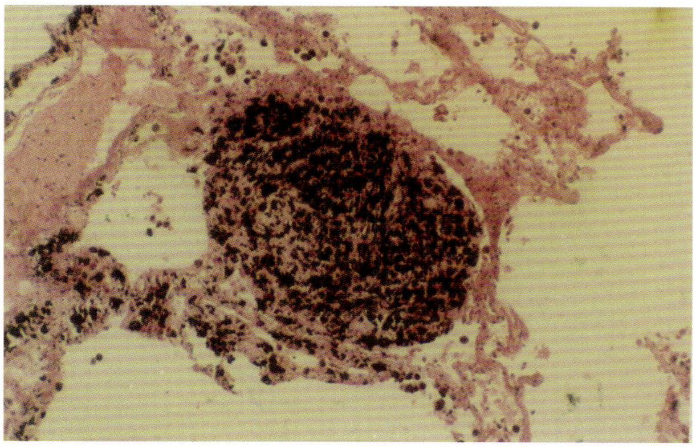

图 5-52 煤尘细胞灶
病灶周围纤维增生（HE，×200）

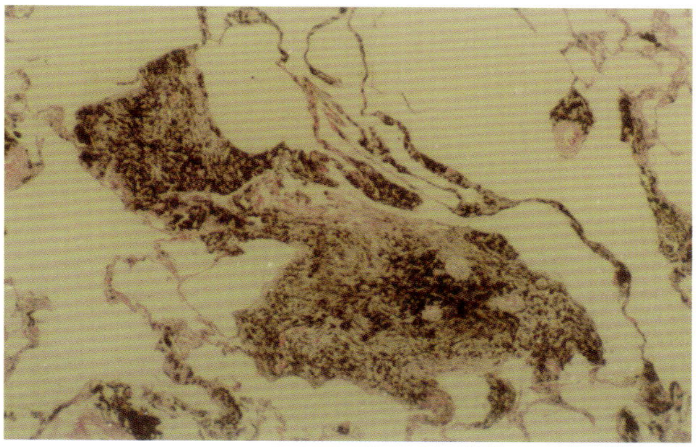

图 5-53 煤尘纤维灶
肺泡壁消失，灶周气肿形成（HE，×200）

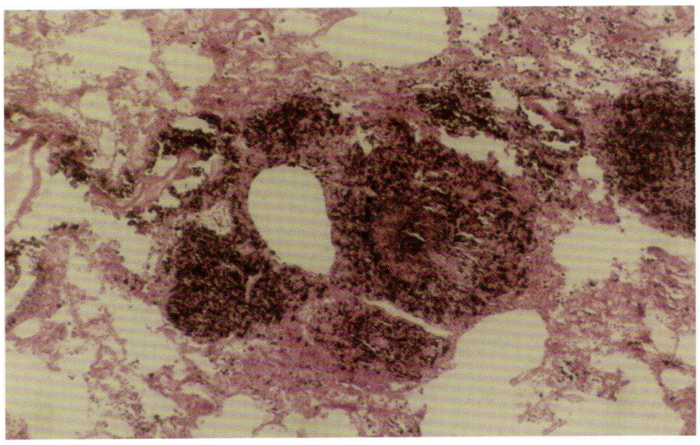

图 5-54 煤尘细胞灶，中央有小血管及纤维增生
（HE，×200）

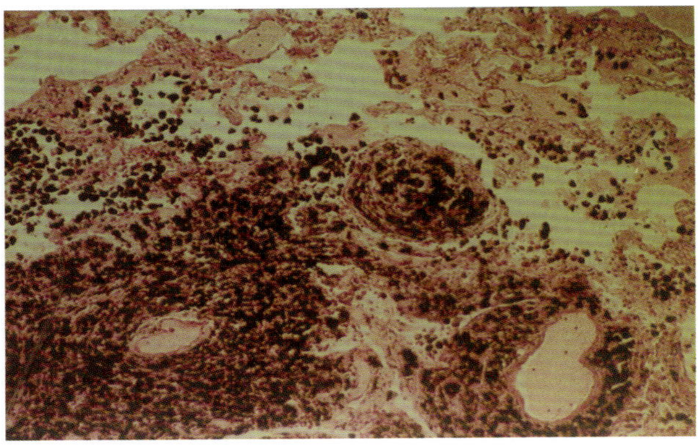

图 5-55 煤尘灶，周围肺泡腔煤尘沉着
（HE，×200）

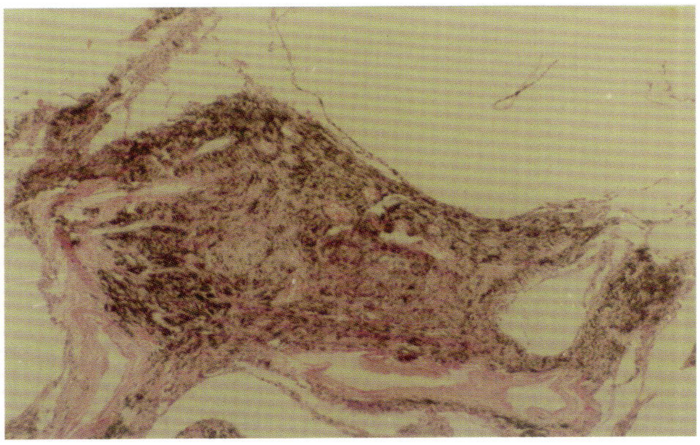

图 5-56 煤尘纤维灶伴灶周肺气肿
（HE，×200）

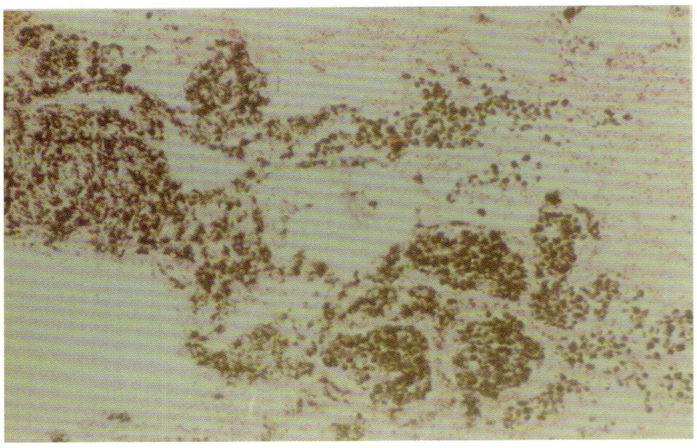

图 5-57 煤尘细胞灶伴灶周肺气肿
（HE，×200）

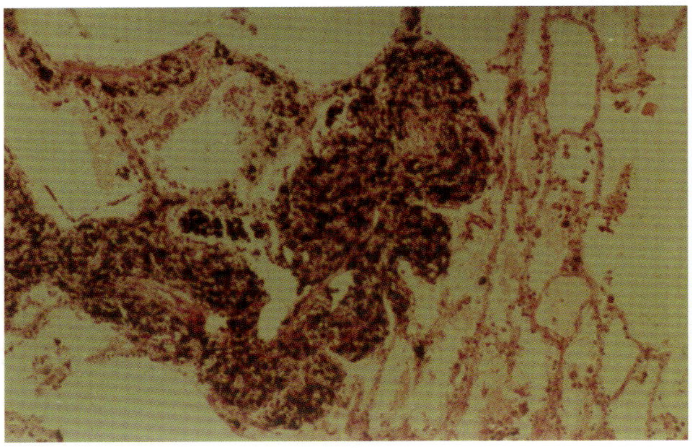

图 5-58 煤尘灶伴灶周肺气肿
（HE，×200）

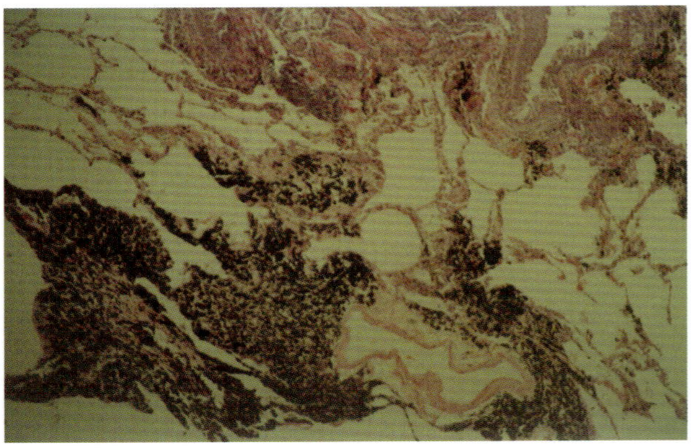

图 5-59 煤尘细胞灶，周围组织钙化
（HE，×100）

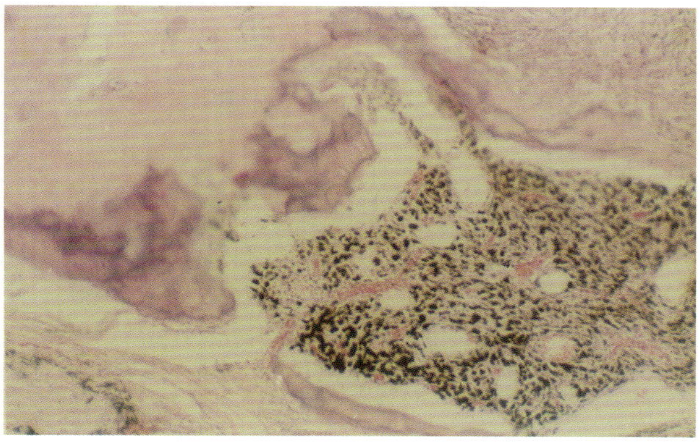

图 5-60 星芒状煤尘灶
（HE，×200）

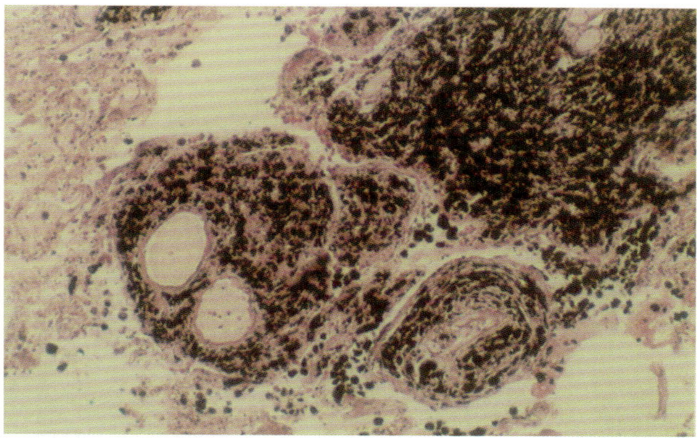

图 5-61 煤尘纤维灶包绕小血管
（HE，×200）

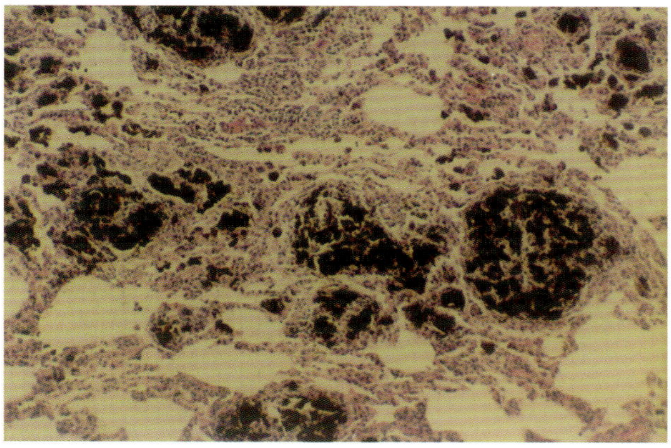

图 5-62 煤尘细胞灶
（HE，×200）

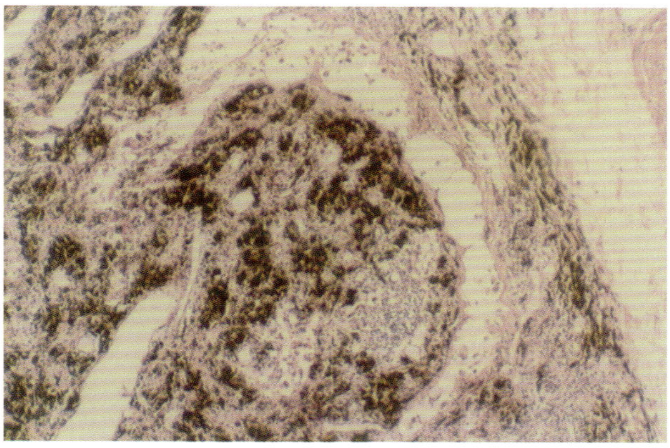

图 5-63 煤尘细胞灶
病灶周围纤维化（HE，×200）

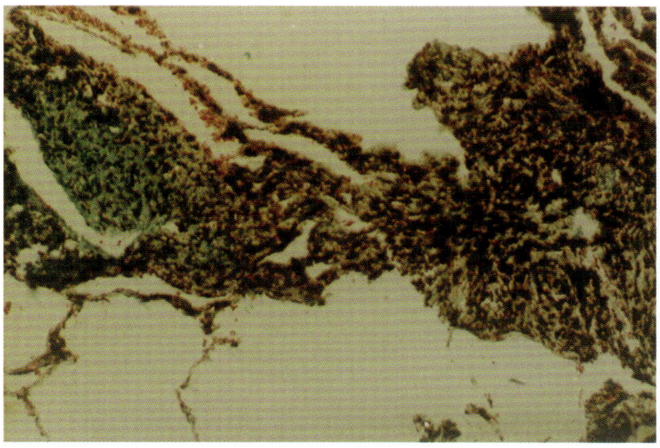

图 5-64 煤尘呈星芒状
（Massion 染色，×200）

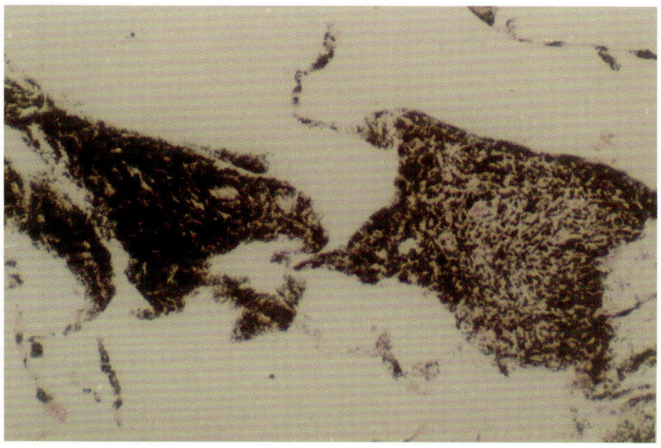

图 5-65 煤尘细胞灶（左）及煤尘纤维灶（右）
（HE，×200）

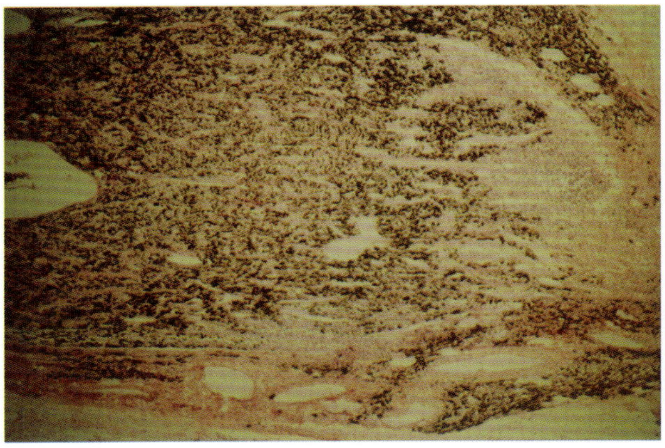

图 5-66 煤尘细胞灶侵犯淋巴结
（HE，×200）

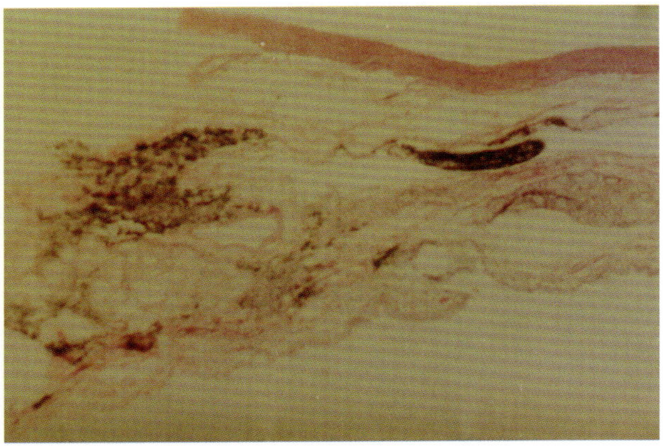

图 5-67 煤尘细胞灶侵及腺体
（HE，×200）

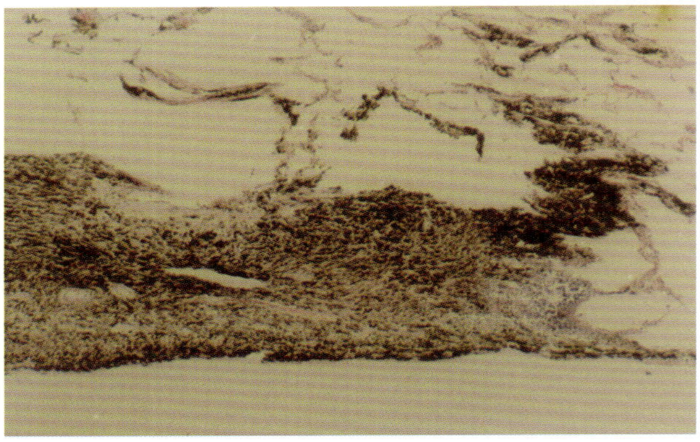

图 5-68 胸膜煤尘细胞灶
病灶周围纤维化（HE，×200）

三、腺泡中央型肺气肿

肺内煤斑的中心或煤尘灶的旁边，常见有扩张的小气腔，居肺小叶中心，即为腺泡中央型肺气肿。在肺内凡有局限性煤尘沉着的肺泡间隔，肺泡道和呼吸性细支气管壁，均伴有该处气腔不同程度的扩张。经连续切片，未能证实上位小气道有阻塞性变化，其发生与局部煤尘沉着有密切关系，构成煤工尘肺特征性肺气肿类型（尘性肺气肿）。严重的病例，肺气肿扩展到多数肺泡囊及肺泡道，则形成全小叶破坏性肺气肿。在肺切面上，气肿区为 1 cm 左右的黑色囊状气腔，腔内可残留架桥样丝状间隔，进一步发展则成大泡性肺气肿。按肺气肿累及范围和病变程度，可不同程度影响肺功能[10-12]（图 5-69 ～图 5-80）。

四、煤硅结节

煤硅结节可分为典型与非典型煤硅结节两种。

1．典型煤硅结节 其中心部由呈同心圆样排列的胶原纤维构成，常发生玻璃样变性，胶原纤维之间有较明显煤尘沉着。周边则有大量煤尘细胞、成纤维细胞、网状纤维及少量胶原纤维围绕，并沿邻近肺泡间隔或其他间质，向四周呈放射状延伸。煤硅结节与硅结节的主要区别是：具有硅结节结构的核心较小，其间煤尘沉着较多，周围有厚层及蜘蛛脚足样伸延的煤尘沉着带（图 5-81 ～图 5-88）。

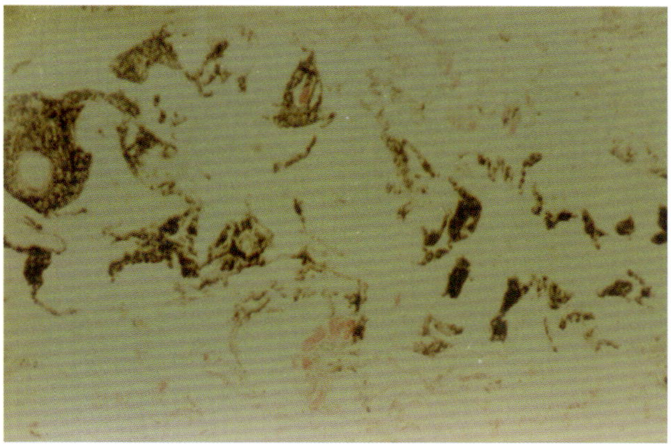

图 5-69　星芒状煤尘灶及灶周肺气肿
（HE，×100）

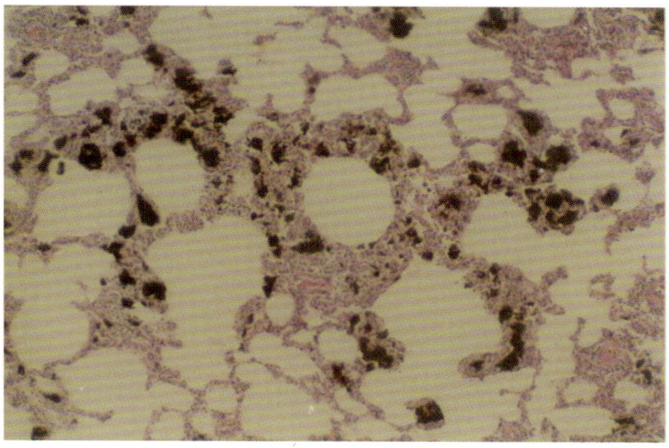

图 5-70　肺泡间隔增厚，煤尘沉积及灶周肺气肿
（HE，×200）

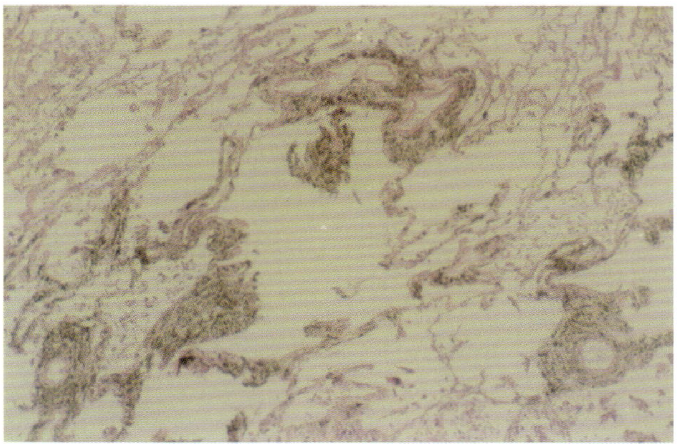

图 5-71　煤尘灶伴灶周肺气肿
（HE，×100）

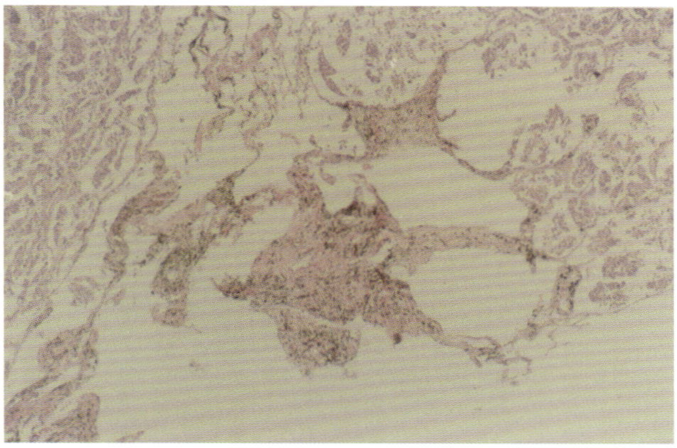

图 5-72　煤尘纤维灶及灶周气肿
（HE，×100）

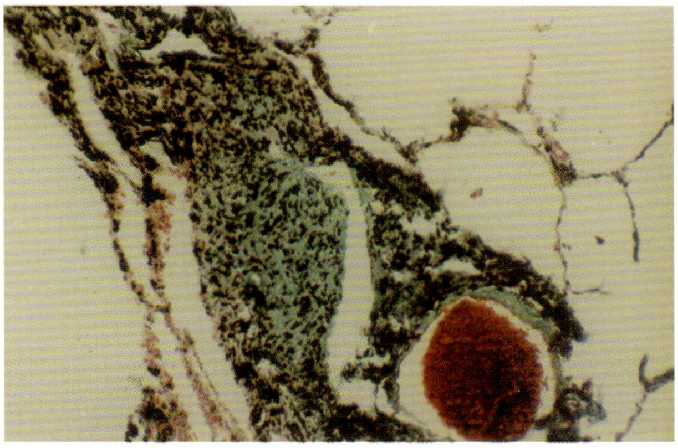

图 5-73　煤尘纤维灶及灶周气肿
（Masson 染色，×200）

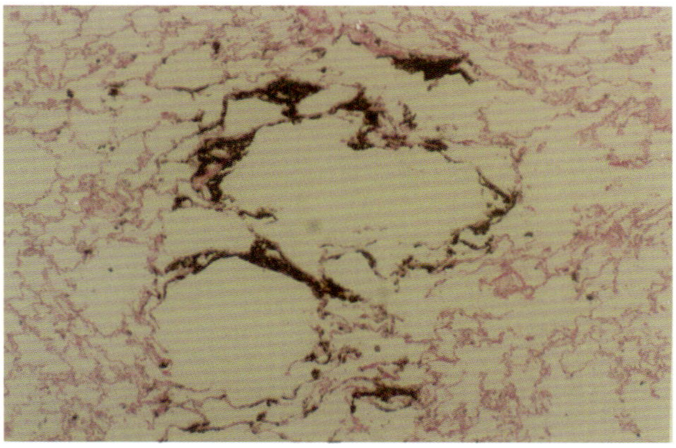

图 5-74　煤尘灶伴灶周肺气肿
（HE，×100）

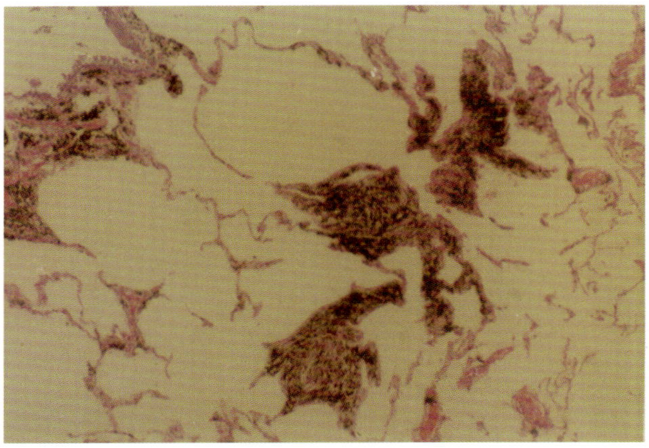

图 5-75 煤尘灶伴灶周肺气肿
（HE，×100）

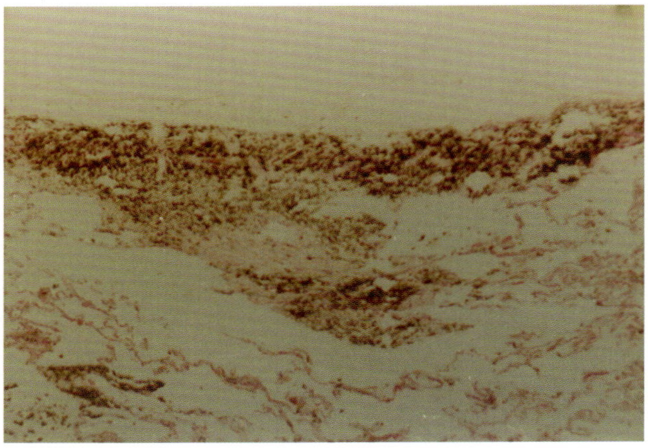

图 5-76 胸膜煤斑及灶周肺气肿
（HE，×100）

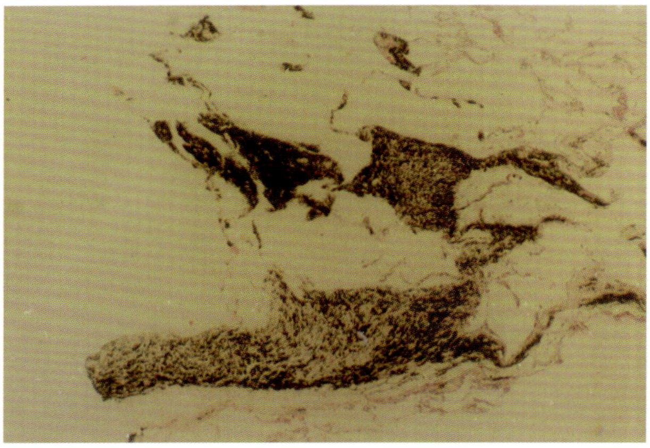

图 5-77 煤尘灶呈星芒状，伴灶周肺气肿
（HE，×100）

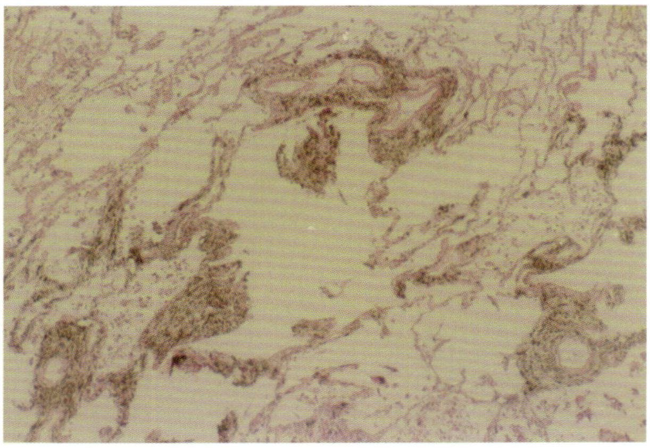

图 5-78 煤尘纤维灶，伴灶周肺气肿
（HE，×200）

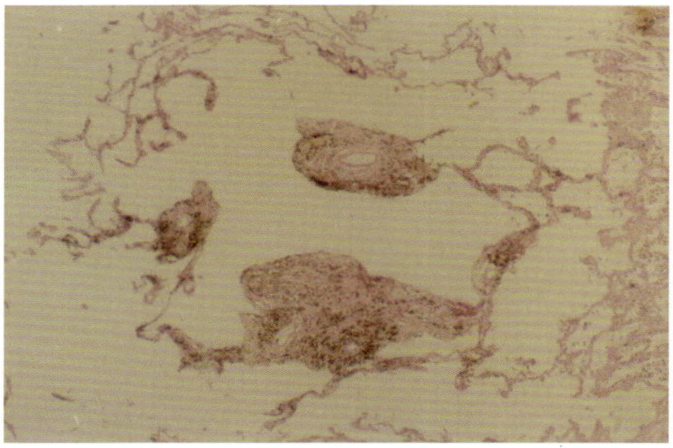

图 5-79 煤尘纤维灶，伴灶周肺气肿
（HE，×200）

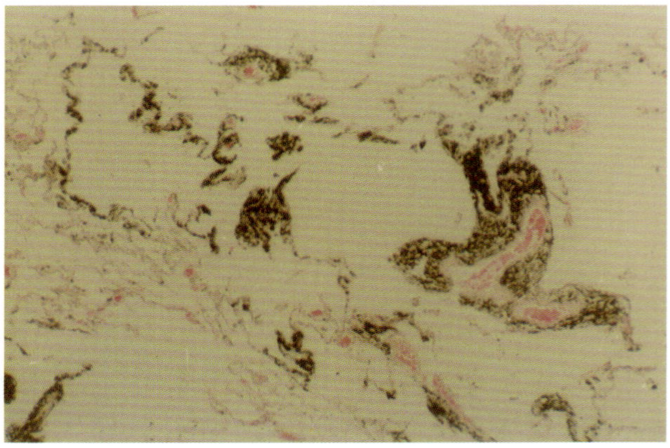

图 5-80 煤尘细胞灶伴灶周肺气肿
（HE，×100）

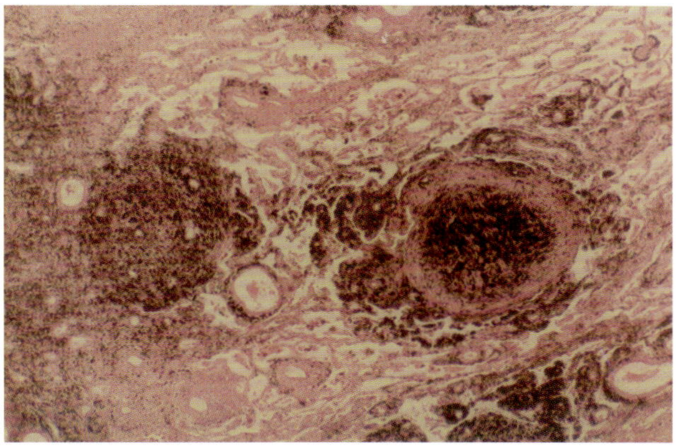

图 5-81 煤硅结节，右侧结节中央煤尘沉积
（HE，×200）

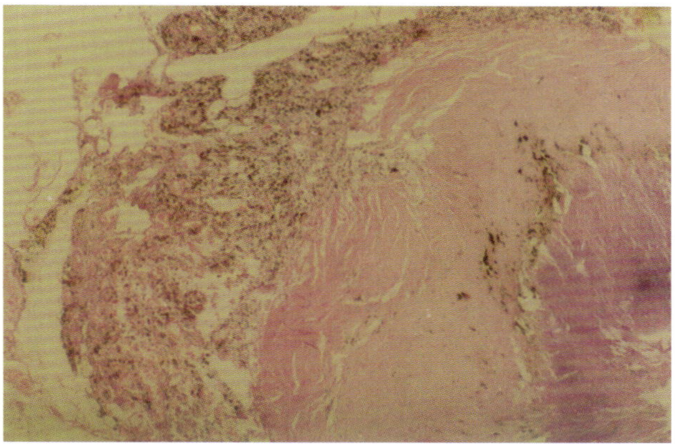

图 5-82 煤硅结节伴中央坏死
（HE，×200）

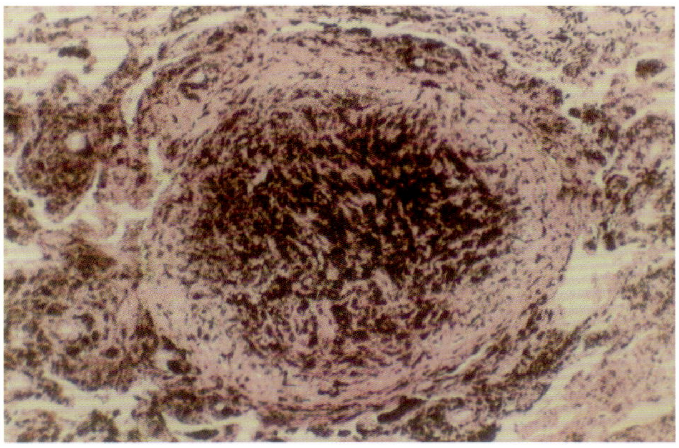

图 5-83 煤硅结节玻璃样变中央大量煤尘侵入
（HE，×200）

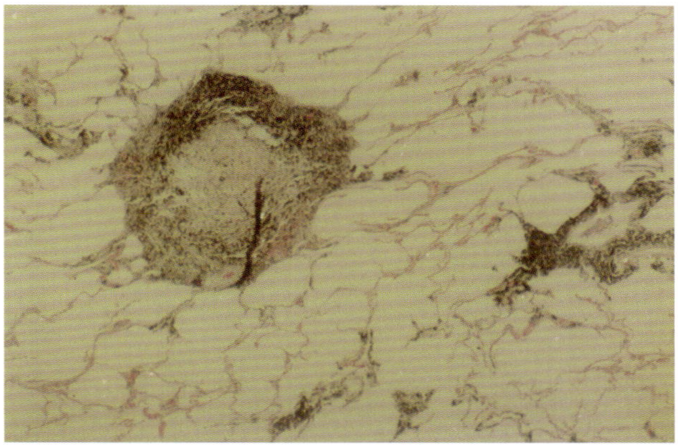

图 5-84 煤硅结节
中央有煤尘沉着，周围有煤尘细胞套（HE，×100）

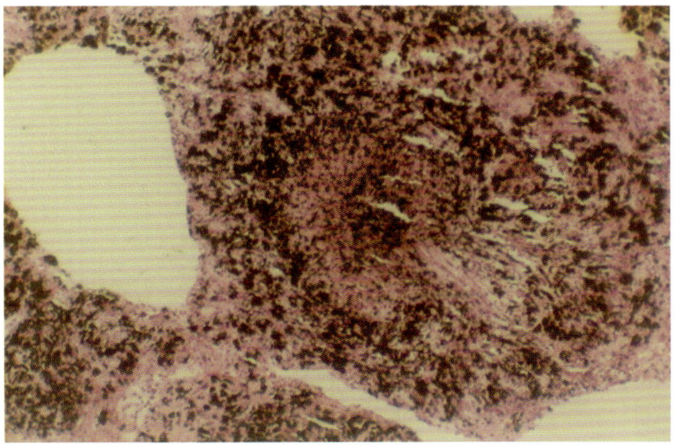

图 5-85 煤硅结节中央大量煤尘侵入
（HE，×200）

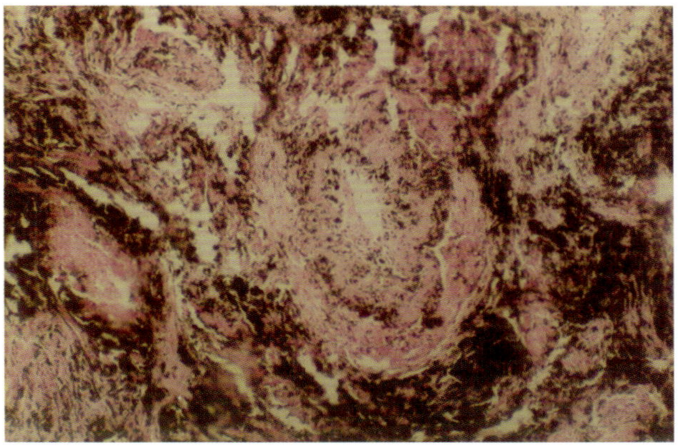

图 5-86 煤硅结节融合
（HE，×200）

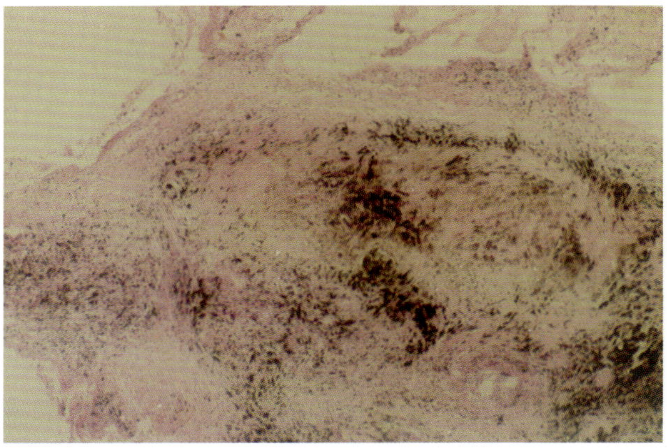

图 5-87 煤硅结节
中央有煤尘沉着及胶原纤维，周围有煤尘沉着（HE，×200）

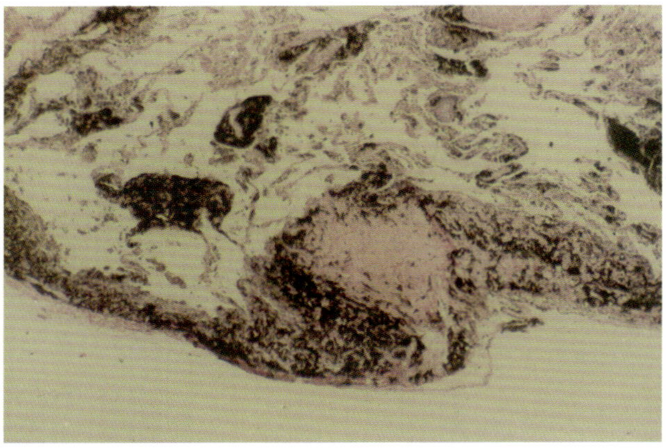

图 5-88 胸膜下煤硅结节
中央有玻璃样变胶原纤维，周围有煤尘沉着（HE，×200）

2．非典型煤硅结节 煤硅肺时肺内亦可形成非典型煤硅结节，即结节中心部胶原纤维的排列不呈同心圆状，排列不规则，胶原纤维之间有较明显煤尘沉着（图 5-89 ～图 5-92）。

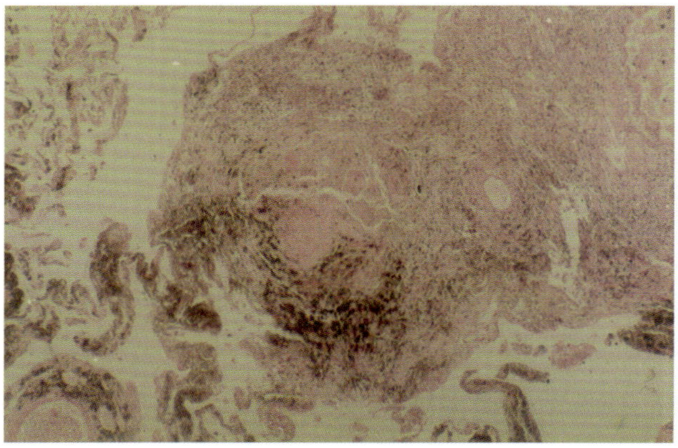

图 5-89 不典型煤硅结节
中央有煤尘沉着，周围胶原纤维分散排列，周围有煤尘沉着
（HE，×200）

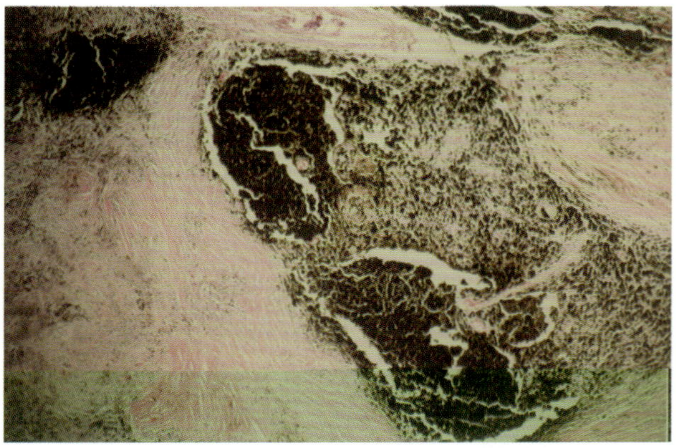

图 5-90 不典型煤硅结节融合，中央大量煤尘填充
（HE，×100）

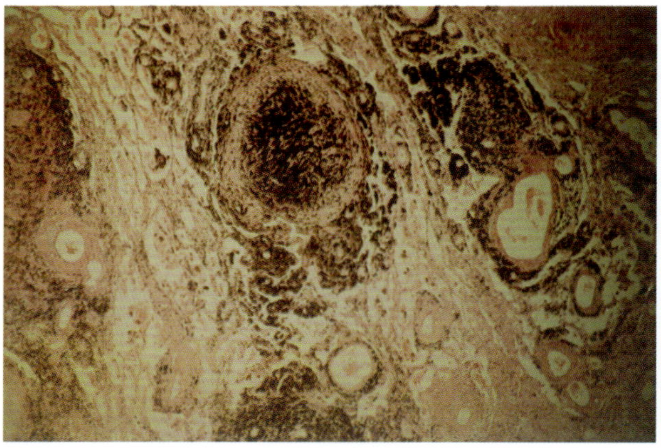

图 5-91 煤硅结节，周围间质纤维化
（HE，×200）

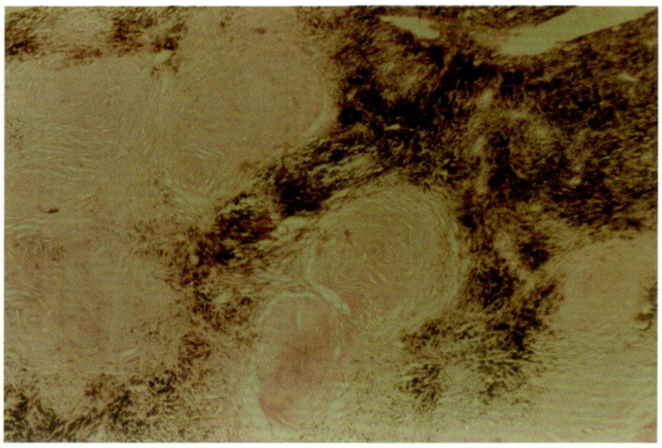

图 5-92 融合的煤硅结节，周围粉尘包裹、分割
（HE，×200）

煤硅结节是煤硅肺较有特征的病变。形态上兼有煤尘纤维灶和硅结节的改变，结节内除煤尘外，在偏光显微镜下尚见硅尘颗粒。煤硅结节的多寡反映吸入硅尘的多少及硅性病变的程度。煤硅肺时，肺内尘性病变应以煤尘所致的煤尘灶、腺泡中央型肺气肿、尘性间质纤维化为主，硅结节及煤硅结节占次要地位；如以硅结节和煤硅结节为主时，则为煤矿硅肺。煤硅肺时煤斑、煤尘灶、腺泡中央型肺气肿、煤硅结节是煤尘所致的明显病变。当合并结核时可有煤硅结核结节形成。

五、弥漫性尘性间质纤维化

煤矿粉尘和尘细胞沉积在胸膜、小叶间隔、肺泡道、细小支气管和小血管周围，出现间质细胞增生及数量不等的纤维增生，致前述部位增宽变厚，互相连结，形成弥漫性纤维网格，肺泡腔容积缩小，甚至消失。发生在细、小支气管周围的严重尘性间质纤维化，导致薄弱的细、小支气管壁被纤维组织压缩而扭曲变形，甚至管腔闭锁。尘性间质纤维化的肺组织进一步发展，可互相靠拢、衔接，汇合成不规则的片块或条索，其间残留的肺泡失去呼吸功能，Ⅱ型肺泡上皮可呈腺样增生。在部分尘性间质纤维化的病例中，可查见平滑肌增生。有的表现为平滑肌瘤样增生，局灶性增生的平滑肌呈束状排列，走行方向不一，但无包膜；有的增生的平滑肌在一定范围内沿肺泡隔伸延，原有肺泡隔为其代替，也有沿肺泡道增生的。少数情况下，增生的平滑肌束间有腺样排列的柱状上皮分化，颇似簇状细、小支气管壁增生（图 5-93 ～图 5-98）。

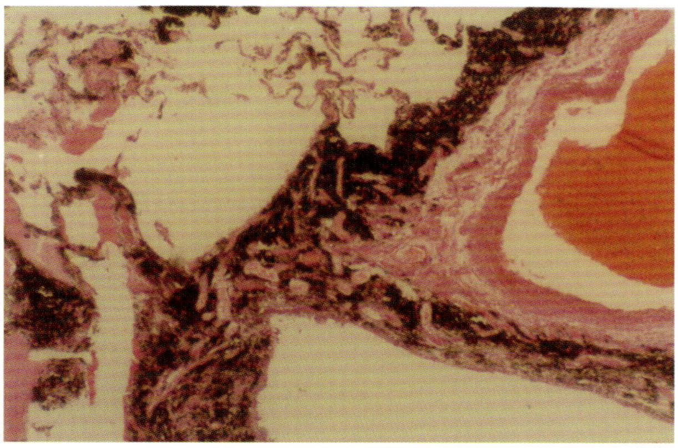

图 5-93　小血管及支气管周围煤尘沉着
（HE，×100）

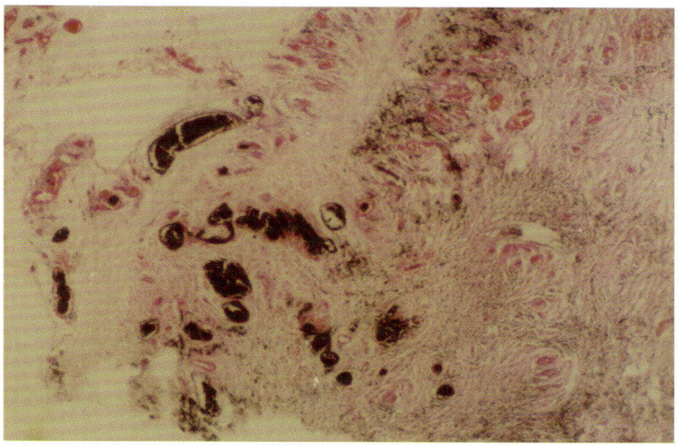

图 5-94　煤尘灶，间质纤维化
（HE，×100）

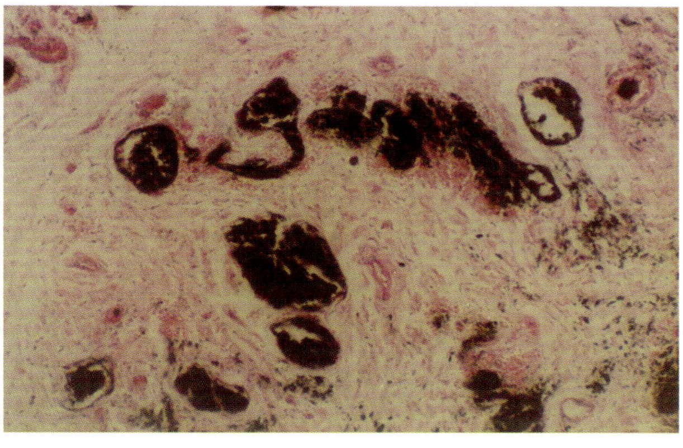

图 5-95　煤尘灶周围纤维组织包绕
（HE，×200）

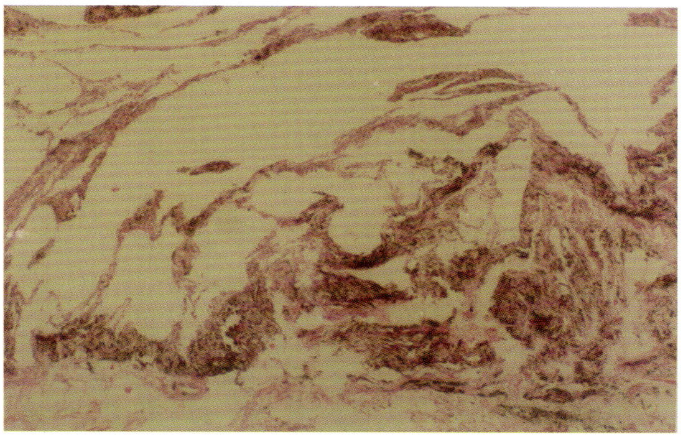

图 5-96　尘性间质纤维化，肺泡隔煤尘沉积
（HE，×200）

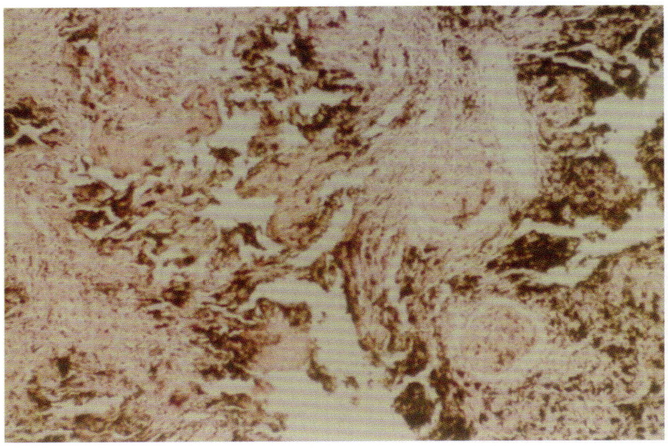

图 5-97 纤维组织增生，肺组织塌陷、实变，煤尘被包裹其中
（HE，×200）

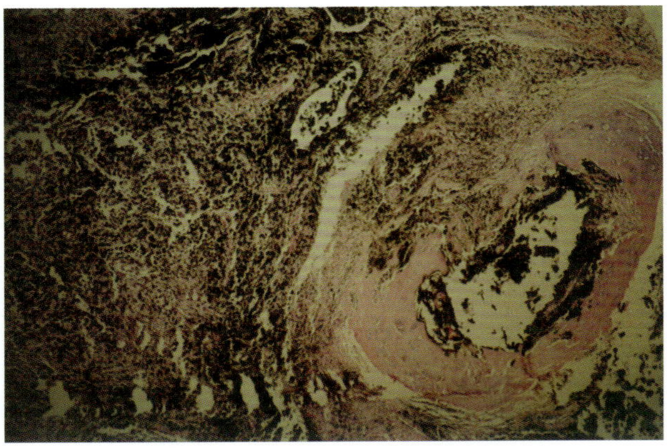

图 5-98 大量煤尘及尘细胞形成煤尘池，周边变性的小动脉
（HE，×200）

除灶状结节性病变外，尘性间质纤维化在煤硅肺病变中占重要地位，肺内凡有煤硅尘沉着的部位，均伴有间质纤维化，常以病变累及范围和程度来衡量其轻重。根据病变范围可估计煤尘沉着的面积，而病变程度则以纤维增生所致肺组织损毁程度来计算。判断间质纤维化的程度，需要衡量全肺变化，肉眼观及镜下检查要结合起来。

煤硅肺合并肺部感染时，当出现肺间质细胞及纤维成分增多，但不伴有煤尘沉着，属炎性间质纤维化。在尘性间质纤维化基础上，又有炎性纤维化参与，二者不易区别。肺结核病、慢性支气管炎、支气管扩张症、肺炎、肺气肿等肺部疾病常致肺间质纤维化，应与尘性间质纤维化区别，如与粉尘沉着结合，可按尘性纤维化看待 [13,14]。

六、进行性大块纤维化

进行性大块纤维化（PMF）是Ⅲ期煤硅肺的表现。镜下观察进行性大块纤维化可见其由大量增生的纤维组织、沉积其间的浓集的煤尘及塌陷崩解的肺组织等构成。根据 PMF 形成时间的长短，增生的纤维组织可较纤细和富有细胞成分，或胶原纤维较粗，甚至发生玻璃样变。当塌陷的肺组织出现于块状病变的边缘区，可见肺泡壁的残迹及肺泡Ⅱ型上皮腺样增生。个别残留的肺泡腔扩张，其中填满煤尘。变形损毁的支气管和血管壁内有煤尘浸润。残留的小动脉内膜增厚，管腔狭小，呈动脉内膜炎所见。增生的胶原纤维区可见灶状坏死，此时深染伊红，其间的煤尘细胞崩解，煤尘逸出，呈颗粒状围绕在坏死区周围。

PMF 内还可查见完全为煤尘填充的无结构区，形成“煤尘池”，煤尘多为游离的颗粒，掺杂少数尚未崩解的煤尘细胞，其周边移行于尘性纤维化组织。大块纤维化内常无硅结节或煤硅结节，如有也为数甚少。另外 PMF 亦可形成裂隙状空洞，镜检空洞壁光滑，含有煤尘的纤维化组织，未见其他特异性病变。

PMF 形成的原因和发病机制，多年来比较广为接受的说法是在单纯性尘肺的基础上，除大量煤尘沉积外，还包括感染、免疫和硅尘等多种因素复合作用的结果 [15,16]（图 5-99 ～图 5-124）。

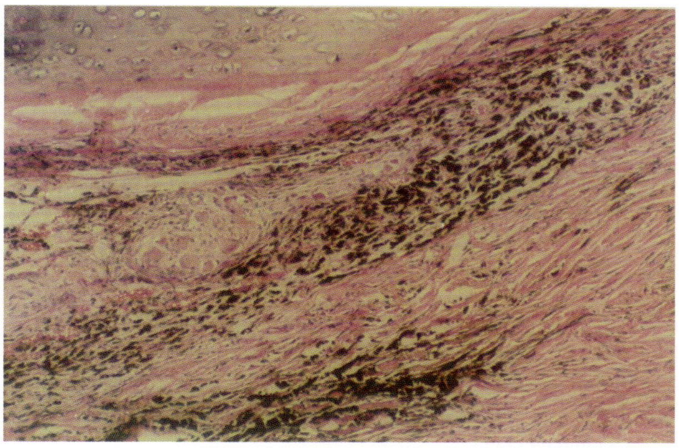

图 5-99　进行性大块纤维化中软骨破坏
（HE，×200）

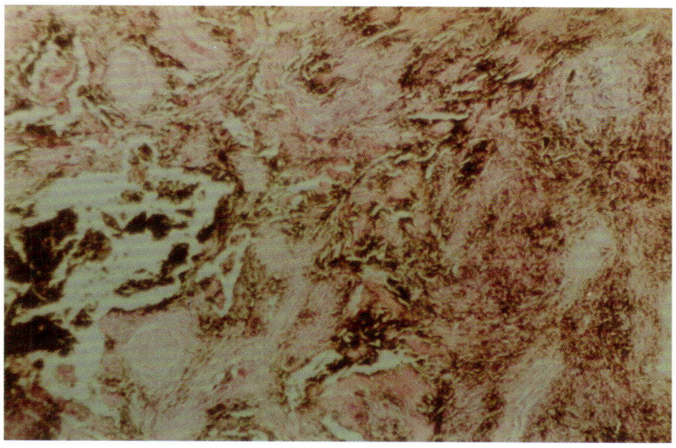

图 5-100　进行性大块纤维化，胶原纤维之间有塌陷的肺泡及煤尘沉积
（HE，×200）

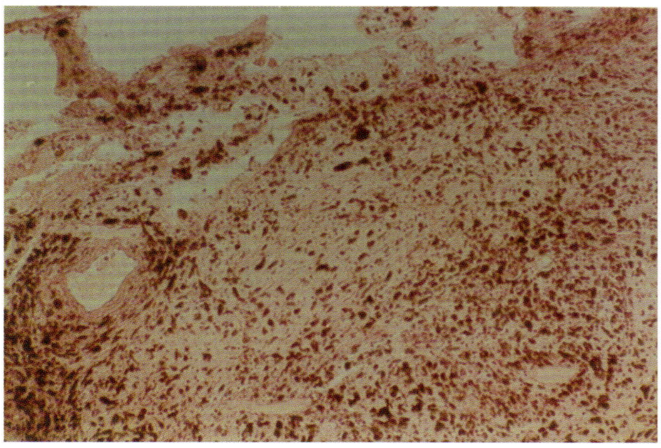

图 5-101　进行性大块纤维化，胶原纤维之间有塌陷的肺泡及煤尘沉积
（HE，×200）

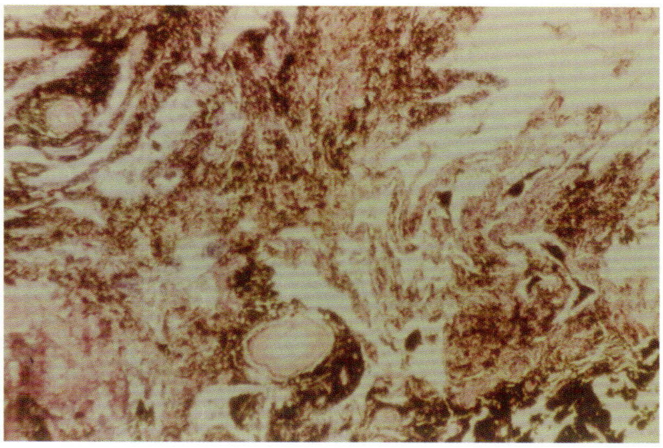

图 5-102　进行性大块纤维化，有塌陷的血管、支气管
（HE，×200）

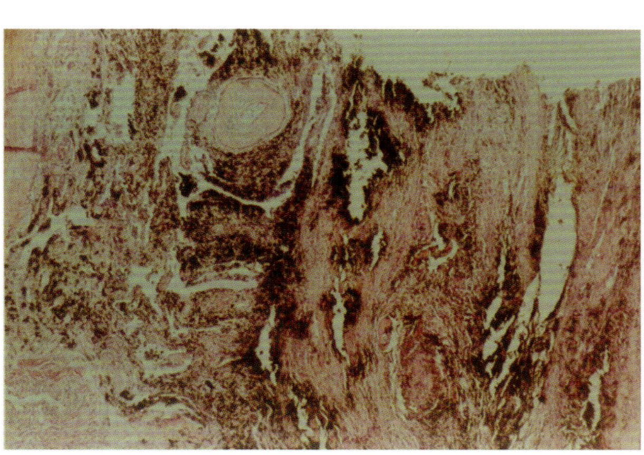

图 5-103　进行性大块纤维化，有塌陷的血管、支气管
（HE，×200）

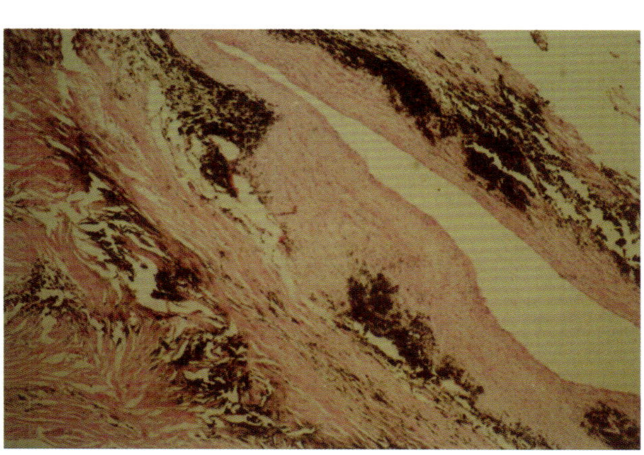

图 5-104　进行性大块纤维化，煤斑侵犯动脉壁
（HE，×200）

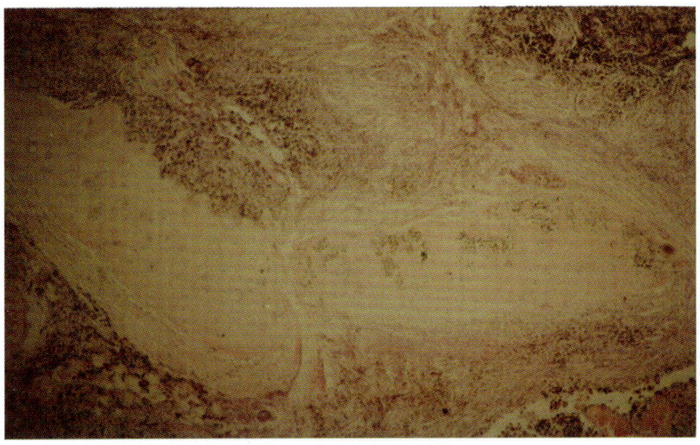

图 5-105 进行性大块纤维化，软骨及腺体受到破坏
（HE，×200）

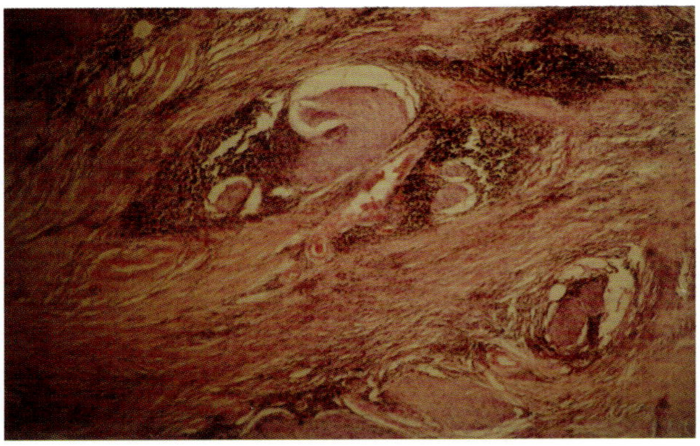

图 5-106 进行性大块纤维化中无结构区，其中填充煤尘
（HE，×200）

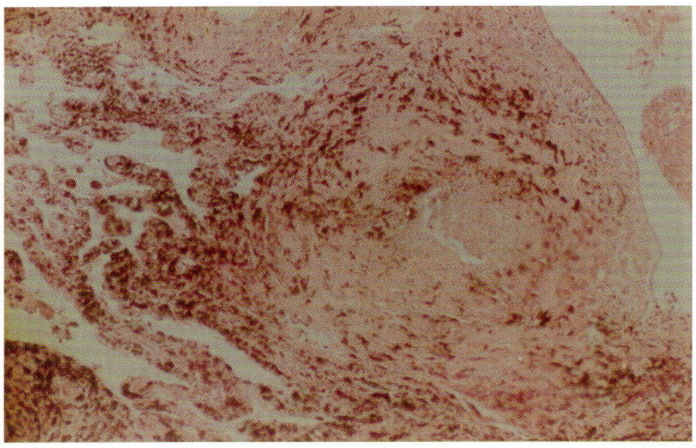

图 5-107 进行性大块纤维化，肺泡塌陷，
残存肺泡内粉尘填充
（HE，×200）

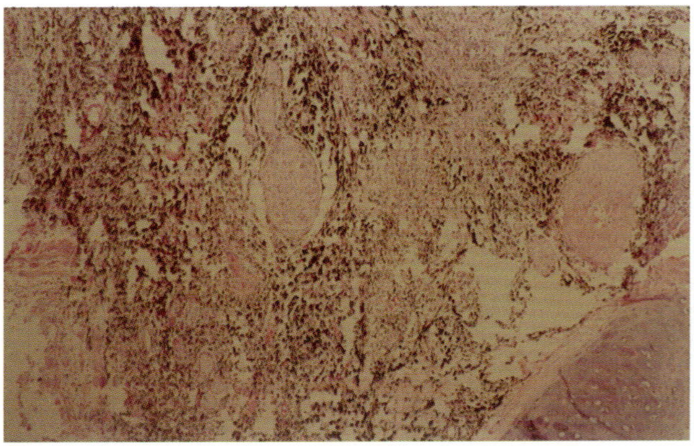

图 5-108 进行性大块纤维化，肺泡塌陷，填充煤尘
（HE，×200）

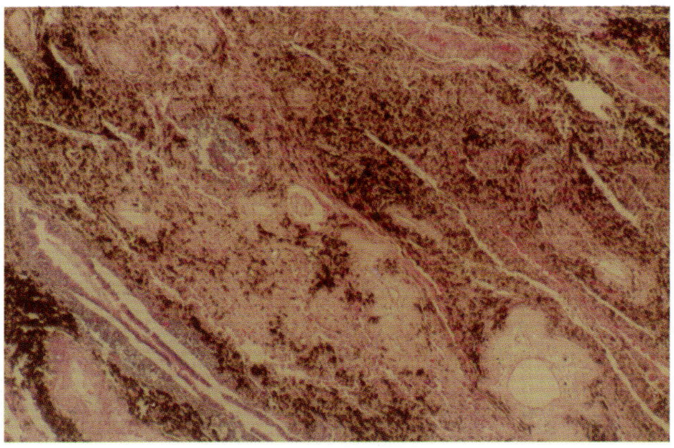

图 5-109 进行性大块纤维化肺组织塌陷，
胶原纤维玻璃样变
（HE，×200）

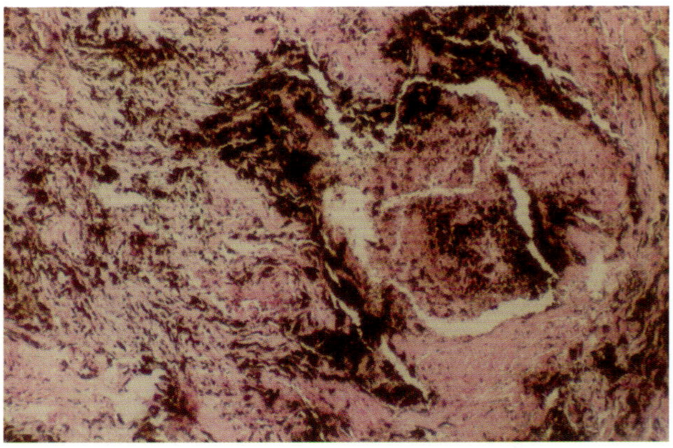

图 5-110 进行性大块纤维化，支气管、腺体、
小动脉受到破坏
（HE，×200）

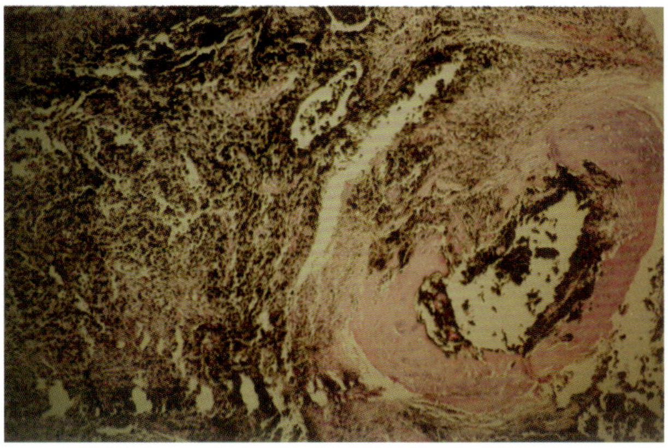

图 5-111 进行性大块纤维化中的“煤尘池”，动脉壁破坏
（HE，×200）

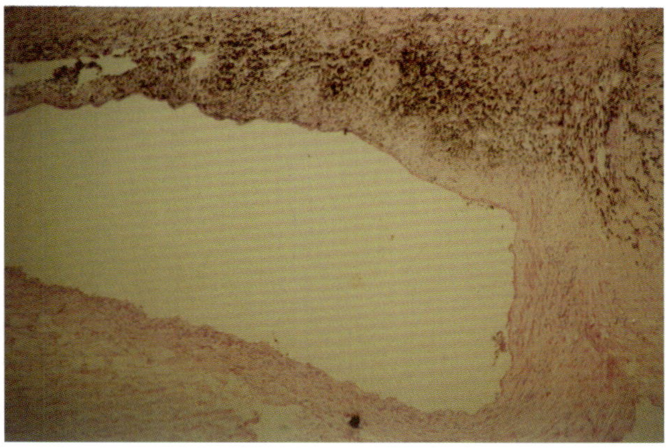

图 5-112 煤尘侵犯大血管壁
（HE，×200）

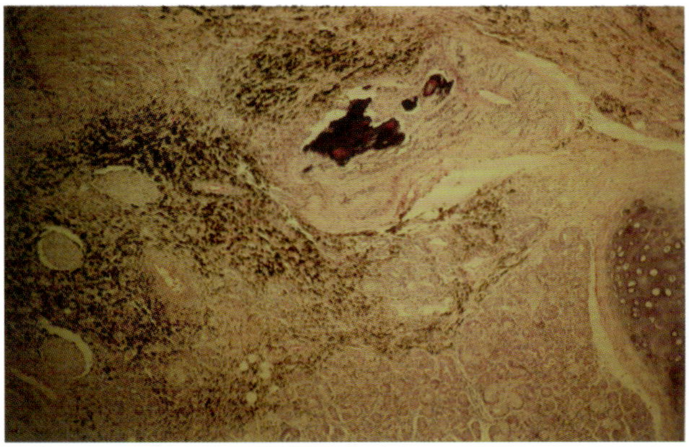

图 5-113 进行性大块纤维化，腺体破坏，血管壁钙化
（HE，×200）

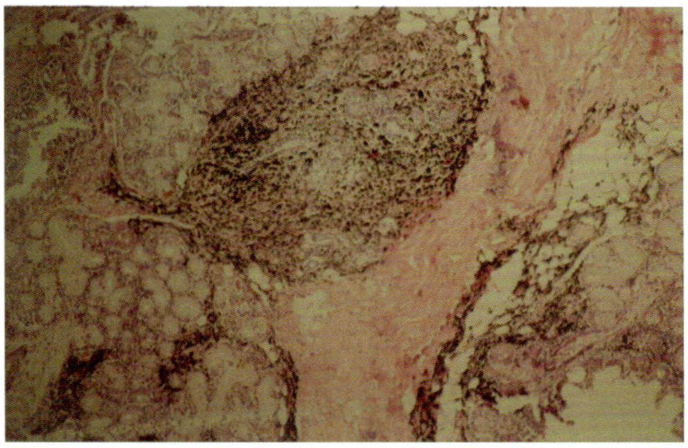

图 5-114 进行性大块纤维化腺体破坏，粉尘填充
（HE，×200）

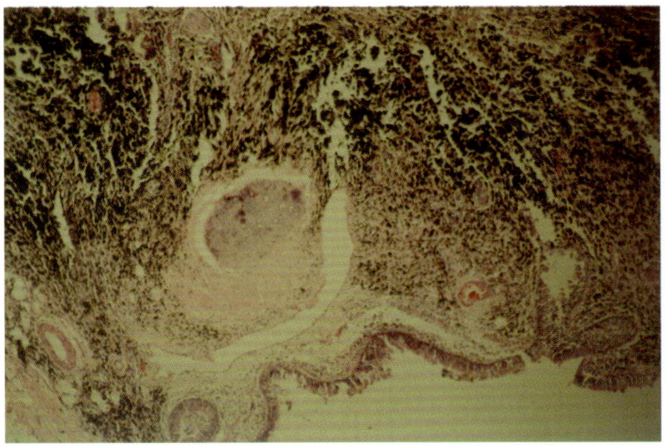

图 5-115 进行性大块纤维化中的“煤尘池”，软骨破坏
（HE，×200）

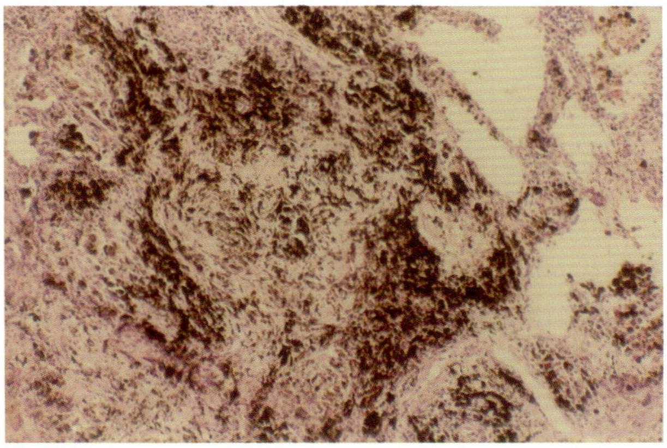

图 5-116 进行性大块纤维化
（HE，×200）

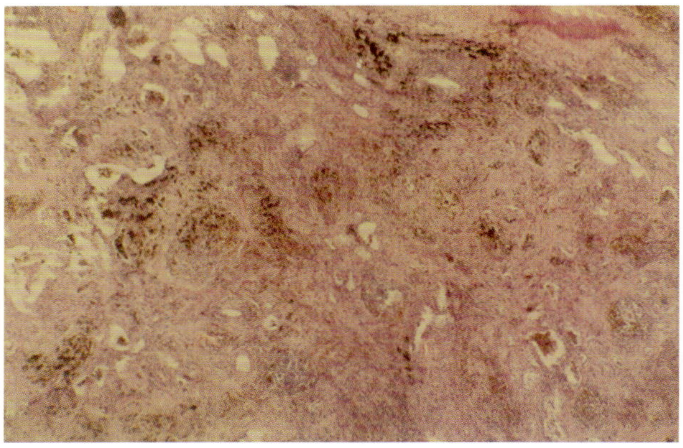

图 5-117 进行性大块纤维化中肺泡塌陷
（HE，×200）

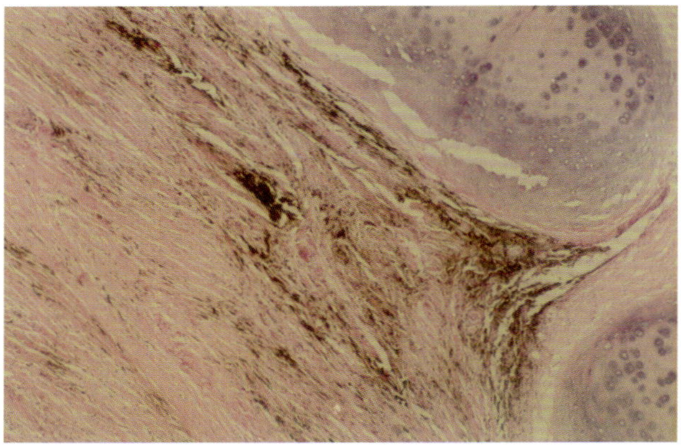

图 5-118 进行性大块纤维化，软骨破坏
（HE，×200）

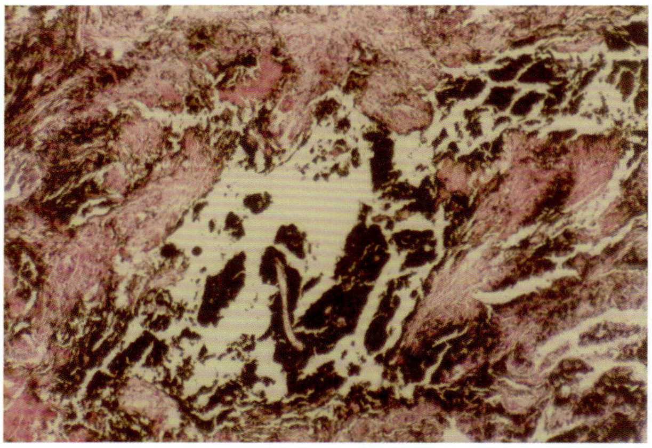

图 5-119 进行性大块纤维化中的“煤尘池”，空洞区煤尘填充
（HE，×200）

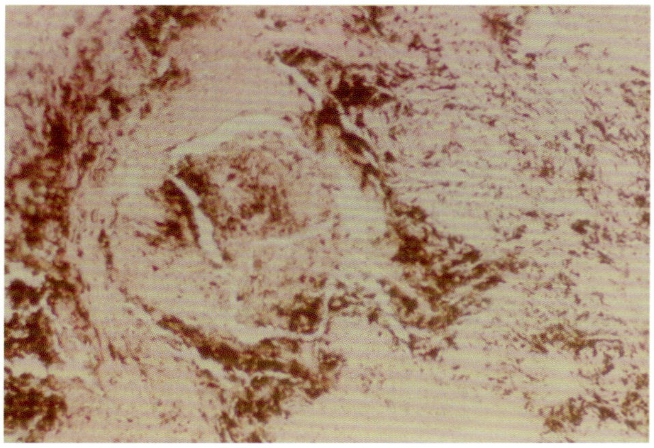

图 5-120 进行性大块纤维化，中小动脉壁玻璃样变，粉尘侵入
（HE，×200）

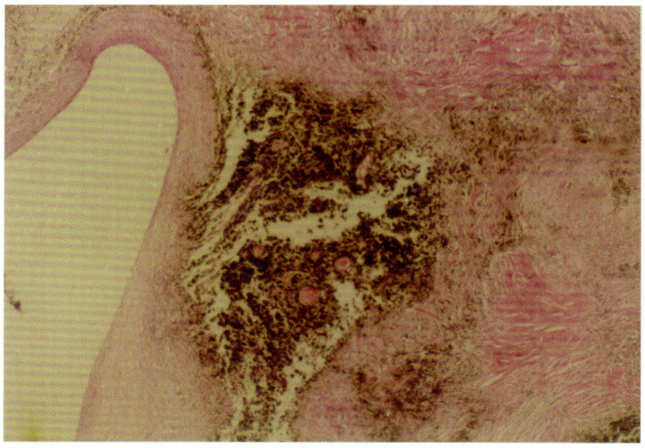

图 5-121 进行性大块纤维化，中小动脉壁玻璃样变，粉尘侵入
（HE，×200）

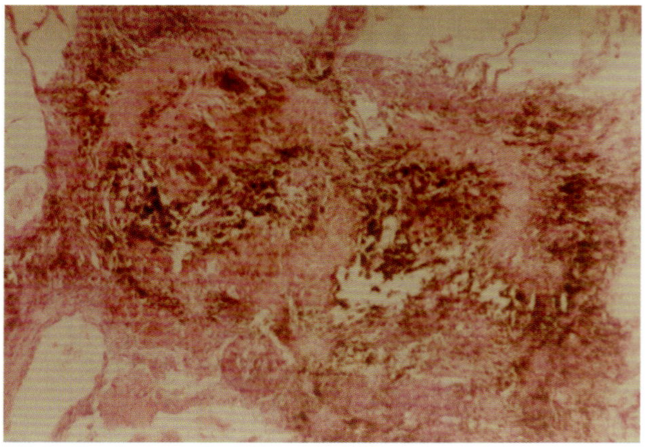

图 5-122 煤硅结节融合
（HE，×200）

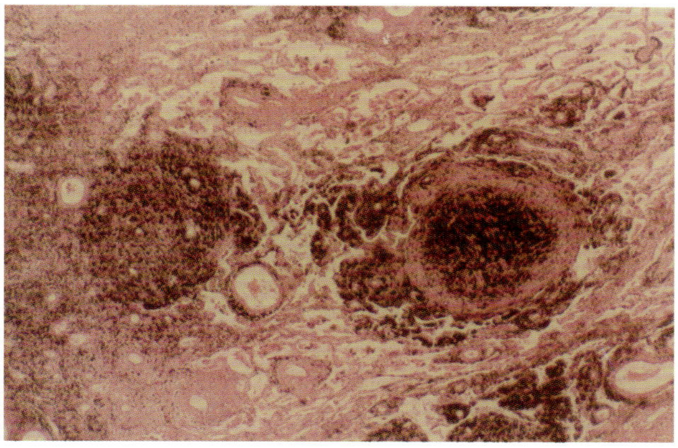

图 5-123 煤硅结节，右侧结节中央煤尘沉积
（HE，×200）

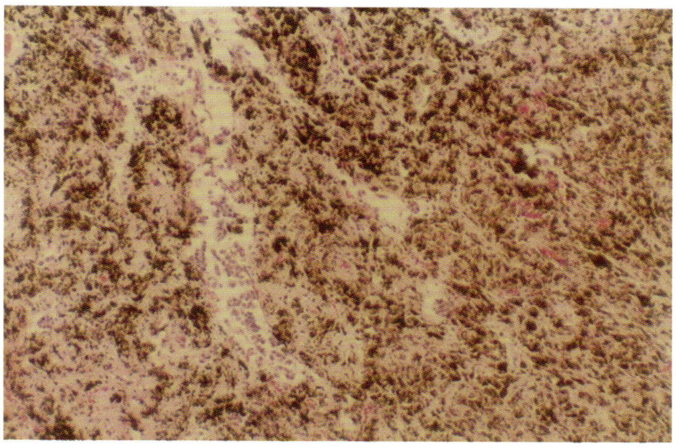

图 5-124 煤尘填充肺泡腔导致肺实变
（HE，×200）

七、淋巴结的改变

吸入肺内的粉尘粒子除被巨噬细胞吞噬、经气道随痰咳出外，还可进入肺间质后经淋巴道引流至淋巴结，并被其阻留，引起不同的变化。与肺淋巴引流直接有关的淋巴结群，包括肺门淋巴结、穹隆下淋巴结及气管旁淋巴结。肺内淋巴组织受累时，可在段或段以下支气管旁形成较大的黑色结节，易与肺内形成的结节性病变区别。

1．淋巴结内煤尘沉着 煤尘颗粒均居尘细胞内，少有游离存在。首先在髓窦内集聚，随着尘细胞增多，局部淋巴结结构消失，为吞噬黑色煤尘的巨噬细胞所代替，并可波及皮质。煤尘细胞间网状纤维增加。肺淋巴结归入的淋巴结内黑色粉尘沉着为非特异性（图 5-125 ～图 5-126）。非矿工随年龄的增长和生活条件不同，淋巴结内可见不同程度的黑色尘粒沉着，但与煤矿工人相比，在沉着量上有显著差异。煤尘细胞在淋巴结内显著增多是淋巴结色黑及肿大的原因之一。

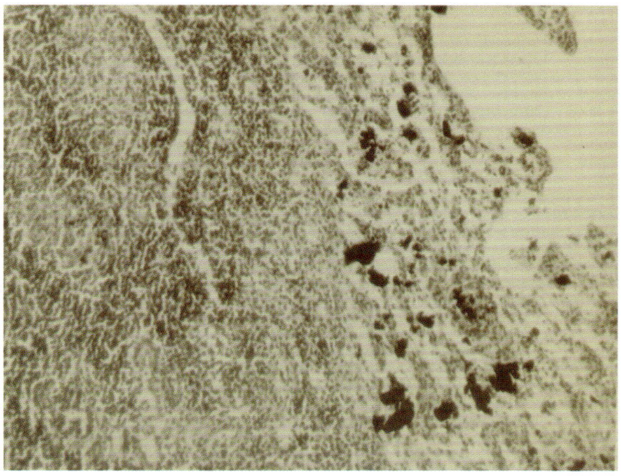

图 5-125 支气管旁淋巴样组织中煤尘沉着及细胞性结节
（HE，×40）

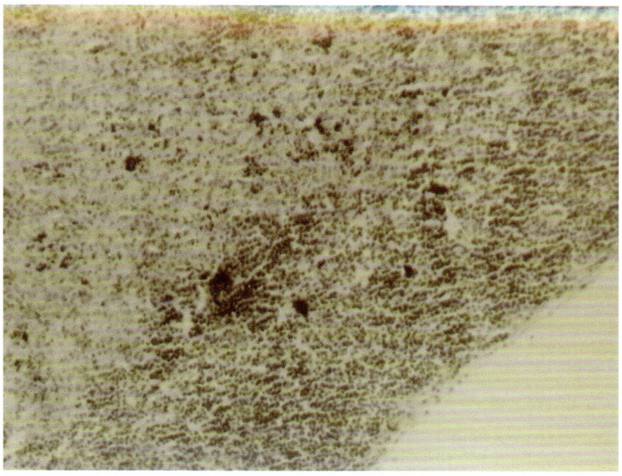

图 5-126 淋巴结内煤尘沉着伴纤维细胞性结节
（HE，×40）

2．淋巴结内尘性纤维化 系指煤尘沉着伴有成纤维细胞增生及胶原纤维形成。尘性纤维化区域淋巴结结构破坏消失。其范围大小不一，多先累及淋巴结髓质，后波及淋巴结大部，但于边缘区可残留淋巴结原有组织（图 5-127）。其形成或因粉尘中含有一定量的游离二氧化硅，或因淋巴结炎所致。

3．硅结节和煤硅结节 在煤尘沉着和尘性纤维化的背景上形成的硅结节或煤硅结节，不似在肺内因有明显煤尘沉着的外壳而易于区别。且二者本质相同，无须细致鉴别。但煤硅结节内胶原纤维间可有大量煤尘侵入（图 5-128 ~图 5-133）。

淋巴结内有密集的多数结节时可融合成块。融合块可为同心圆排列的胶原纤维构成的典型硅结节互相靠拢融合，还可为方向不定的束状走行玻璃样变胶原纤维构成，或两者变化兼有。淋巴结内结节性病变数目和融合块的大小，反映硅尘性病变的程度，对衡量吸入粉尘内的含硅量颇有借鉴价值。煤工尘肺多为混合性粉尘所致，硅尘最易沿淋巴廓清，以淋巴系统内硅尘性病变的多少来衡量吸入硅尘量。煤硅肺的淋巴结严重病变，亦如煤矿硅肺淋巴结硅尘性病变一样，可突破被膜侵入周围组织或互相融合粘连。值得提出的是，当淋巴结内未查出结节性病变，而肺内出现结节及大块纤维化时，提示煤硅肺淋巴结病变并非都能形成硅结节或煤硅结节。因此，不能将淋巴结煤硅结节形成与否作为诊断煤工尘肺的依据和条件。

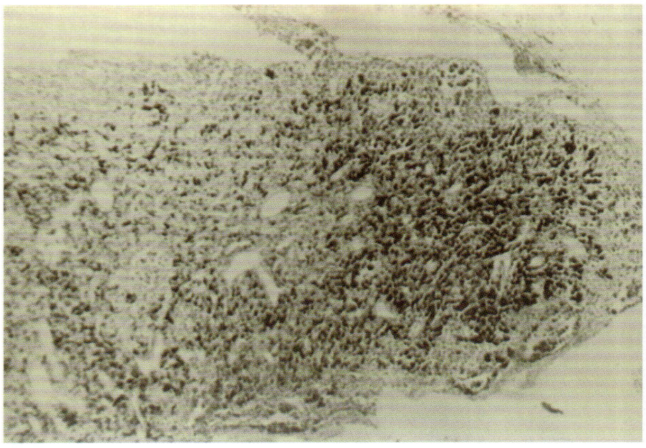

图 5-127 淋巴结内煤尘沉着及尘性纤维化
（HE，×100）

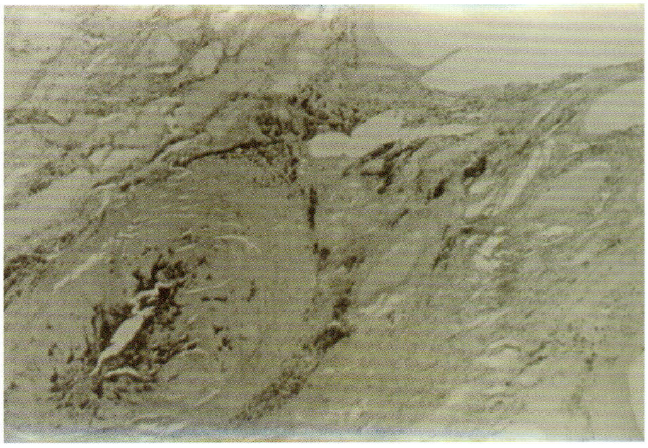

图 5-128 肺出血、煤硅结节内变性
（HE，×200）

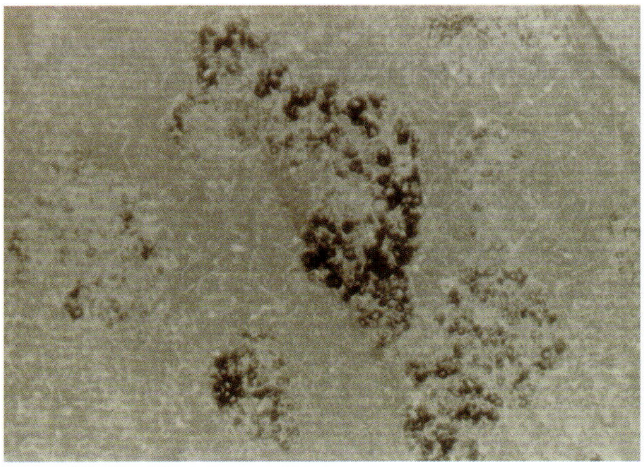

图 5-129 淋巴结的淋巴窦内煤尘沉积
（HE，×100）

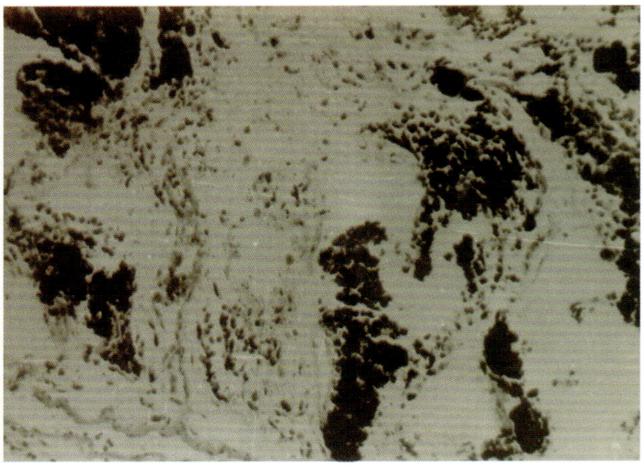

图 5-130 淋巴结门部淋巴管内煤尘栓
（HE，×100）

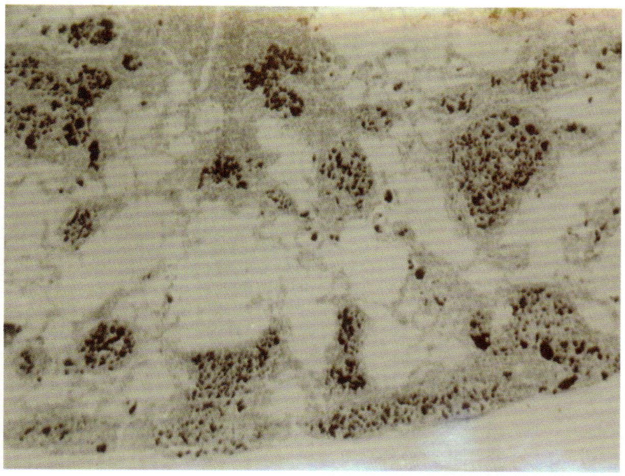

图 5-131 胸膜细胞纤维性结节
（HE，×100）

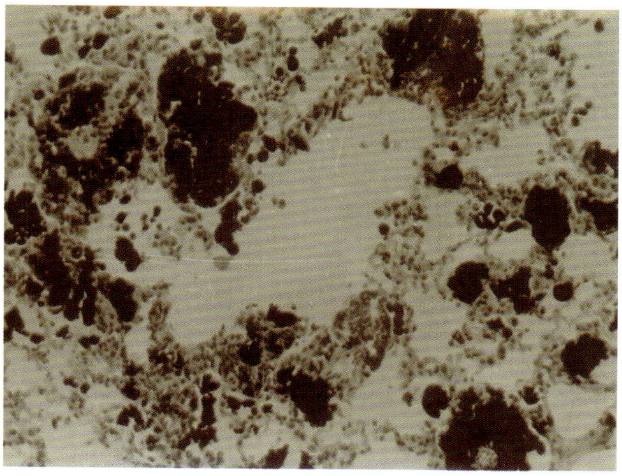

图 5-132 肺泡间质炎
（HE，×200）

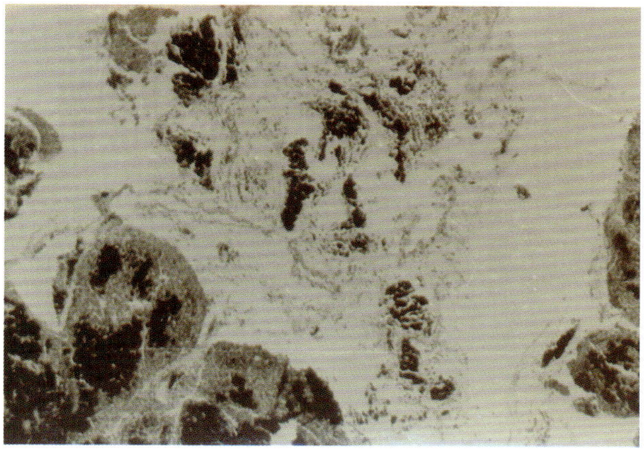

图 5-133 淋巴结门部淋巴管内煤尘栓
（HE，×200）

八、慢性支气管炎及肺气肿

慢性支气管炎是煤工尘肺常见的合并症，其病理变化为支气管壁黏液腺肥大增生，黏膜上皮杯状细胞增多，黏液分泌亢进，各级支气管腔内有黏液炎性分泌物潴留，黏膜柱状上皮有的部位呈鳞状上皮化生，各级支气管腔均可查见。支气管壁各层，尤其是黏膜下层有数量不等的炎细胞浸润，不伴有急性发作时，主要为淋巴细胞及浆细胞，在炎细胞间常可见吞噬煤尘的巨噬细胞。部分支气管壁可为尘性病变所破坏。各级支气管壁的外膜可有尘细胞沉着，以细、小支气管为显著，呼吸性细支气管壁尘细胞沉着最为明显，形成特有煤尘灶等。支气管炎性病变伴有尘细胞侵犯时，可称为“尘性支气管炎”。煤工尘肺合并支气管炎时可加重尘性腺泡中央型肺气肿，促使其发展成为破坏性全小叶肺气肿，甚至大泡性肺气肿（图 5-134 ～图 5-145）。

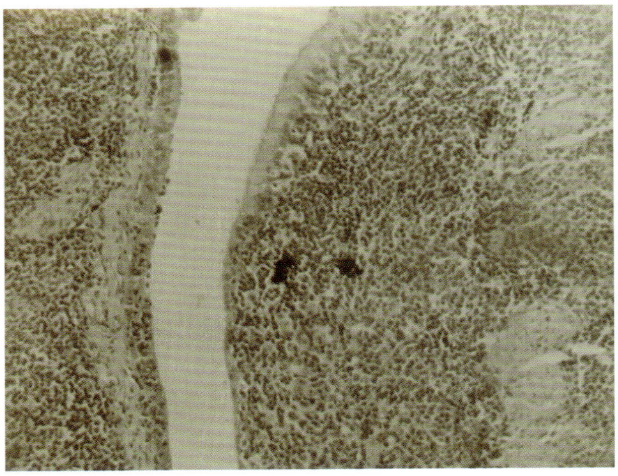

图 5-134 慢性支气管炎支气管壁内淋巴样组织增生，黏膜上皮炎细胞浸润
（HE，×40）

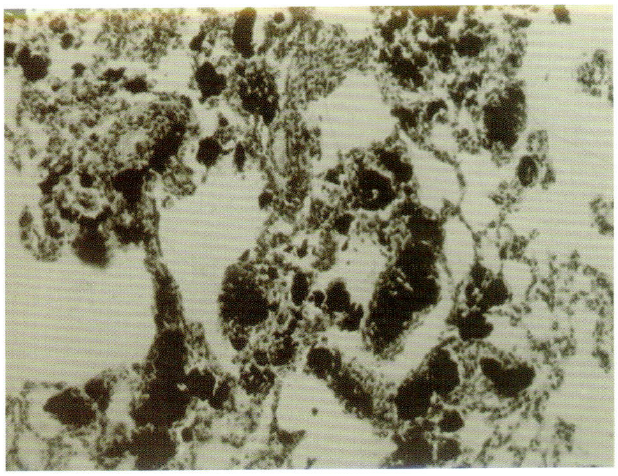

图 5-135 肺泡间隔间质性炎
（HE，×100）

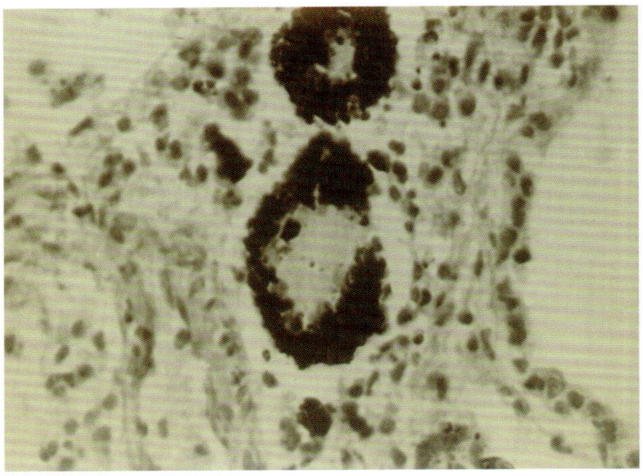

图 5-136 细支气管及小动脉周围炎症反应及异物巨细胞反应
（HE，×200）

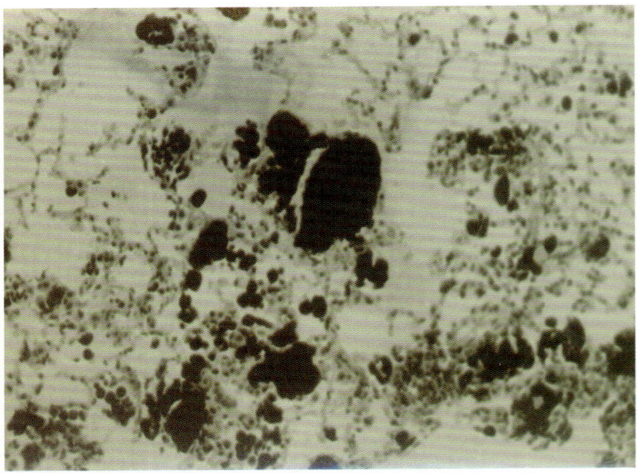

图 5-137 轻度肺间质性炎
（HE，×100）

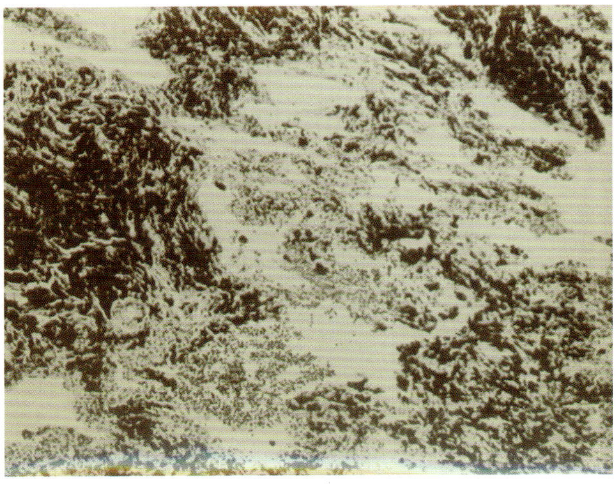

图 5-138 尘性间质纤维化伴慢性炎症
（HE，×200）

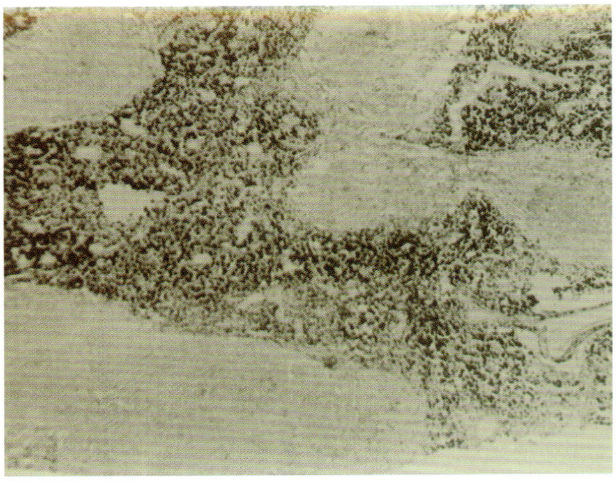

图 5-139 淋巴结内煤尘灶伴慢性炎症
（HE，×100）

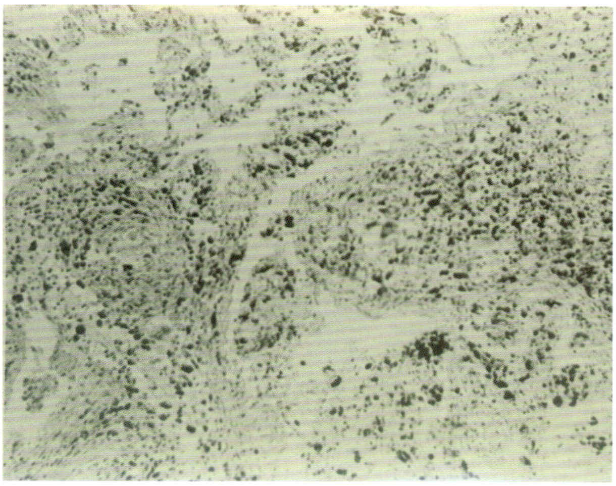

图 5-140 尘性与炎性纤维化交织在一起
（HE，×100）

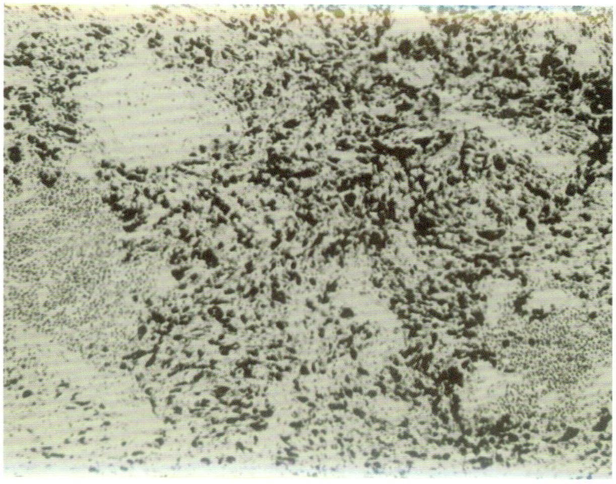

图 5-141 尘灶内淋巴细胞浸润
（HE，×100）

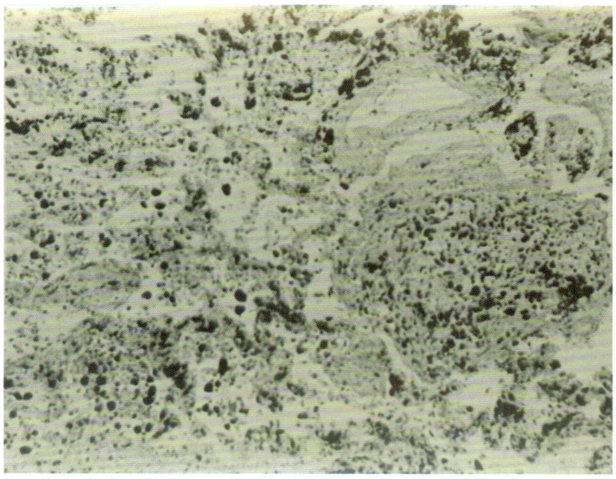

图 5-142 肉质变内尘细胞
（HE，×40）

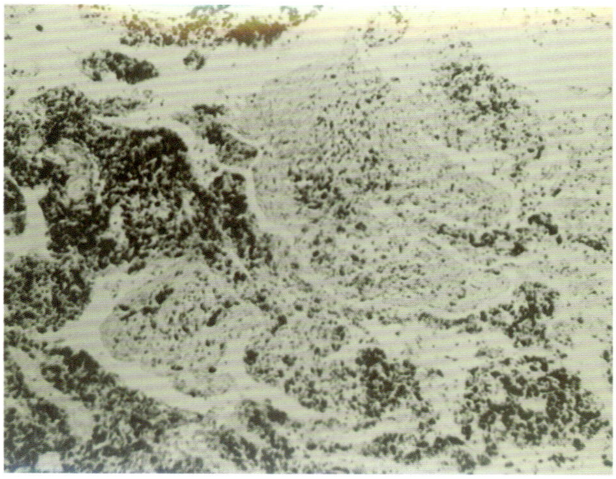

图 5-143 肺泡内肉质变内尘细胞沉着
（HE，×40）

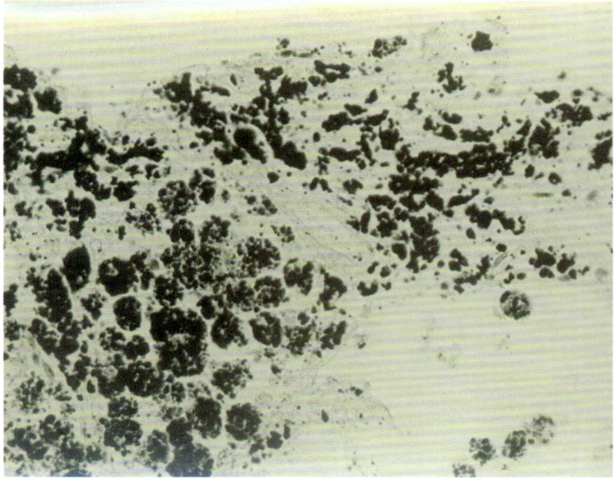

图 5-144 尘细胞及心衰细胞
（HE，×100）

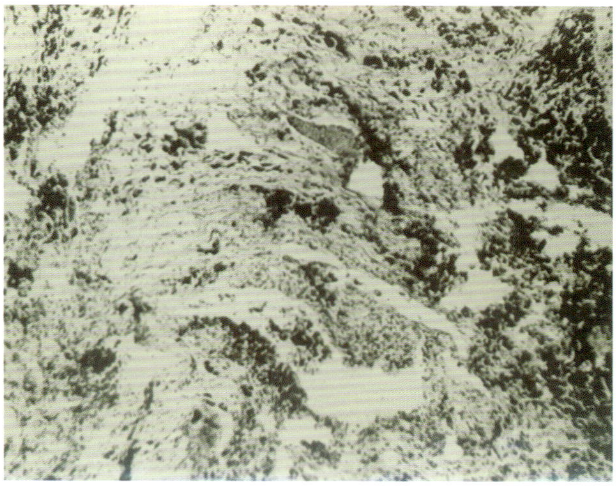

图 5-145 肺间质纤维化伴炎症
（HE，×100）

九、煤硅肺合并肺结核

煤矿工人通常情况下主要吸入的是大量煤尘和较少的硅尘。肺内产生的病变不同于硅肺。反映在临床上的特点是病程长，病变进展缓慢，单纯性尘肺少有并发症和症状，肺功能变化出现亦晚。一般需要 15 ~ 20 年才显现出尘肺的表现。当合并结核时，多数情况下会改变尘肺病变的性质，使之复杂而严重，促进疾病进展。

从病理变化来观察，与硅肺合并结核时基本相同，但因有大量煤尘参与病变形成，如为结合型则形成煤硅结核结节。多数情况是尘性病变、结核病变及煤硅结核结节同时存在，构成复杂图像。煤硅结核结节与硅肺结核结节的差异，只是中央干酪样坏死区内游离的煤尘颗粒较多，周围环绕的厚层结缔组织中，有大量煤尘沉着。有时可见煤硅结节或煤尘纤维灶中央发生干酪样坏死，煤尘位于周边，周围无组织反应，胶原纤维包裹层尚未形成。此外，还可查见煤硅结节旁出现结核结节，二者融合发生干酪样坏死，进而演化成煤硅结核结节。煤硅结核结节向治愈方向转化时，可见中央干酪样坏死区，出现蓝染的钙盐颗粒，增多时则成片状。当有大量煤硅结核结节形成，可密集融合成块，或与煤硅结节及煤尘灶等共同融合成块。干酪样坏死互相沟通，与支气管交通时，则形成大空洞。其性质与硅肺结核块状病变相同[17-18]（图 5-146）。当煤硅肺合并结核时，肺内病变甚为复杂，包括结核性病变、尘性病变与结核性病变结合的变化，以及尘性病变。结核所致纤维化与尘性纤维化交织在一起，不易分开（图 5-147 ~ 图 5-149）。煤硅肺合并结核在病理反应上绝非二者的相加，其病变累及范围广泛，进展迅速，病程缩短，可致严重后果。如煤硅结核结节的形成，乃是在灶状结节性病变基础上发生干酪样坏死，改变了比较稳定的尘性病变性质，使其迅速增大融合，甚至形成巨大顽固且不易愈合的空洞。因此煤硅肺患者肺结核病的防治至关重要。

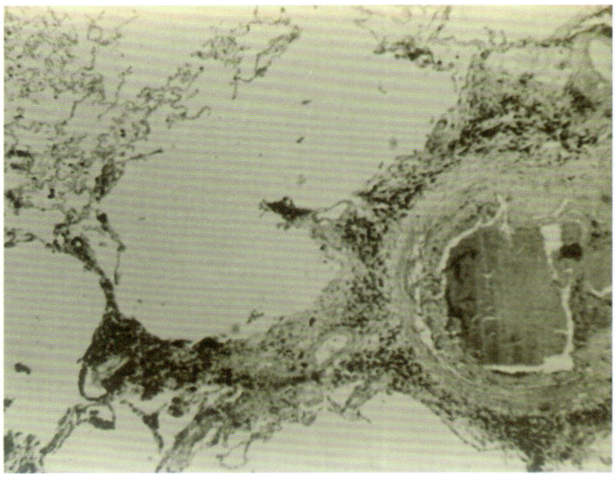

图 5-146 煤硅结核结节钙化 + 灶旁肺气肿
（HE，×40）

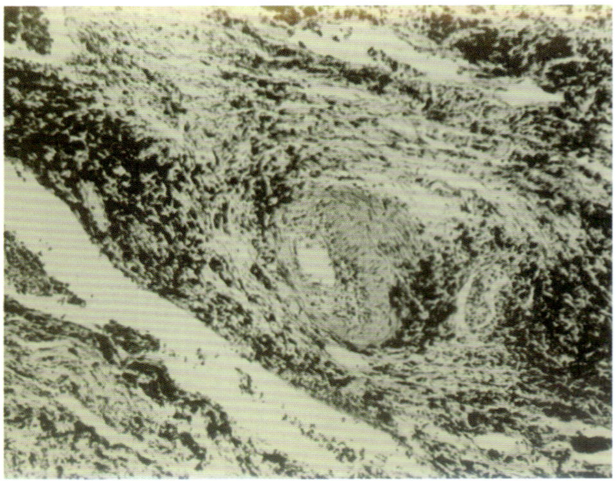

图 5-147 尘性纤维化伴血管内膜炎
（HE，×40）

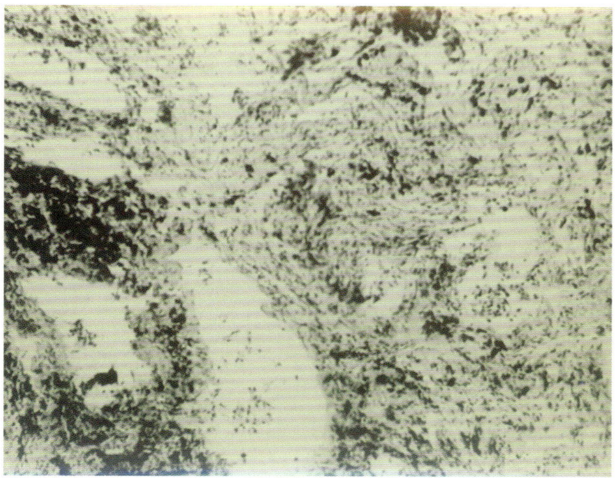

图 5-148 间质纤维化伴炎症
（HE，×40）

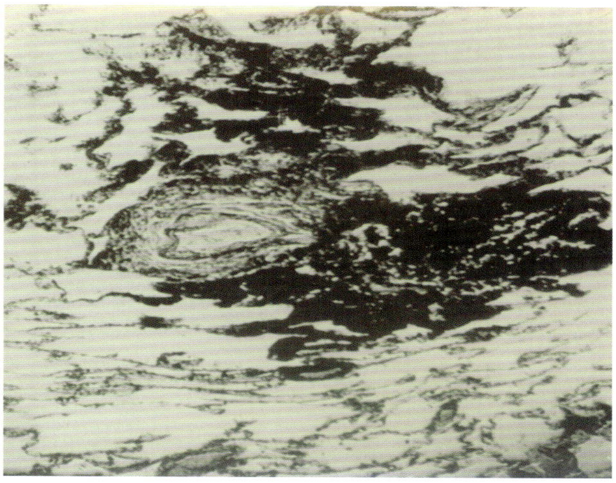

图 5-149 煤尘纤维灶内血管内膜炎
（HE，×40）

参考文献

[1] 中华人民共和国卫生部国家劳动总局转发《矽（尘）肺病理诊断分期标准（试行方案）》（78）卫护字第 571 号，（78）劳卫字第 17 号．

[2] 煤矿尘肺．煤矿尘肺编写组．北京：煤炭工业出版社，1987.

[3] 煤工尘肺病理诊断标准研究组．煤矿工人肺部病理变化与煤矽肺病理诊断分期的关系．全国煤工尘肺诊断标准研究资料选编．煤炭工业部，1983，117-129.

[4] 李德源．煤肺与煤矽肺病理特点及诊断分期 . 卫生研究，1978，1：45-52.

[5] 王洪源，李毅，张岩松，等．对尘肺病理诊断标准的修订建议．中华预防医学杂志，1998，32（6）：374-375.

[6] 山东省医科院病理研究室．煤工尘肺肺气肿的发病机制及其意义的探讨．全国尘肺病理诊断标准工作会议资料．1983，11. 南宁．

[7] 司徒锐．煤矽肺的病理．医学资料选编，1978，1.

[8] 李铁生，李洪珍．煤矿工人尘肺结节性病变的观察．煤矿医学，1981，3（2）：1-4.

[9] 李洪珍，李铁生．生产性粉尘在肺内沉着．煤矿医学，1981，3（3）：31-34.

[10] 李洪珍，李铁生．煤矿尘肺的基本病理变化． 煤矿医学，1982，4（增）：72-74.

[11] 李洪珍，李铁生．煤矿尘肺的病理类型．煤矿医学，1982，4（增）：75-77.

[12] 李铁生，李洪珍．间质硬化型矽肺的病理观察．煤矿医学，1980，1：30-35.

[13] 李洪珍，李铁生．120 例煤矿工人肺部病理变化与煤矽肺病理诊断的关系．职业卫生与病伤，1989，4（1）：1-4.

[14] Heppleston AG.The pathological recognition and pathogenesis of emphysema and fibrocystic disease of the lung with special reference to coal workers（CWP）. Annals New York Acedemy of Science，1972，200：347-369.

[15] 李琪佳，李洪珍，王洪源．42 例煤矿尘肺块状纤维化病理观察．中华病理杂志，1993，22（4）：204-206.

[16] 沈国安，徐培云，孙颖．煤工尘肺大块纤维化——附 12 例病理观察．中华劳动卫生职业病杂志，1985，3（1）：20-23.
[17] 徐英含，李万德，裘敏萝，等．钙盐对矽肺发展的影响的实验性研究．煤矿医学，1981，3（5）：15-18.
[18] 孟昭阁．矿山矽肺与结核防治 . 北京：能源出版社，1985.

第六章

煤肺病理

第一节　概　述

单纯煤尘的致病作用长期以来一直存在争议，经临床多年的动态观察和X线胸片改变以及急、慢性动物染尘所见证实了煤尘的致病性。工作在煤矿的采煤工、支柱工以及地面煤仓装卸工，由于其接触的主要是含游离二氧化硅含量较低（5%以下）的煤尘，因此总结得出：吸入含硅量低的煤尘，在肺及其淋巴组织内形成的病变，应以煤尘性病变为主，即有煤斑、煤尘灶、灶旁肺气肿、煤尘性间质纤维化等；而不应有典型的硅尘性病变及煤硅结节和硅结节的形成，故应对煤肺和煤硅肺加以区别。我国单纯从事采煤的工人为数较少，单纯煤肺患病率较低，不到1%，煤肺病变进展较慢，很少发展到三期煤肺。但是，煤矿采煤工作面生产种类多样化，使得工作环境出现多样性，即可同时接触到煤尘、硅尘和煤硅混合粉尘等，因此将采煤工所患的尘肺统称为煤肺并不确切，也有可能部分为煤硅肺，不应一概而论[1-3]。

煤肺的病变特点主要为胸膜表面及肺内的煤斑、煤尘灶、腺泡中央型肺气肿（灶周气肿）及间质纤维化。但只有当上述病变累及肺组织一半以上时，才可诊断为煤肺。

肺门及肺淋巴归入的各组淋巴结，色黑、质较软，略增大，不融合。镜检见淋巴结内有大量煤尘细胞滞留，有时可见轻度纤维化。淋巴结被膜完整[4-5]。

第二节　煤肺的病理变化

一、大体观察

胸膜表面有大小不等的煤斑，质软，互相融合成片（图6-1）。切面上，可见肺内煤斑、煤尘灶及腺泡中央型肺气肿。随着病变发展，趋于密集。右肺多于左肺，上叶多于下叶，背侧多于腹侧（图6-2）。大量煤尘沉着时，肺实质变为乌黑，临床上出现呼吸系统症状。患者有多年的采煤史，主要表现为肺内小血管周围、小支气管周围及呼吸性细支气管壁大量煤尘沉着，伴有腺泡中央型肺气肿。肺内煤斑及肺内局限性煤尘沉着，可能是煤尘沉着所致的病损，病变较重时则弥漫而广泛。与灶状、结节性病变可同时存在。煤尘灶可相互融合达 2 cm，肺实质较软，色黑。随着病变的发展，病灶趋于密集。煤斑及煤尘灶周围均可见灶周肺气肿[6-7]（图 6-3 ～图 6-6）。

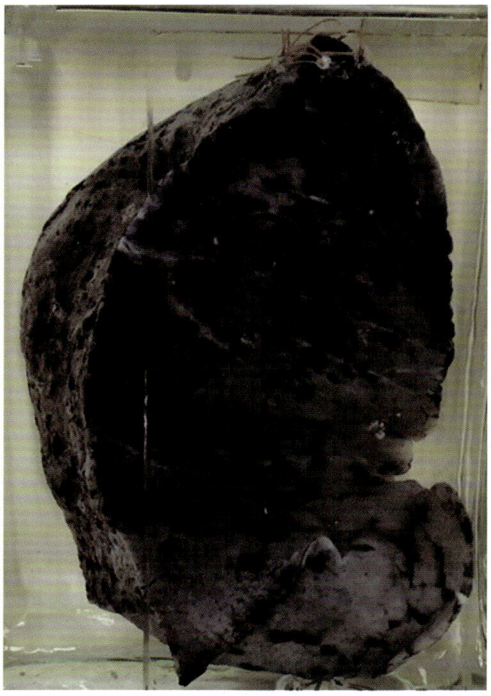

图 6-1　肺表面
胸膜表面弥漫分布圆形、不规则形黑色煤斑

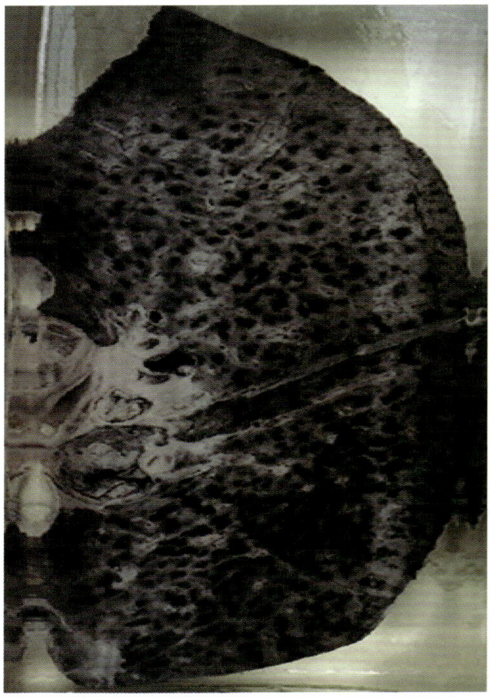

图 6-2　肺切面
肺内煤斑，肺门淋巴结内煤尘沉着

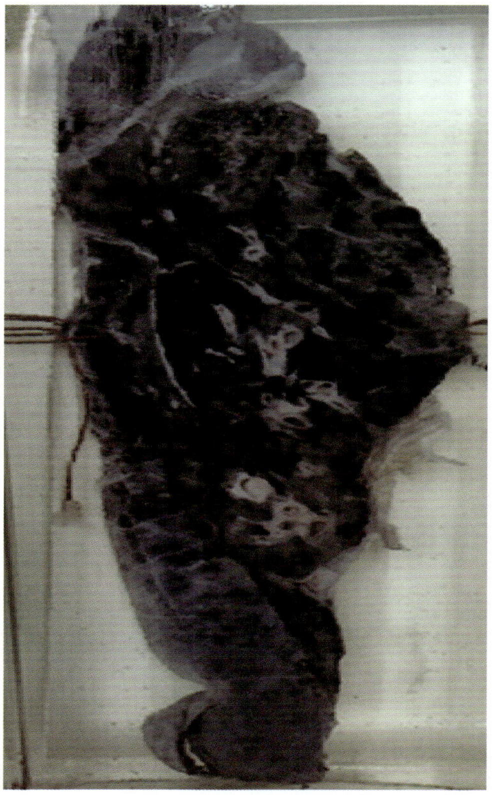

图 6-3　肺内煤斑、煤尘灶及囊泡性肺气肿

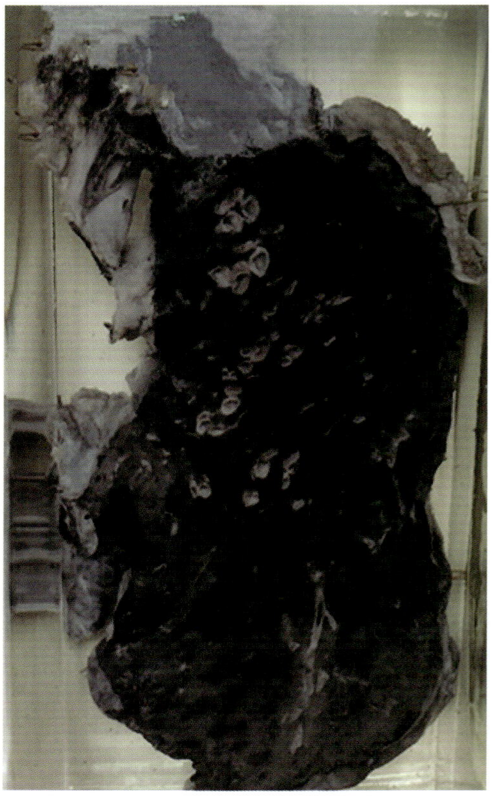

图 6-4　肺内煤斑、煤尘灶及间质纤维化

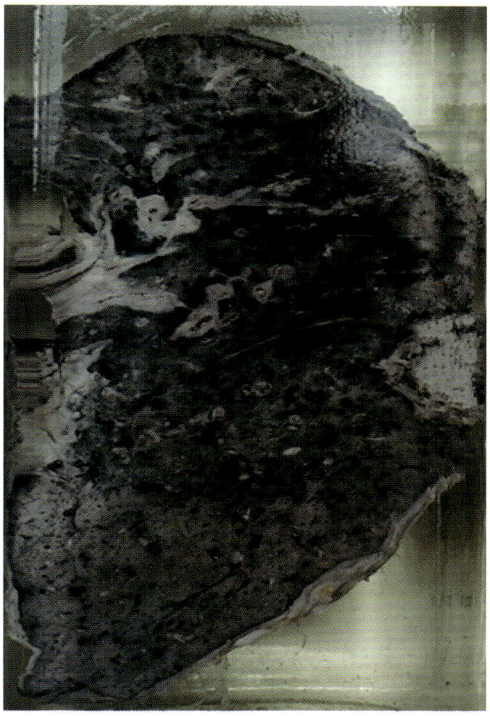

图 6-5 肺内煤斑及尘性间质纤维化

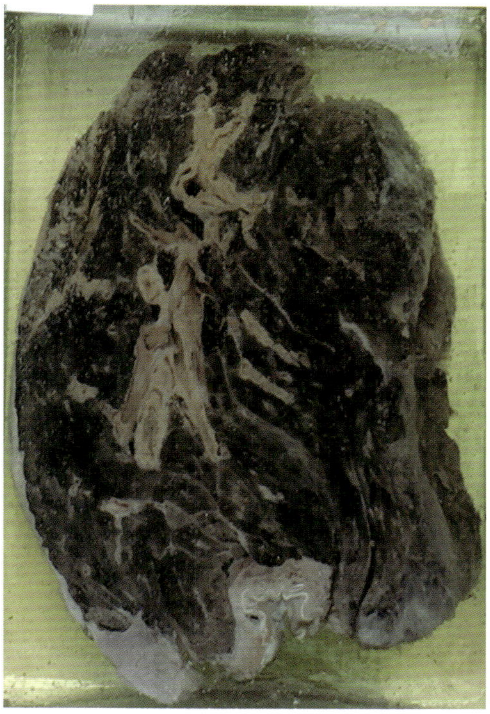

图 6-6 肺内煤斑、肺气肿、尘性间质纤维化及胸膜肥厚

当累及肺门、支气管旁及肺内淋巴结，病变直径可达 1 ~ 1.5 cm，质地较正常淋巴结硬，切面灰黑或墨黑（图 6-7）。

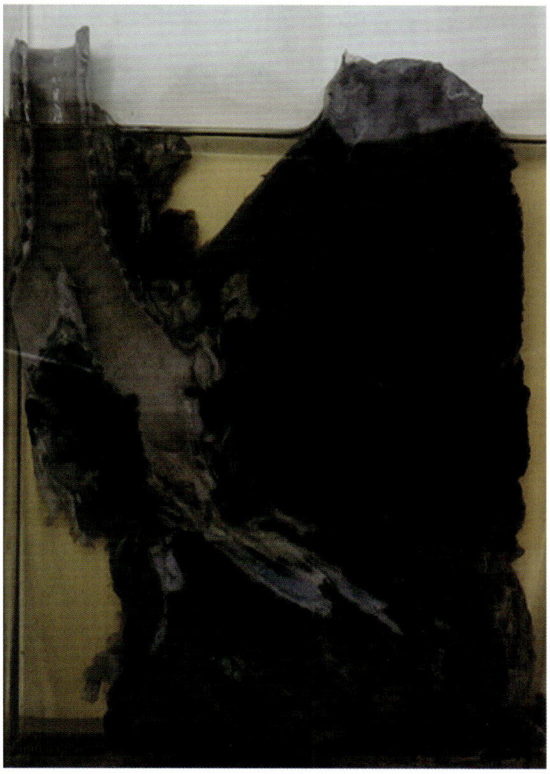

图 6-7 肺内煤斑、淋巴结内粉尘沉着及尘性间质纤维化

二、镜下观察

1．煤斑 包括胸膜煤斑及肺内煤斑。

煤肺的煤斑与煤硅肺的煤斑同样可形成于胸膜及肺内。胸膜面可见大小不等的黑斑或黑色条纹，为胸膜内、胸膜下或胸膜与小叶间隔连接处，大量吞噬煤尘的巨噬细胞（煤尘细胞）聚集。煤尘细胞呈圆形、椭圆形或梭形，胞质中含有多数黑色匀细尘粒。煤尘细胞间有网状纤维或少量胶原纤维增生。肺内煤斑是由沉着在细、小支气管和小血管周围，以及呼吸性细支气管壁上的煤尘细胞及纤维成分构成，此等改变可沿邻近肺泡间隔向四周延伸，直径一般不超过 0.5 mm（图 6-8 ～图 6-11）。

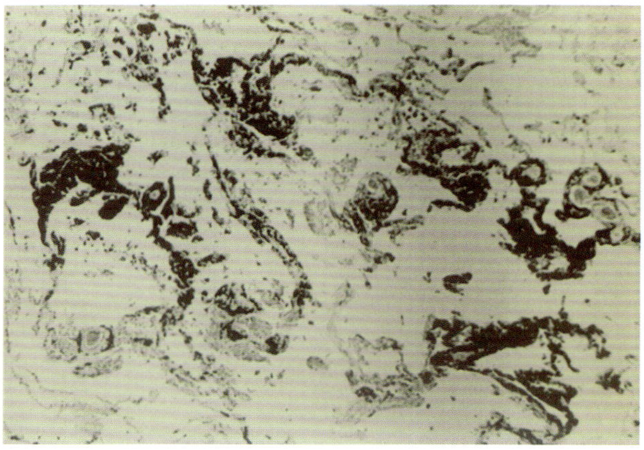

图 6-8 肺内煤斑
（HE，×200）

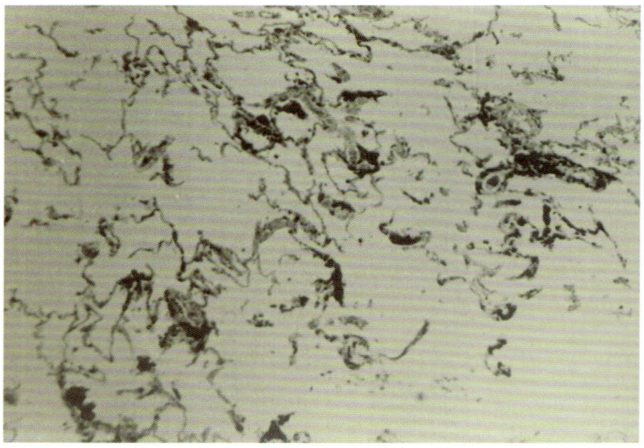

图 6-9 肺内煤斑早期
（HE，×100）

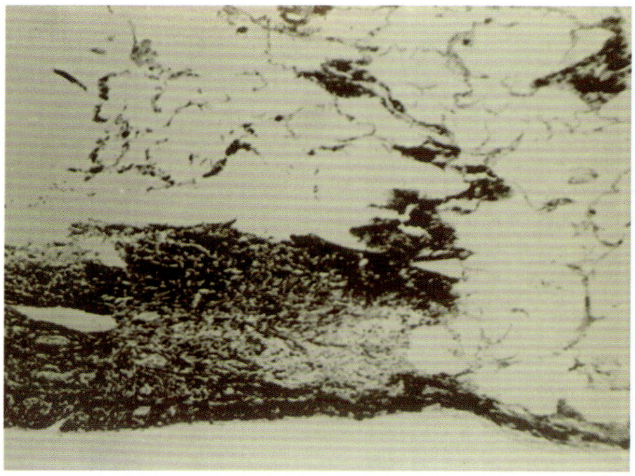

图 6-10 胸膜煤尘细胞灶
（HE，×200）

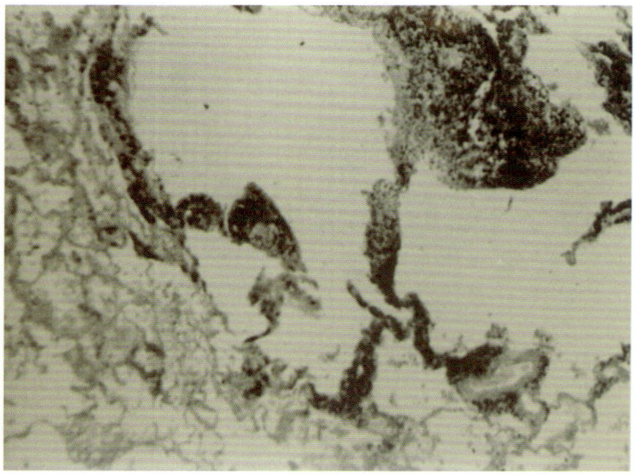

图 6-11 肺内煤斑出血
（HE，×200）

2．煤尘细胞灶　位于肺泡腔、肺泡壁、支气管、血管周围以及胸膜下，可见数量不等的煤斑和煤尘灶聚集。巨噬细胞吞噬煤尘后形成了尘细胞。煤尘和煤尘细胞在细小支气管周围，特别是肺泡壁最为多见（图 6-12 ~图 6-15）。

3．煤尘纤维灶　形态不规则，呈多角形或星芒状，周边有突起，大小不等。为支气管壁及其周边所属肺泡腔内煤尘蓄积，逐渐使肺泡壁增厚、衔接或汇合变为实质性病灶，并随着病变的进展出现纤维化。早期以网状纤维为主，后期为少量或中等量的纤维组织呈条索状或不规则状排列构成煤尘纤维灶[8-9]（图 6-16 ~图 6-19）。

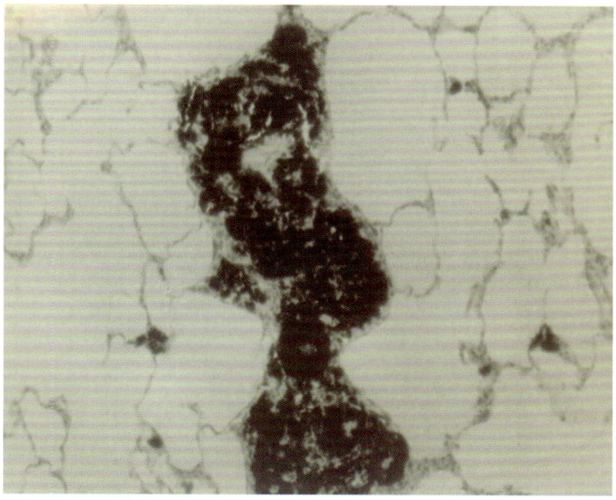

图 6-12　煤肺煤尘灶及灶周肺气肿（HE，×200）

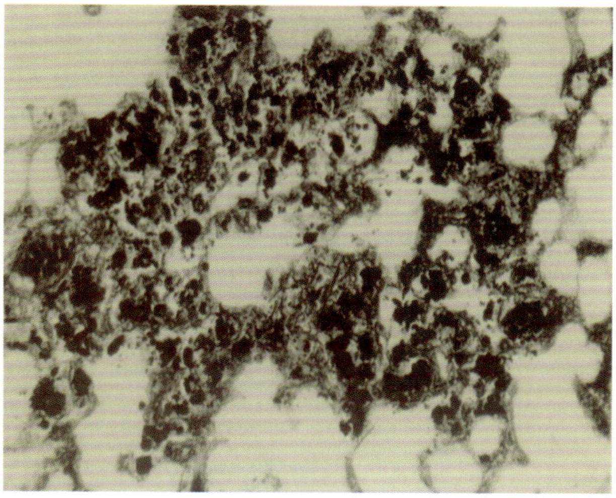

图 6-13　尘灶内纤维组织增生（HE，×200）

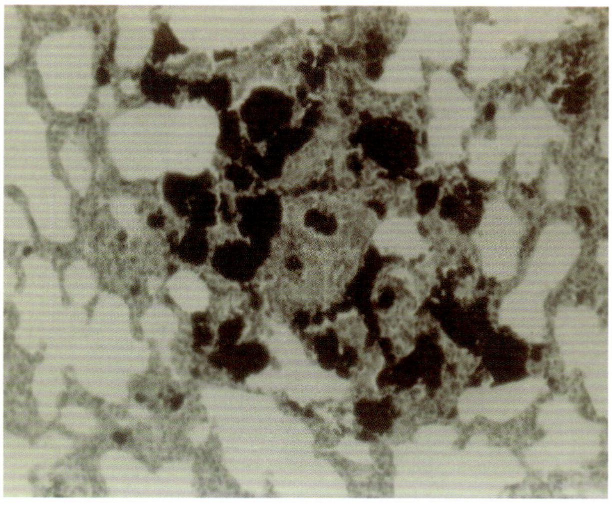

图 6-14　煤尘沉积肺泡上皮呈腺样增生（HE，×200）

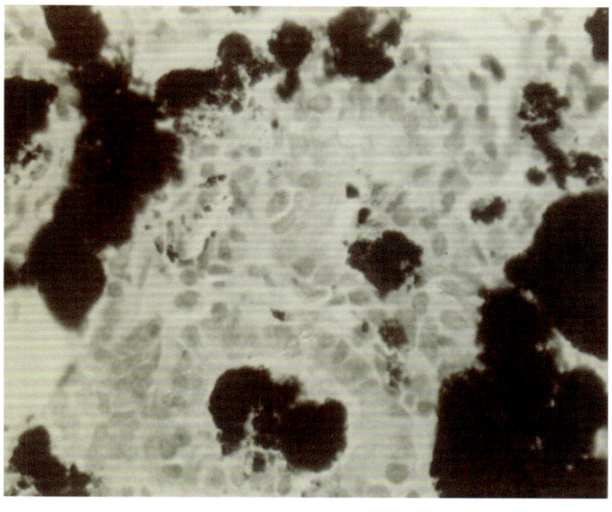

图 6-15　煤尘沉积肺泡上皮呈腺样增生（HE，×400）

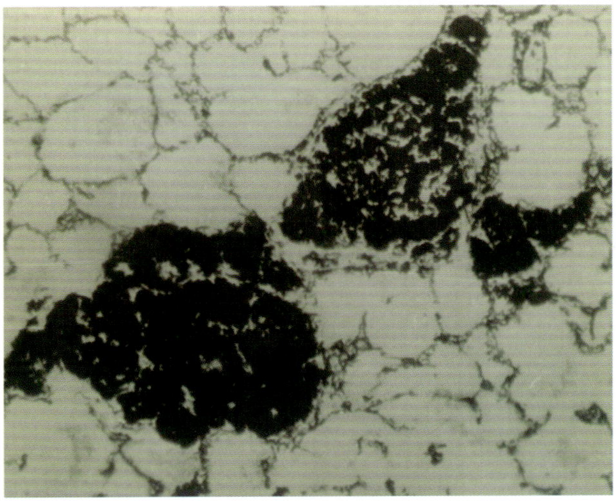

图 6-16 煤尘灶
（HE，×200）

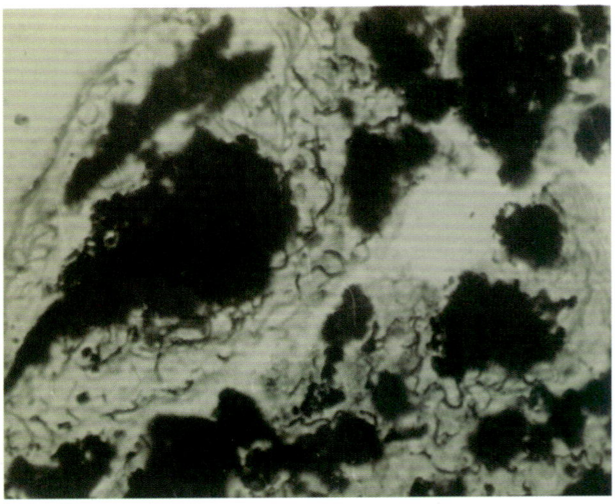

图 6-17 煤尘灶
（HE，×200）

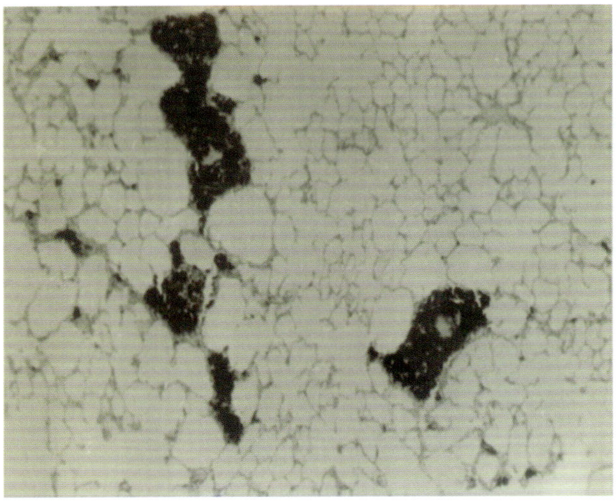

图 6-18 煤尘灶及灶周肺气肿
（HE，×100）

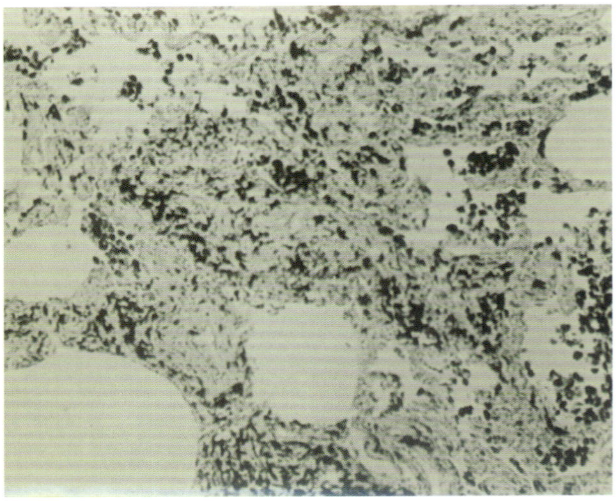

图 6-19 尘性间质纤维化尘细胞及心衰细胞
（HE，×200）

4．肺气肿 灶周肺气肿是煤肺病理的主要特征之一。多见于煤尘纤维灶周围，可见煤尘纤维灶所在的周围呼吸性细支气管膨大，形成膨胀性腺泡中央型肺气肿。这是因为游离煤尘和煤尘细胞在呼吸性细支气管周围堆积，使支气管壁平滑肌等结构受损而导致灶周肺气肿的形成。如果病变继续发展，则膨胀性气肿囊腔会进一步扩大、破裂，而发展成破坏性不规则型腺泡中央型肺气肿（图6-12，图 6-18）。

5．间质纤维化 在肺泡间隔、小叶间隔周围及血管、支气管周围的间质均可见到程度不等的纤维结缔组织增生。肺内血管周围早期有大量的煤尘和煤尘细胞成套管状排列，其内层为增生的纤维结缔组织。上述成分使得血管壁内膜增厚，管腔狭窄呈裂隙状。另外，血管周围常常伴有慢性支气管炎病变，为尘性病变导致[10-11]（图 6-20 ~图 6-33）。

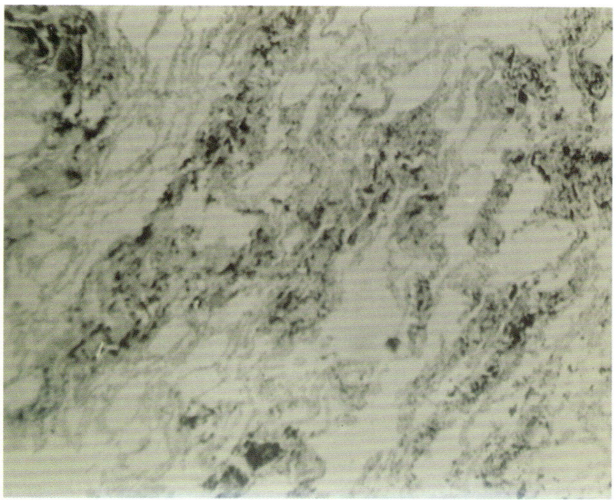

图 6-20　尘性间质纤维化
（HE，×200）

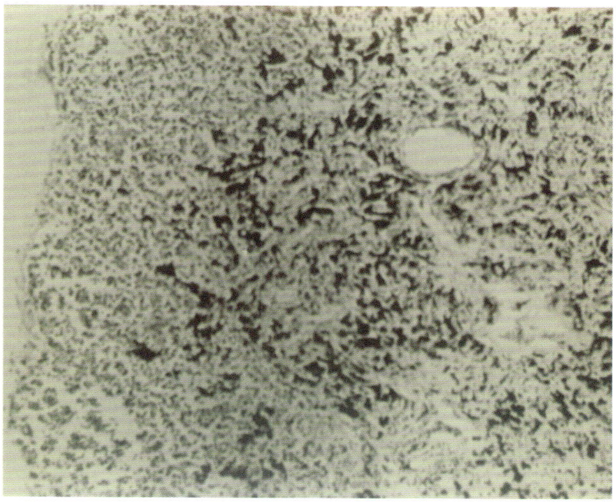

图 6-21　淋巴结粉尘沉着性及尘性纤维化
（HE，×100）

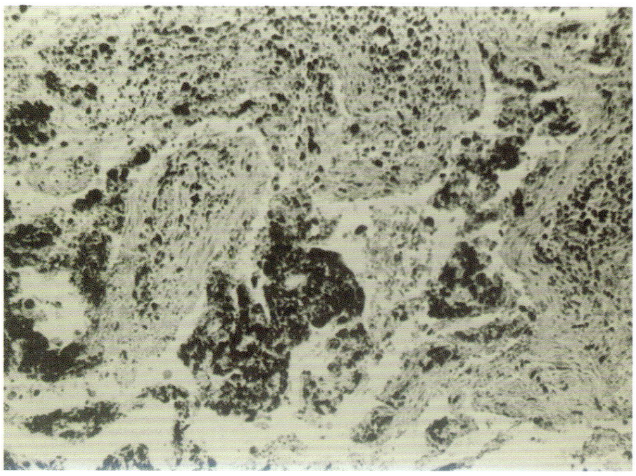

图 6-22　肉质样变内尘细胞沉着
（HE，×200）

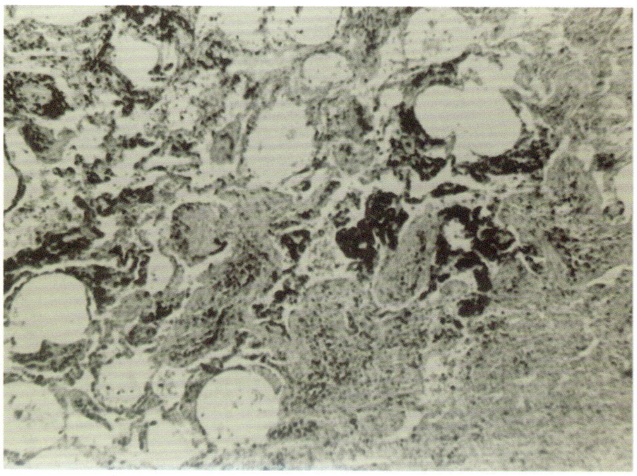

图 6-23　肉质样变内尘细胞沉着
（HE，×200）

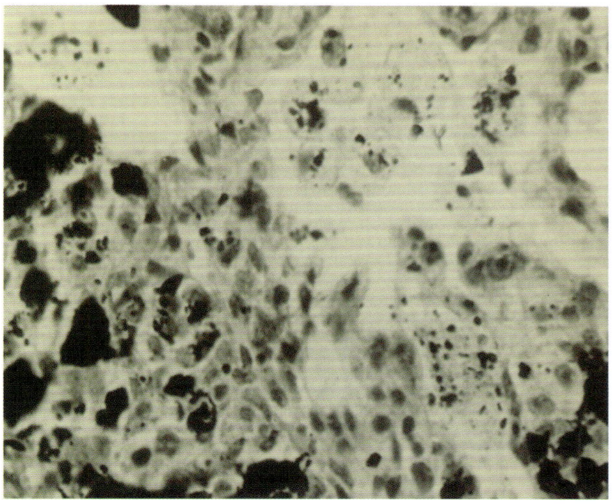

图 6-24　煤肺泡沫样尘细胞及细胞性结节
（HE，×200）

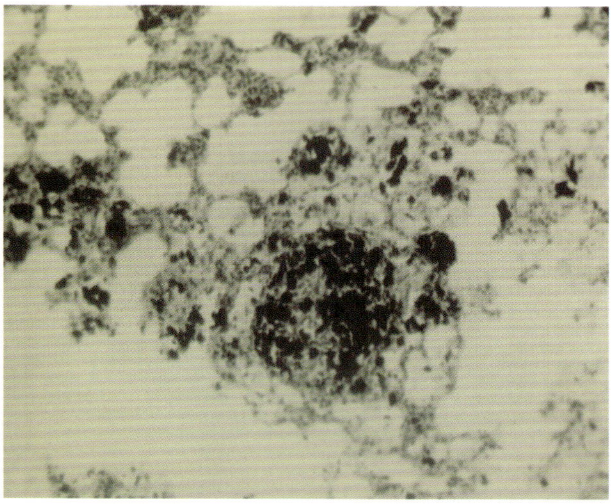

图 6-25　细胞性结节
（HE，×200）

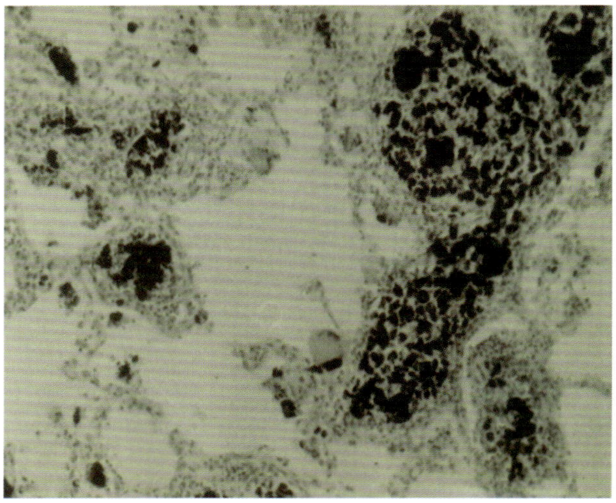

图 6-26 细胞性结节及肺泡内异物巨细胞
（HE，×200）

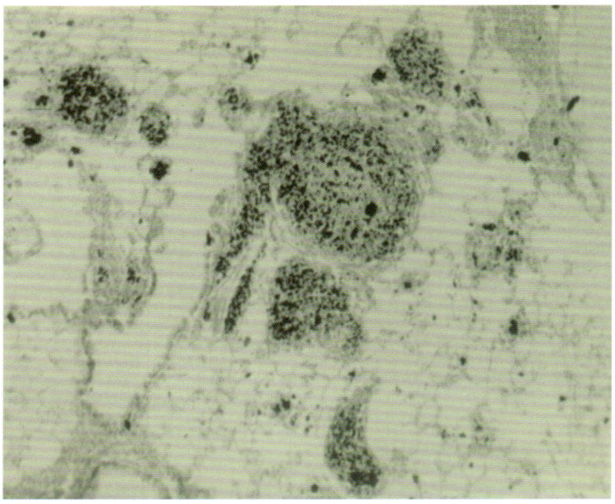

图 6-27 煤肺纤维细胞性结节
（HE，×100）

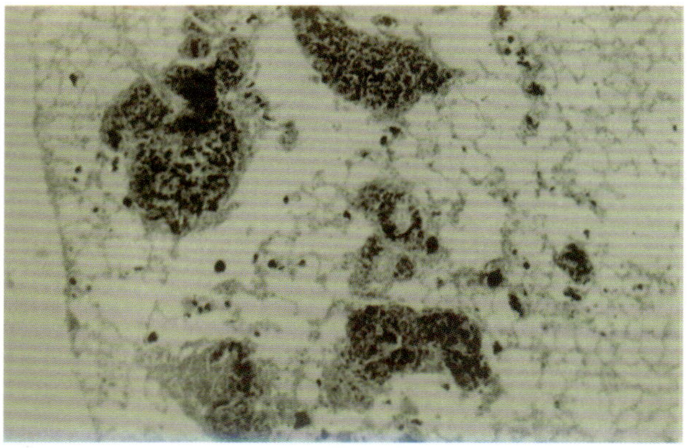

图 6-28 纤维细胞性结节
（HE，×100）

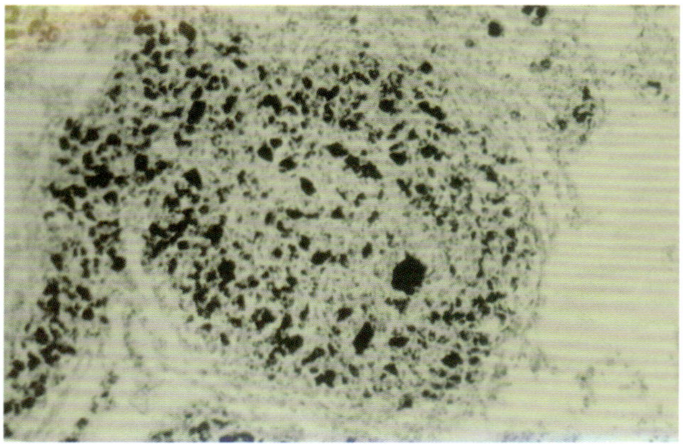

图 6-29 纤维细胞性结节分布
（HE，×100）

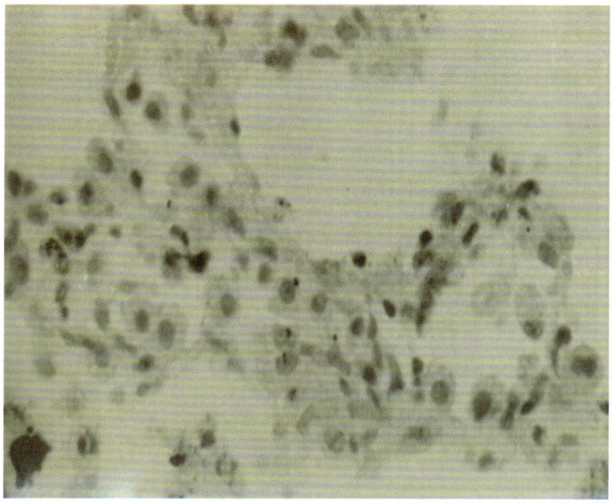

图 6-30 肺泡上皮细胞泡沫细胞化
（HE，×200）

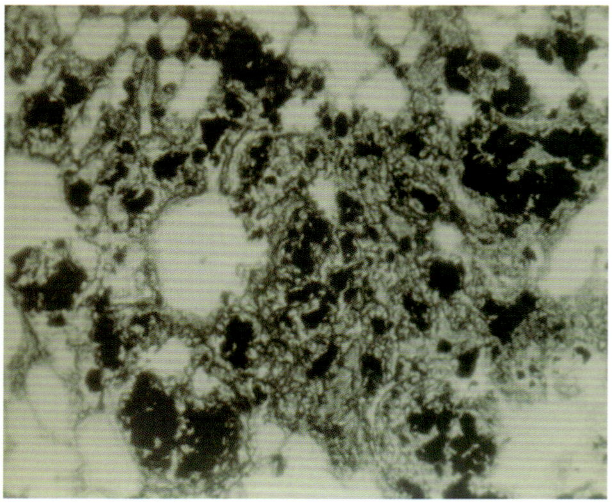

图 6-31 煤尘纤维灶
（HE，×200）

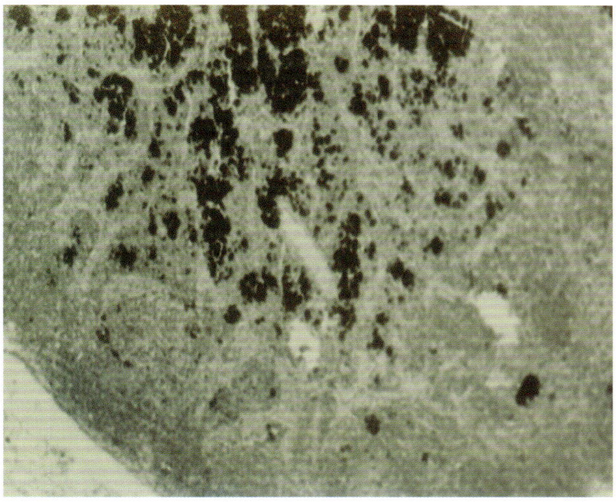

图 6-32　煤尘肺泡间质性炎
（HE，×100）

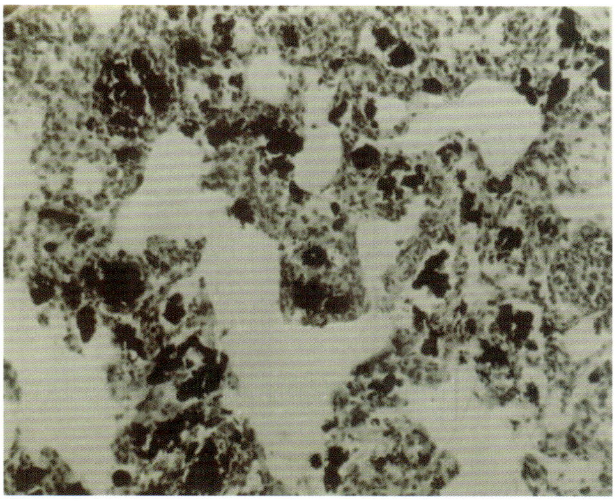

图 6-33　淋巴结内煤尘沉积
（HE，×200）

6．淋巴结病变　淋巴结边缘窦内可见煤尘细胞、单核细胞及淋巴细胞。严重者在皮髓质内同时可见煤尘细胞、煤尘颗粒以及煤尘细胞灶和煤尘纤维灶[12]（图 6-34 ～图 6-37）。

总之，硅肺、煤硅肺、煤肺三者的区别主要是病理形态学角度的差异。煤尘纤维灶与硅结节及煤硅结节在形态特征上的区别主要在于发生部位、外形、胶原纤维排列方式、结节类型、是否伴有肺气肿以及含硅量的多少。硅结节及煤硅结节多发生于肺内及淋巴结，圆形、境界清楚，呈同心圆状、漩涡状胶原纤维排列方式；结节类型有细胞性、纤维性及玻璃样变性结节；伴有灶周及大泡性肺气肿；结节内含硅量较高。煤尘纤维灶多发生在呼吸性细支气管周围，呈多角形或不规则型，胶原纤维呈不规则条索状排列，结节类型为煤尘细胞灶和煤尘纤维灶；常可伴有灶周肺气肿。

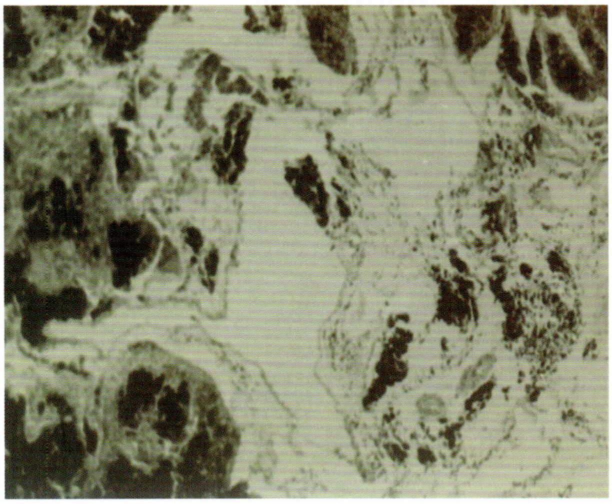

图 6-34　淋巴结门部煤尘栓
（HE，×200）

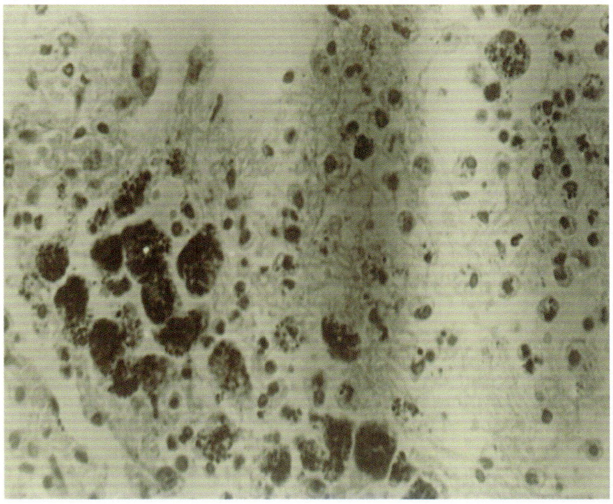

图 6-35　肺泡炎，细胞间隔尘细胞
（HE，×200）

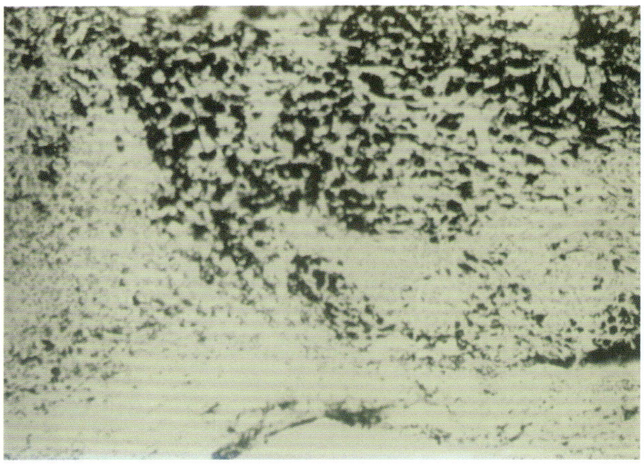

图 6-36　煤尘灶内非特异性炎症
（HE，×100）

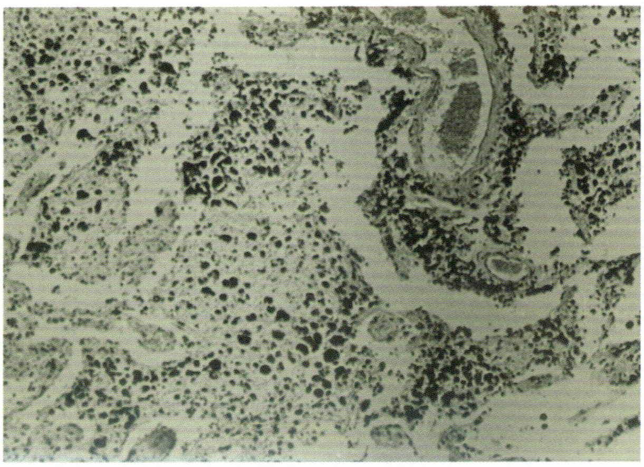

图 6-37　肺泡内游离的尘细胞
（HE，×100）

参考文献

[1] 中华人民共和国卫生部国家劳动总局转发《矽（尘）肺病理诊断分期标准（试行方案）》（78）卫护字第 57 号，（78）劳卫字第 17 号 .

[2] 煤矿尘肺编写组．煤矿尘肺．北京：煤炭工业出版社，1987.

[3] 煤工尘肺病理诊断标准研究组．煤矿工人肺部病理变化与煤矽肺病理诊断分期的关系．全国煤工尘肺诊断标准研究资料选编．煤炭工业部，1983，117-129.

[4] 李洪珍，李铁生．120 例煤矿工人肺部病理变化与煤矽肺病理诊断的关系． 职业卫生与病伤，1989，4（1）：1-4.

[5] 山东省医科院病理研究室．煤工尘肺肺气肿的发病机制及其意义的探讨．全国尘肺病理诊断标准工作会议资料 .1983，11. 南宁 .

[6] 李铁生，李洪珍．煤矿工人尘肺结节性病变的观察．煤矿医学，1981，3（2）：1-4.

[7] 李洪珍，李铁生．生产性粉尘在肺内沉着．煤矿医学，1981，3（3）：31-34.

[8] 李洪珍，李铁生．煤矿尘肺的基本病理变化．煤矿医学，1982，4（增）：72-74.

[9] 李洪珍，李铁生．煤矿尘肺的病理类型．煤矿医学，1982，4（增）：75-77.

[10] 李铁生，李洪珍．间质硬化型矽肺的病理观察．煤矿医学，1980，1：30-35.

[11] Heppleston AG. The pathological recognition and pathogenesis of emphysema and fibrocystic disease of the lung with special reference to coal workers（CWP）. Annals New York Acedemy of Science 1972，200：347-369.

[12] 李德源．煤肺与煤矽肺病理特点及诊断分期．卫生研究，1978，1：45-52.

第七章

煤工尘肺合并症病理

第一节　煤工尘肺合并症概述

一、煤工尘肺合并症的概念

煤工尘肺合并症指煤尘长期刺激损伤呼吸道黏膜、破坏呼吸道以及肺的防御功能，导致机体免疫功能下降而引起的呼吸系统、心血管系统及其他系统的一系列疾病[1]。

煤工尘肺是以肺部纤维性病变为主的全身性疾病，尘肺患者不仅表现为上呼吸道的防御功能降低，还表现出全身免疫功能低下[2]，因此在煤工尘肺的发生发展过程中，可出现一系列的全身并发症和合并症。中晚期煤工尘肺患者常常合并多种并发症和合并症，往往影响着患者的预后，促使其病情恶化。因此对于煤工尘肺患者的治疗，除了要关注原始疾病造成的病理变化，还要积极预防和治疗合并症和并发症。

二、煤工尘肺合并症的疾病或病变种类

煤工尘肺合并症的疾病和病变种类较多，主要包括肺内合并症和肺外合并症。

肺内合并症主要为呼吸道感染性疾病和肺结核，呼吸道感染性疾病发病率最高的是慢性支气管炎，其次是化脓性支气管炎和小叶性肺炎，少数可见间质性肺炎、大泡性肺气肿、肺结核病、原发性肺癌、支气管扩张症、肺脓肿、肺真菌病、肺蛋白沉着症类风湿关节炎等[3]。

肺外合并症包括肺源性心脏病（简称肺心病）、自发性气胸，肝疾病主要表现为慢性活动性肝炎，以及肾疾病等。其中主要以肺心病和自发性气胸为主。

第二节　煤工尘肺合并呼吸道感染性疾病病理

呼吸道是人体与外界直接相通的器官之一，具有一定的防御功能，因此健康人的下呼吸道能经

常保持无菌状态。由于呼吸道与外界相通，因此外环境中的有害气体、粉尘、病原微生物及某些致敏原易侵入肺内引起疾病。呼吸道具有其特有的保护装置，能够防止有害因子的侵入和损伤，呼吸系统的保护作用包括气管、支气管和细支气管黏膜表面被覆的纤毛状上皮和杯状细胞，与黏膜下的浆液和黏液腺构成了呼吸系统的黏液纤毛排送系统，具有较强的净化功能，可将吸入空气中直径 2 ~ 10 μm 的粉尘微粒及病原体以咳痰的方式排出体外。小于 2 μm 的粉尘微粒及有害物质进入肺泡内时被巨噬细胞吞噬，形成尘细胞；肺泡巨噬细胞可分泌中性蛋白酶、酸性水解酶、溶菌酶及过氧化物酶等有较强的消化降解能力的物质；如吸入的病原体具有抗原性物质，经巨噬细胞吞噬后还可将抗原信息传递给淋巴细胞，激发体液及细胞免疫。

一、煤工尘肺合并呼吸道感染性疾病的发病机制

煤工尘肺患者最易出现的并发症为呼吸系统感染，尤其是在寒冷的冬季，患者原有较重的原发肺损伤性病变，合并有支气管扩张、肺结核等病变或有多年的吸烟史者，更容易发生呼吸道感染性疾病。

煤工尘肺患者合并呼吸系统感染的原因主要包括呼吸道结构的损伤及机体的免疫力降低两方面。

（一）引起呼吸道结构损伤的机制

1．煤工尘肺患者由于呼吸道黏膜长期受粉尘刺激，气管黏膜的纤毛柱状上皮受到损伤，削减了气管对异物的消除能力。

2．由于煤工尘肺的主要病理变化为肺部广泛纤维化，使肺组织结构发生变化，细支气管扭曲、变形、狭窄、痉挛等，造成支气管引流不畅，分泌物不易排出，从而很容易并发呼吸道感染。

（二）引起机体免疫力下降的机制

1．气管黏膜受损，使黏膜黏液腺细胞分泌的 IgA 和 IgG 减少，从而使呼吸道抗感染的防御免疫功能降低。

2．患者尤其在冬季受寒冷刺激时易继发呼吸道感染，寒冷空气可造成呼吸道黏膜血管收缩，局部抵抗力降低，易受病毒和细菌侵袭，因此每逢冬季，煤工尘肺患者呼吸道感染的发病率急剧上升。

二、煤工尘肺合并呼吸道感染性疾病的病理类型和特点

煤工尘肺合并呼吸道感染性疾病的病理类型多种多样，最常见的是尘源性慢性支气管炎，其次为支气管扩张、小叶性肺炎及肺脓肿，少见肺真菌病和类风湿尘肺。

（一）尘源性慢性支气管炎

1．概述 尘源性慢性支气管炎是煤工尘肺最常见的合并症。有报道显示对 120 例煤矿工人进行尸检发现，有慢性支气管炎者 72 例，占 60%[4]。煤工尘肺患者根据病情不同，合并感染后的病理特点不尽相同，早期尘肺患者合并感染后，往往表现为急性支气管炎，由于机体代偿能力好，易于控制，只要治疗及时，对患者威胁不大。有吸烟史、慢性支气管炎或肺结核病的尘肺患者，随尘肺病情的加重，呼吸道慢性感染可常年反复存在。

2．定义 尘源性慢性支气管炎（chronic bronchitis）是指患者长期接尘导致气管、支气管黏膜及其周围组织抵抗力降低，而发生的气管、支气管黏膜及其周围组织的慢性非特异性炎症。以临床上易反复发作的咳嗽、咳痰或伴有哮鸣音为特征。上述临床症状每年持续 3 个月，连续发生 2 年以上，即可诊断为尘源性慢性支气管炎。

3．病因　煤工尘肺患者的肺组织纤维化，牵拉压迫细支气管，使其扭曲、狭窄，引流不畅，再加上尘肺患者免疫力低下，易合并病毒和细菌感染。常见的如流感病毒、副流感病毒、呼吸道合胞病毒等感染。病毒感染可造成呼吸道黏膜上皮的损伤，使局部防御功能下降，为细菌感染创造有利条件。常见的细菌有肺炎链球菌、流感嗜血杆菌等。

4．病理变化[5]

（1）病变部位：病变常起始于较大的支气管，各级支气管均可受累。

（2）病变特点：主要病变为黏膜上皮损伤与修复性改变，支气管黏膜腺体肥大、增生、黏液腺化生及支气管壁其他组织的慢性炎症性损伤。

1）支气管壁炎症性损伤：支气管壁各层组织血管充血、水肿，可见数量不等的炎细胞浸润，以淋巴细胞和浆细胞为主，炎细胞间可见巨噬细胞吞噬煤尘形成的尘细胞。

2）支气管黏膜上皮损伤和修复性改变：支气管黏膜柱状上皮纤毛发生粘连、变短、倒伏，甚至缺失。上皮细胞变形、坏死、脱落，在再生修复时局部可见鳞状上皮化生，杯状细胞数量增加。

3）支气管壁黏膜下腺体增生、肥大：黏液腺肥大增生可使支气管黏膜上皮杯状细胞增多，黏液分泌亢进，支气管腔内可见炎性分泌物和黏液潴留。

（二）支气管扩张症

1．定义　支气管扩张症（bronchiectasis）是以肺内小支气管管腔持久性扩张伴管壁纤维性增厚为特征的慢性呼吸道疾病。扩张支气管常因分泌物潴留而继发化脓性炎症。

煤工尘肺合并支气管扩张症患者在原有煤工尘肺的基础上，出现反复咳嗽、咳大量脓痰、反复咯血、胸闷、气短等症状，肺部听诊可闻及固定的湿啰音，影像学检查显示支气管扩张的异常改变。

2．病因和发病机制　煤工尘肺患者的肺组织纤维化，牵拉压迫细支气管使其扭曲、狭窄，引流不畅，再加上尘肺患者免疫力低下易合并感染，进而使管壁的弹性纤维和支气管平滑肌均遭到破坏，咳嗽时管腔内压力增高，造成管壁出现不可逆扩张[6]。

3．病理变化

（1）肉眼所见：病变的支气管扩张呈囊状、筒状，病变可局限于一个肺段或肺叶，也可累及双肺，以左肺下叶最常见。扩张较多时，肺切面呈蜂窝状。扩张的支气管管腔内可见黏液脓性分泌物和血性分泌物。支气管黏膜可因萎缩而变平滑，或因增生肥厚而呈颗粒状。

（2）镜下所见：支气管管壁明显增厚，黏膜上皮可见鳞状上皮化生，黏膜下可见毛细血管扩张充血，大量淋巴细胞、浆细胞和中性粒细胞浸润，管壁腺体、平滑肌、弹力纤维和软骨破坏、萎缩或消失。邻近肺组织可见纤维组织增生明显。

（三）小叶性肺炎与肺脓肿

1．定义　小叶性肺炎（lobular pneumonia）是由化脓性细菌引起、以肺小叶为病变单位的急性化脓性炎症。

2．病因和发病机制　由于长期吸入粉尘，对支气管的长期刺激，以及尘细胞环绕终末细支气管、呼吸性细支气管，造成支气管扭曲、变形、狭窄、痉挛，导致通气功能障碍，当机体免疫力下降时易合并化脓性细菌感染，出现小叶性肺炎或肺脓肿[7,8]。

3．病理变化　小叶性肺炎是以细支气管为中心的肺组织的化脓性炎症[7]。

（1）肉眼所见：双肺表面和切面可见散在分布的灰黄色、质实的病灶，病灶大小不一，直径多小于 0.5 cm，形态不规则，病灶中央常见病变的细支气管的横断面，严重的病例可见多个病灶融合成片。

（2）镜下所见：低倍镜下可见肺内病灶散在分布，病灶中央或周边常见发炎的细支气管，细支气管管壁毛细血管扩张充血，可见大量炎细胞浸润，管腔内可见脓性分泌物和脱落的支气管黏膜上皮。支气管周围肺泡病变不一致，有的肺组织破坏，病灶已完全化脓；有的肺泡壁毛细血管扩张充血，肺泡腔内可见浆液、纤维素、中性粒细胞渗出。实变周围的肺组织可见代偿性肺气肿。随着病变继续发展，肺组织结构被破坏，代之以大量中性粒细胞或脓细胞呈局灶性浸润，脓肿灶周围可见明显的出血和充血带。

（四）肺真菌病[9,10]

1．定义 肺真菌病（pulmonary mycosis）是一种在机体免疫功能降低时，由罕见的条件致病肺部真菌侵入支气管和肺所引起的急性炎症性疾病。

2．病因及发病机制 煤工尘肺患者肺组织纤维化，导致患者机体抵抗力降低并且肺通气不良，当这种罕见的条件致病肺部真菌侵入支气管和肺时易导致发病。患者临床表现不典型，导致诊断难度加大，病情发展较快并且容易出现远处播散，病死率较高。组织病理学检查是此病确诊的金标准。

3．病理变化 肺真菌病病理变化为支气管和肺的急性炎症性改变。主要病理特征为大块肺组织纤维化、肺组织出血和坏死，并有微脓肿形成，可见大量炎细胞浸润，淋巴结反应性增生，可查见真菌菌丝和孢子。需做 PAS 和六胺银特殊染色辅助诊断。

第三节　煤工尘肺合并类风湿关节炎

一、概述

煤工尘肺合并类风湿关节炎（rheumatoidarthritis，RA）表现出一种特殊类型的尘肺，称为类风湿尘肺（rheumatoid pneumoconiosis，RP），又称为类风湿关节炎 - 尘肺综合征或 Caplan 综合征[11]。

1953 年，英国医师 Caplan 发现煤工尘肺患者合并有类风湿关节炎的表现，肺周边部存在多个均匀分布的圆形密度增高的特异性阴影，后来此类表现被称为“Caplan 综合征”。类风湿尘肺在我国较少见，发病率目前尚无准确的统计学数据。RP 不仅见于煤工尘肺患者中，在接触石棉等其他粉尘的工人中也可发生。煤工尘肺中的 RP 发病人数高于其他尘肺，病例均为男性，多见于接尘 20 年以上人群，发病年龄多在 40 ～ 60 岁之间[11]。

二、定义

类风湿尘肺系指接触粉尘的工人，肺部受到粉尘损伤患尘肺后，在尘肺的基础上发生类风湿炎症的过程[11]。

三、临床分型[11,12]

与单纯性尘肺不同，RP 在临床上有独特的表现和病程经过。一般分为以下临床类型：

1．典型类风湿尘肺 典型的 RP 表现就是尘肺患者合并 RA，同时肺部 X 线表现特殊的圆形结节，称 Caplan 综合征。

2．关节炎型类风湿尘肺 关节炎型类风湿尘肺指的是尘肺患者有风湿性关节炎的临床表现，但是缺乏肺部 X 线特殊的圆形结节影像学表现。

3．肺型类风湿尘肺　肺型类风湿尘肺指的是尘肺患者只有 Caplan 综合征典型的肺部表现，类风湿因子阳性，但患者缺乏风湿性关节炎的表现。

4．隐匿型类风湿尘肺　隐匿型类风湿尘肺是指尘肺患者既无关节炎临床表现，又无肺部圆形病灶。

四、病因与发病机制

类风湿尘肺的病因与发病机制目前尚不十分明确，属于尘肺病与类风湿关节炎共同作用的结果，可能与免疫异常有关。

类风湿关节炎（rheumatoid arthritis，RA）是一种以关节滑膜炎为特征的慢性自身免疫性疾病。尘肺病的发生与粉尘激活 T 淋巴细胞和 B 淋巴细胞产生多种抗自身抗原抗体，从而导致自身组织损伤有关。因此可以认为类风湿尘肺可能为自身免疫性增强后引发的一系列机体的改变 [13,14]。

五、类风湿尘肺的肺部病理变化

（一）大体观察

类风湿尘肺结节可发生在两肺的任何部位，以两肺上叶多见，典型的 Caplan 结节主要位于肺周围，直径 0.5 ~ 5 cm，单发或多发，界限清楚，触之稍硬；有的可融合成肿瘤样团块，中央可见有黑色、灰白色或灰黄色相间环带状结构，可发生钙化或空洞形成。有的类风湿尘肺可见胸膜增厚及粘连。

类风湿尘肺的结节病变有时与单纯的煤工尘肺进行性大块纤维化（PMF）、煤工尘肺合并肺结核病变可同时存在，需要结合临床表现、影像学所见及显微镜下所见综合分析做出正确诊断 [11]。

（二）镜下所见

类风湿尘肺结节的中心为红染无结构的坏死组织和粉尘，周围形成炎细胞浸润带，浸润的炎细胞主要为吞噬粉尘的巨噬细胞（尘细胞）、中性粒细胞、多核巨细胞、淋巴细胞、浆细胞，最外层可见胶原纤维、成纤维细胞、闭塞性动脉内膜炎。稳定期结节中央坏死可发生钙化。

有粉尘接尘史的工人，肺部 X 线上出现典型的圆形阴影，并伴有类风湿关节炎、皮下结节，血清类风湿因子阳性时，类风湿尘肺即可确诊 [15,16]。

第四节　煤工尘肺肺气肿的病理

一、煤工尘肺肺气肿的概述

（一）定义

肺气肿（pulmonary emphysema）是指呼吸性细支气管、肺泡管、肺泡囊、肺泡因肺组织的弹性减弱而过度充气，呈现永久性扩张，并伴有肺泡间隔的弹力组织破坏，致肺容积增大的病理状态。

（二）发病机制

煤工尘肺肺气肿是煤工尘肺不可逆的合并症，发病率最高达 75%。由于长期吸入粉尘，对呼吸道的机械性阻塞或压迫，以及尘细胞环绕终末细支气管、呼吸性细支气管，使其扭曲、变形、管壁增厚致管腔狭窄，造成通气功能障碍，尘肺组织广泛纤维化，肺泡弹性减退，使其异常扩张、破裂而形成肺气肿 [17]。

（三）基本类型

煤工尘肺肺气肿的基本类型包括肺泡性肺气肿，如腺泡中央型肺气肿、腺泡周围型肺气肿及全腺泡型肺气肿，以及瘢痕性肺气肿、肺大疱和代偿性肺气肿。

二、各种类型煤工尘肺肺气肿的病变特点

（一）肺泡性肺气肿

病变发生在肺腺泡内，因其常合并有小气道的阻塞性通气障碍，故也称阻塞性肺气肿，根据发生部位和范围分为腺泡中央型肺气肿、腺泡周围型肺气肿及全腺泡型肺气肿。

1. 腺泡中央型肺气肿 最为常见，常伴有小气道的炎症，是终末细支气管因炎症引起管道狭窄，其远端的呼吸性细支气管呈囊状扩张。病理变化为位于肺腺泡中央的呼吸性细支气管呈囊状扩张，而肺泡管和肺泡囊扩张不明显。肺泡壁常见柱状或低柱状的呼吸道上皮及平滑肌束的残迹（图 7-1 ～图 7-2）。

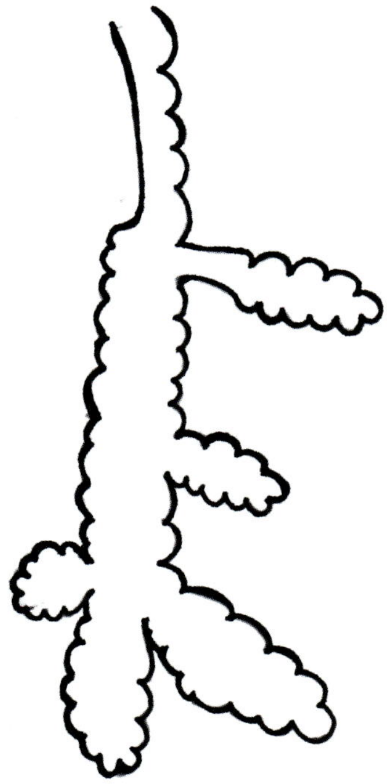

图 7-1 正常肺小叶模式图

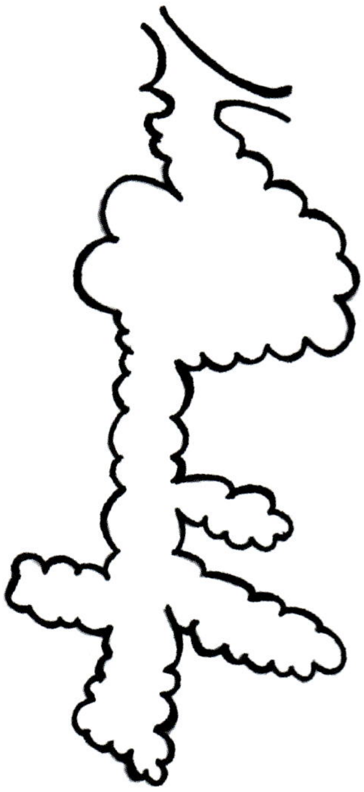

图 7-2 腺泡中央型肺气肿模式图

煤工尘肺时的气肿腔多发生在煤尘灶周围，又称为灶周肺气肿，囊腔的直径大于 1 mm。煤尘细胞灶、煤尘纤维灶与灶周肺气肿形成的关系极为密切。灶周肺气肿常伴随煤尘细胞灶及煤尘纤维灶而发展。煤尘细胞灶、煤尘纤维灶多位于肺气肿腔的中心或边缘，每个肺气肿腔内可见 1 ～ 4 个煤尘细胞灶及煤尘纤维灶。

镜下观察，由于肺气肿腔以煤尘灶为中心，故位于肺小叶内，其常以Ⅱ级呼吸性细支气管为起点，如管壁损伤较轻，常是单纯扩张的膨胀性腺泡中央型肺气肿；如管壁及周围肺泡间隔损伤严重而断裂，则构成破坏性的腺泡中央型肺气肿，甚至形成破坏性不规则型的肺气肿。

2．腺泡周围型肺气肿　腺泡的呼吸性细支气管基本正常，而远端位于其周围的肺泡管和肺泡囊扩张（图 7-3）。

3．全腺泡型肺气肿　呼吸性细支气管、肺泡管、肺泡囊和肺泡都扩张，含气小囊腔布满肺腺泡内，称为全腺泡型肺气肿。肺泡间隔破坏严重时，气肿囊腔融合，形成直径超过 1 cm 的较大囊泡，也称为囊泡性肺气肿。肺泡壁可见残存的平滑肌束，并可见间质和肺小动脉构成的悬梁（图 7-4）。

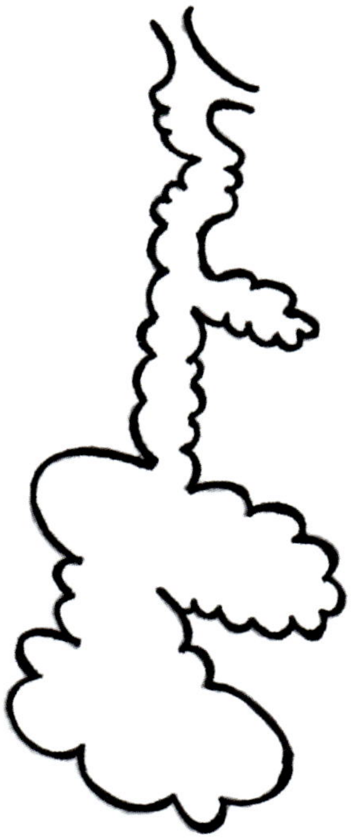

图 7-3　腺泡周围型肺气肿模式图

图 7-4　全腺泡型肺气肿模式图

（二）瘢痕性肺气肿

瘢痕性肺气肿指煤工尘肺出现结节性病变及大块纤维化病变周围的肺组织因间质纤维化、气道的扭曲变形及不全阻塞等，导致正常肺泡结构被破坏及不规则气腔形成，出现瘢痕性肺气肿。

（三）肺大疱

肺大疱是一种局灶性肺泡破坏、融合形成的含气囊腔。囊腔直径一般超过 2 cm，并破坏肺小叶间隔时，成为肺大疱。肺大疱以肺胸膜下多见，囊腔破裂时，可引起自发性气胸。

（四）代偿性肺气肿

代偿性肺气肿指发生在肺外周胸膜下肺组织的弥漫性肺泡腔膨胀扩张成气肿腔。

第五节 煤工尘肺肺心病

一、煤工尘肺肺心病的概念

煤工尘肺肺心病（cor pulmonale）即煤工尘肺引起的慢性肺源性心脏病，是在煤工尘肺病变的基础上，肺、胸膜或肺动脉的慢性病变引起的肺循环阻力增加，造成右心室肥大或右心功能不全，最终导致心力衰竭的一种心脏病。

肺心病是煤工尘肺的常见并发症，也是煤工尘肺患者死亡的主要原因之一。晚期煤工尘肺并发肺源性心脏病者较多，据统计有 60% ～ 75%。尘肺性心脏病的形成，一般需要 6 ～ 10 年时间。随着煤工尘肺病变的加重，肺心病的发生也逐渐增多。

二、煤工尘肺引起肺心病的原因

煤工尘肺肺心病的发生与肺内尘肺性血管闭塞性病变形成、发生和发展以及尘肺造成的肺组织损伤密切相关。

（一）煤工尘肺引起肺心病的发生率

煤工尘肺肺心病的发生率，随着尘肺期别的增高而升高。由于煤尘的长期刺激引起肺组织的弥漫纤维化，使气管扭曲、变形、狭窄、痉挛，肺毛细血管床减少、肺小动脉痉挛及肺血管壁增厚、狭窄、闭塞等导致肺循环不良阻力增大、肺动脉高压，出现低氧血症和二氧化碳潴留，反射性地使肺动脉压进一步增高，直接加重右心负荷，使右心室肥厚扩张，右心功能不全，最终导致右心衰竭。

（二）肺内血管的病变

肺内血管的阻塞，尤其是肌型小动脉与细小肺动脉的阻力增加，是造成肺动脉高压导致右心肥厚、扩张的主要原因。

煤硅结节可损伤肺的中小动脉、静脉和毛细血管，而团块状煤硅结节主要损伤肺内各级血管。造成肺内血管损伤的典型病理变化为闭塞性血管内膜炎的形成。在以血管为中心形成的硅结节以及团块状硅结节内的血管病变过程为：开始为尘细胞或尘性肉芽组织侵入血管壁，造成血管内膜纤维性反应性增生，内膜弹力层分裂、分层、增厚、断裂、消失、玻璃样变，导致血管壁增厚，管腔狭窄甚至血栓形成，继而血栓机化、管壁钙化，导致血管管腔闭塞，血流中断，最终与玻璃样变的硅结节不易分辨而融为一体[18]。

结节间的肺动脉以及肺实质内硅结节和团块状硅结节外周邻近的肌型动脉、肺细小动脉，由于尘细胞不断侵犯血管壁和血管外膜组织，而造成肌型小动脉与细小肺动脉的内膜反应性动脉内膜炎，动脉壁出现不同程度的纤维性增生，使管壁增厚、管腔狭窄。

当闭塞性动脉内膜炎形成后，管壁增厚、管腔狭窄甚至闭塞。随着煤工尘肺的病变逐渐加重，管壁病变达到一定程度，导致肺动脉高压，发展成肺心病。因此肺心病多见于煤工尘肺Ⅲ期以上患者，如出现肺气肿等合并症则更容易发生。肺动脉高压形成后，肺内肌型动脉及肺小动脉的管壁增厚、管腔狭窄甚至闭塞，既是肺动脉高压形成的原因，也是促使肺动脉高压进一步发展的原因，最终导致肺功能衰竭和心力衰竭。

三、煤工尘肺肺心病的病理变化

支气管纤毛柱状上皮脱落，管壁增厚，可见大量炎细胞浸润，黏膜下黏膜腺体增生、分泌亢进，支气管腔内可见大量炎性渗出物和黏液分泌物。细支气管管壁增厚、管腔狭窄而不规则，由于管壁痉挛、软骨破坏、呼吸气时管腔塌陷，造成细支气管不全或完全闭塞。肺内炎症明显，可见肺泡、肺泡间隔及肺间质纤维化，局部肺泡过度扩张，肺泡壁断裂，形成肺气肿。

大量煤尘沉积于肺小血管周围，形成小血管周围尘细胞套管状排列。小血管周围纤维组织增生，管壁增厚，管腔狭窄、玻璃样变甚至闭塞。

右心室肥厚、室壁增厚，右心室腔明显扩张，室上嵴、乳头肌明显增粗，肺动脉圆锥膨隆，心尖圆钝。心肌纤维有肥大和萎缩等改变，心肌间质水肿，灶型坏死，坏死灶可被纤维组织所替代。部分患者还可合并冠状动脉粥样硬化性病变。

四、煤工尘肺肺心病的临床表现和诊断

因煤工尘肺的病变程度不一、个体差异以及治疗的程度不同，从确诊为煤工尘肺到发展为肺心病的时间，一般要经过几年至十余年不等。

鉴于患者尘肺各阶段时间的长短、病变的轻重、肺部原有的病变基础、有无其他合并症、机体的抵抗力、吸烟史、医疗条件等诸多因素的影响，肺心病的发病时间和病变程度也不尽相同。多数病例要经过功能代偿期和失代偿期两个阶段。一般情况下，功能代偿期持续时间较长，而失代偿期较短。功能代偿期患者主要表现为慢性气管炎和肺气肿的症状，难以发现，患者稍微活动后即可出现心悸、气短、咳嗽、咳痰等症状。功能失代偿期主要表现为呼吸衰竭和心力衰竭。

临床上煤工尘肺肺心病死亡率较高，早期发现肺心病并及时治疗，延缓失代偿期的发生非常重要，因此对早期肺心病的诊断至关重要。目前临床上根据临床表现、心电图、X 线、CT 及心肺功能的检查，一般不难诊断。

第六节　煤工尘肺合并结核

一、煤工尘肺合并结核的原因

煤工尘肺患者是结核易感者，合并感染结核的概率较高。煤工尘肺合并肺结核后，可相互加重病情，导致进展加速，使治疗效果明显降低，病死率明显升高。煤工尘肺易合并肺结核可能与下列因素有关：

（一）煤工尘肺患者抵抗力低

粉尘对巨噬细胞的毒性作用使大量的巨噬细胞变性、坏死和崩解，巨噬细胞被沉积在肺组织中的粉尘不断地破坏，以至于在结核分枝杆菌入侵肺组织时得不到及时的吞噬、消化和清除，使其生长繁殖，从而导致结核的发生。

（二）肺间质广泛纤维化

肺部毛细血管受到严重破坏，血管壁增厚，管腔狭窄甚至闭塞，造成肺部血液循环障碍，使局

部肺组织缺血、缺氧以及肺内淋巴系统发炎、纤维化，造成淋巴系统障碍，这些都会减低肺组织对结核分枝杆菌的防御功能。

（三）肺部末梢神经的损伤

肺部末梢神经受到尘肺纤维化的长期影响，可发生坏死和营养不良退行性变，使末梢神经感受器功能降低，从而使肺 - 皮质和皮质 - 脏腑的相互关系受到破坏，并可造成肺内渐进性细胞坏死，有利于结核分枝杆菌的生长。

（四）与吸入粉尘的性质和浓度等因素有关

据文献报告，煤矿岩尘掘进工较采煤工结核并发率高，其概率增高 2.04 倍；在粉尘中二氧化硅含量超过 90% 条件下工作的尘肺患者，其结核并发率可高达 80%；粉尘中二氧化硅含量为 30% ～ 50% 时，结核的并发率约为 50%。

（五）与接尘工龄有关

研究表明，尘肺结核的发生与累计暴露于粉尘的时间有关。暴露的时间越长，尘肺结核的并发率越高。尘肺结核并发率随着期别的增加而增高 [19]。

二、煤工尘肺合并结核的病理类型

煤工尘肺结核是一种特殊病种，既不同于单纯尘肺，也不同于单纯肺结核，其病理变化相当复杂，是以尘肺和结核两种病变为基础的特殊形式的病理表现。因此煤工尘肺合并结核有两种类型：分离型尘肺结核和结合型尘肺结核。早期，尘肺与肺结核各自单独存在，彼此分离，尘肺病变常散在于结核病变之间，或者两者分别存在于不同肺区，在病理上两者可以被截然区别，这种病变通常被称为分离型尘肺结核；另一种情况多见于尘肺晚期，组织损害严重，尘肺病变与结核病变相互交织，肉眼很难区别，这种病变属于结合型尘肺结核 [20]。结合型尘肺结核根据病变发展的不同阶段，可分为以下几型：

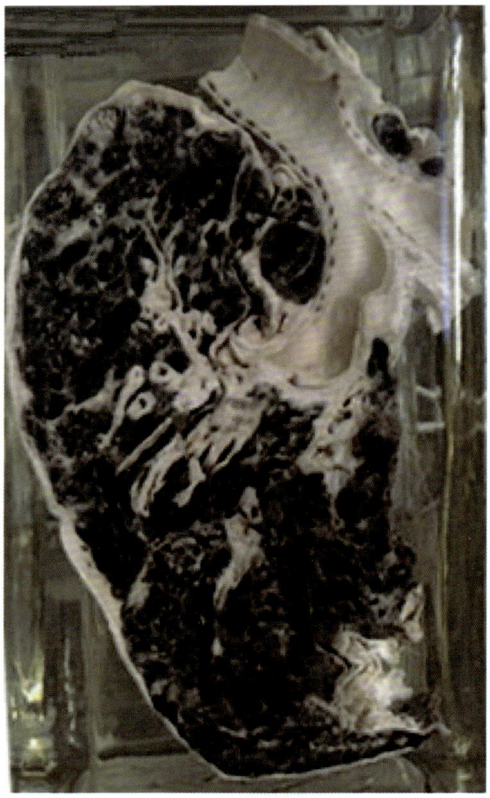

图 7-5 煤硅结核结节

（一）煤硅结核结节

煤硅结核结节是在煤硅结节基础上感染结核而成，较煤硅结节大，直径多为 3 ～ 5 mm，最大可到 10 mm，圆形或椭圆形，边界清楚，灰黑色，中央可见不规则灰白色或淡黄色干酪坏死区，质脆易剥离（图 7-5）。

镜下可见，在煤硅结节中央发生干酪样坏死，HE 染色呈粉红色颗粒状，其间及边缘有煤尘沉积和少数上皮样细胞，有时也可见不典型的郎汉斯巨细胞，偶可见大量干酪样坏死（图 7-6），崩解的煤硅结节只残留呈结节状的黑色煤尘沉着及胶原纤维的包裹，或可见到在煤硅结节旁边出现结核结节，二者融合发生干酪样坏死，外周形成纤维组织包裹。

（二）钙化性煤硅结核结节

煤硅结核结节内较大的干酪样坏死灶难以全部纤维化，则由其周边纤维组织增生将坏死物包裹，继而坏死物逐渐干燥浓缩，并有钙盐沉着，形成钙化性煤硅结核结节。边

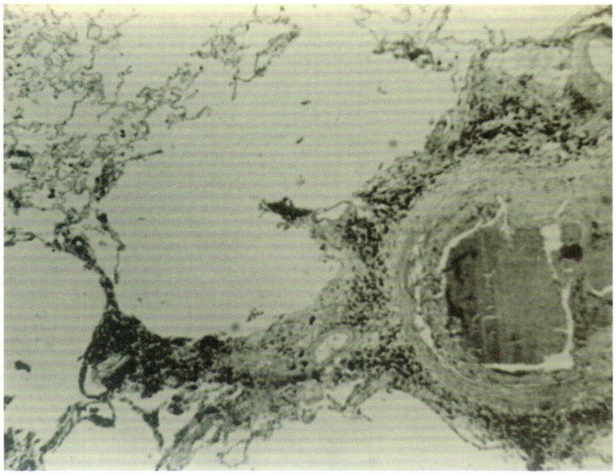

图 7-6　煤硅结核结节中央干酪样坏死
外周形成纤维性包裹并可见大量煤尘沉积，周围出现腺泡中央型肺气肿（HE，×40）

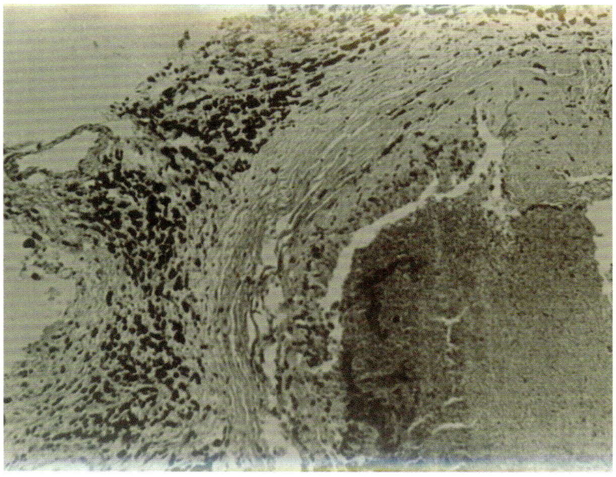

图 7-7　钙化性煤硅结核结节
（HE，×100）

缘部为环状排列的玻璃样变性的胶原纤维和煤尘沉积（图 7-7）。钙化性煤硅结核结节可能是愈合的一种形式，此种变化出现时，肺内其他结核结节病变亦趋于好转或愈合。

（三）尘肺结核融合块

在尘肺病变的基础上发生结核，病灶融合扩大形成尘肺结核融合块，可单独由煤硅结核结节构成，也可由煤硅结核结节、煤硅结节或煤尘灶共同构成。融合块体积一般大于 2 cm×2 cm×2 cm，大者可占据一个肺叶之大部，边缘不整齐，形状不规则，病灶呈灰黑、灰白或灰黄相间的干酪坏死灶（图 7-8）。每个结节周围均有纤维增生，故结节的界限清晰。镜下观察，有大量尘性胶原纤维，煤硅结核结节为基本病变，中心区可见干酪样坏死和胆固醇结晶析出。其间能见到煤硅结节及结核结节和其他结核样组织反应。

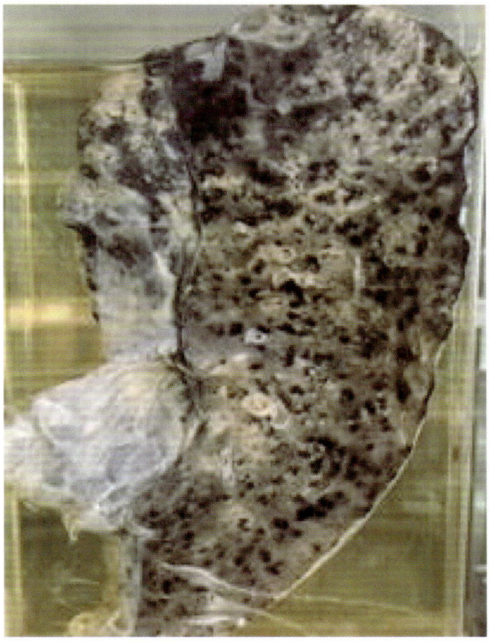

图 7-8　尘肺结核融合块

（四）尘肺结核空洞

尘肺结核结节中央干酪样坏死崩解液化后经支气管排出体外，则形成空洞。空洞形状极不规则，如“三角形”“哑铃状”等。巨大的空洞多由大小不等的空洞贯通而成，直径可达 9 cm。空洞进展快，数目多而洞腔巨大，往往贯通肺叶或全肺，造成整段肺损伤。内壁因煤硅结核结节和大片增生的胶原纤维束而粗糙不平，如虫蚀状或溶洞状，腔面上附着干酪样坏死物，在洞腔中残留少量干酪样坏死物。洞壁厚薄不一，但一般较厚，可达数厘米。镜下空洞壁分四层：内层为干酪坏死组织与煤尘颗粒，坏死物边缘可见崩解中的煤硅结核结节；向外为数量不等的煤尘细胞和煤尘颗粒；第三层为较薄的结核性肉芽组织层；最外层为纤维膜层。洞周常有肺气肿、肺不张、纤维团块等病变，伴大块纤维化收缩，空洞可能暂时填塞、变形或缩小。

（五）尘肺结核性胸膜炎

尘肺合并结核引起的胸膜炎以增生性改变为主，或伴有胸腔积液。胸膜增厚的严重程度和范围都明显重于单纯肺结核，最厚可达 18 mm。大体观，胸膜呈灰白色，质地硬韧，表现为弥漫性、条索状或皱缩凹陷，严重者可包裹一侧肺叶，形如盔甲。镜下所见为大量粗大的胶原纤维和少许纤维细胞。

（六）尘肺结核性淋巴结炎

肺门淋巴结有不同程度肿大，切面为黑色，质韧，也可见灰黑色结节，小的白色钙化点。镜下可见淋巴结结构已完全被破坏，取而代之的为煤尘沉积、煤硅尘性纤维化、煤硅结节、煤硅结核结节及结核结节等病理改变（图 7-9）。

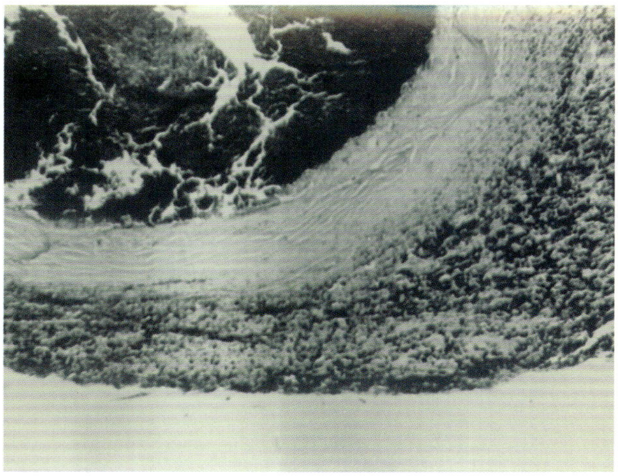

图 7-9　淋巴结内煤硅结核结节钙化
淋巴结结构完全被破坏，被大量干酪样坏死、煤尘及钙盐沉积所取代（HE，×40）

第七节　煤工尘肺与肿瘤的病理

在煤工尘肺合并的恶性肿瘤中，以肺癌、肝癌、食管癌、胃癌较为突出[21]。秦祥忠等[22]对某矿区接尘工人 30 年恶性肿瘤发病情况进行调查，结果显示接尘组恶性肿瘤发病以肺癌居首位，肝癌次之，其中肺癌占 50.81%，消化系统肿瘤占 36.69%，说明肺癌是危害接尘工人身体健康的主要肿瘤之一。煤工尘肺作为肺癌的一个危险因素，逐渐被人们所关注。许多研究资料表明，肺癌发生率随接尘量的增加而升高。另外，空气污染严重程度、煤层中氡子体明显超高、尘肺硅尘所致的肺纤维化以及尘肺患者免疫功能异常，也是引起肺癌发生率增高的原因。同时，煤工尘肺合并消化道恶性肿瘤的死亡率逐渐增加，可能与井下工人长期吸入和吞咽煤尘有一定的关系。煤中含有多种致癌物质，如铬、镍、钴、铀、镀、汞、砷、铅、放射物质和焦油、稀土、钍等，这些物质大量地随着唾液、痰液被吞咽入胃，因此，煤工尘肺往往易并发食管癌和胃癌。另外，消化道恶性肿瘤高发还可能与工人饮食不规律、班后喜大量饮酒、卫生条件差等因素有关。总之，煤尘中的致癌元素可经血液和淋巴分布于全身，对各脏器细胞产生直接作用或引起慢性炎症，继而导致多个脏器的癌变。

尘肺肺癌的发生部位以右肺多于左肺，上、中叶多于下叶，外周型多于中央型（图 7-10）。病理类型依次为腺癌、鳞癌、未分化癌。镜下观，癌灶与尘结节、尘性纤维化并存，有互相移行现象，并可见细支气管和肺泡上皮非典型增生及鳞状上皮化生。

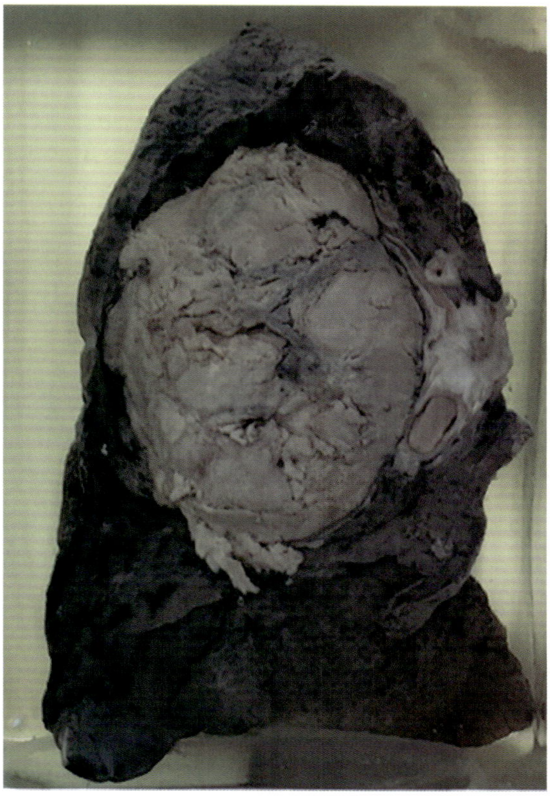

图 7-10 煤工尘肺继发肺癌
右肺上叶可见巨大癌结节，质实、灰白

参考文献

[1] 陈绍义．煤矿尘肺．北京：煤炭工业出版社，1984.

[2] 李德鸿，何凤生．尘肺病，2 版．北京：化学工业出版社，2010.

[3] 刘秀梅，宋怡梅，李婧．129 例尘肺患者合并症的分析．临床研究，2012，10（4）：188-189.

[4] 王洪源，李军，赵燕平，等．煤工工人慢性支气管炎的病理分析．中华预防医学杂志，1998，32（4）：231-234.

[5] 陈杰，李甘地．病理学．北京：人民卫生出版社，2005.

[6] 曹建霞，李洁雅．尘肺合并支气管扩张 24 例临床分析．中国现代药物应用，2014，8（6）：100.

[7] 李玉林．病理学．8 版．北京：人民卫生出版社，2013.

[8] 马海滨．经电子支气管镜肺灌洗治疗煤炭工人尘肺并肺脓肿 12 例．临床医学实践，2011，20（10）：783-784.

[9] 米拉．巴依肯，刘晖，等．12 例确诊肺曲霉菌病临床分析．中华医院感染学杂志，2013，23（2）：467-468.

[10] 王淑娟，韩静茵，胡祖光．矽肺并发曲霉菌病 2 例分析．环境与职业医学，2013，30（11）：804-805.

[11] 杨德昌．类风湿尘肺．煤矿医学，1983，5（5）：41-44.

[12] 李继红，吴秀明．类风湿性尘肺的诊治分析．中国煤炭工业医学杂志，2002，5（2）：146-147.

[13] 贾珂君，贺咏平，王琳琳．类风湿性尘肺病一例报告．环境与职业医学，2014，31（11）：894-895.
[14] 李秀春，李志刚，于亮．类风湿关节炎肺部表现 34 例临床分析．山东医药，2002，42（2）：49.
[15] Capitani EMD，Schweller M，Silva CMD.Rheumatoid pneumoconiosis（Caplan’s syndrome）with a classical presentation. J Bras Pneumol. 2009；35（9）：942-946.
[16] Schreiber J，Koschel D，Kekow J，et al.Rheumatoid pneumoconiosis（Caplan's syndrome）. European Journal of Internal Medicine，21（2010）：168-172.
[17] 郭其森．煤工尘肺合并症 100 例分析．临床荟萃，1996，11（4）：162-163.
[18] 王俊华，侯红梅．煤工尘肺肺心病肺小动脉病理改变观察．中华劳动卫生职业病杂志，2006，24（11）：672-673.
[19] 苏冬梅．150 例 I 期煤工尘肺患者肺功能检测与分析．中国工业医学，2004，17（2）：114-117.
[20] 马永志．287 例煤工尘肺合并肺结核回顾分析．河南医药信息，2002，10（17）：93-94.
[21] 李宝平，曾庆玉，尹晓明，等．煤工尘肺合并恶性肿瘤的死因分析．职业与健康，2009，25（4）：360-362.
[22] 秦祥忠，黄承锁，刘尚军，等．某矿区接尘工人 30 年恶性肿瘤发病情况调查．中华预防医学杂志，1998，32（6）：349 -351.

第八章

煤工尘肺动物模型制作及病理变化

适用于做硅肺模型的动物一般有大鼠、小鼠[1]、兔[2]、犬[3]、猪[4]等，其中大鼠的应用最为普遍，一般选择来源比较广泛的 SD（Sprague Dawley）大鼠和 Wistar 大鼠。

除少数文献应用煤尘[5]及煤硅尘[6]外，绝大多数应用 SiO_2 粉尘造模。下面介绍大鼠硅肺模型制作过程。

一、大鼠种类

选用清洁级或 SPF 级不同品系大鼠（Wistar 大鼠、SD 大鼠），体重 180 g 左右。

二、适应性饲养

购进大鼠后，一般先适应性饲养 1 周（图 8-1），普饲，自由饮水，动物室内温度为（25±1）℃，相对湿度为 50%±5%，气流速度 0.15 m/s 左右，经常换气，普通照明，垫料为经过灭菌处理的锯末，饮水设备均经高温高压消毒。1 周后，对每只大鼠称重、编号，按照数字表法随机分组[7,8]。

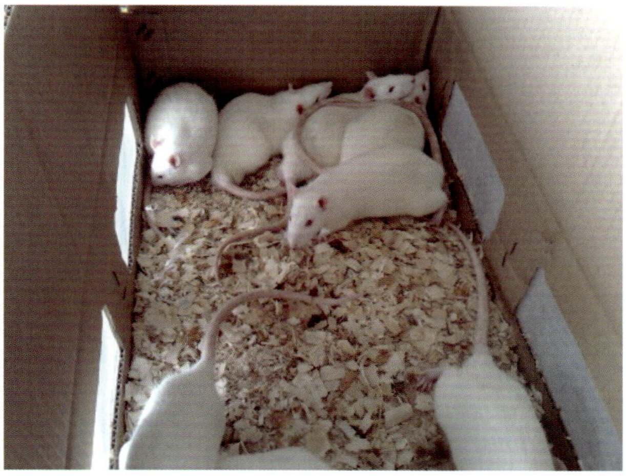

图 8-1　大鼠适应性饲养

三、SiO_2 粉尘混悬液制备

SiO_2 粉尘颗粒直径的大小是直接关系模型成功与否的最关键因素。要确保 SiO_2 粉尘的直径在 1 ～ 5 μm 之间才能造模成功。原因：1 μm 以下的粉尘，因重力小而不易沉降，容易随呼气排出，能够留在肺泡的量几乎可以忽略；大于 5 μm 的粉尘，由于颗粒较大，重力大，容易黏附在上呼吸道而被阻留，很难进入肺泡；只有 1 ～ 5 μm 之间的粉尘可进入肺泡并沉积下来。为保证有超过 95% 的 SiO_2 粉尘颗粒直径在 1 ～ 5 μm 之间，在配置 SiO_2 混悬液之前，将新购置的 SiO_2 粉尘（Sigma 公司）在研钵内用力研磨 2 h 后，涂片置于光学显微镜下观察，并用测微尺测量（图 8-2），确保粒径大小符合要求后，方可进行后续实验 [8]。

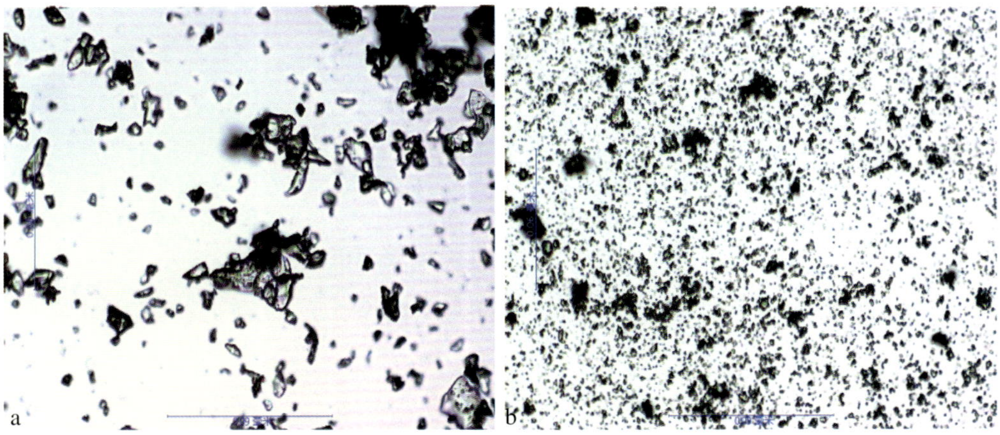

图 8-2　SiO_2 粉尘研磨前后镜下形态学表现（×200）
A．SiO_2 粉尘研磨前　B．SiO_2 粉尘研磨后

SiO_2 粉尘经反复研磨、干燥后，用生理盐水配成不同浓度混悬液，混匀后高压蒸汽灭菌 30 min（0.14 MPa 压力），于 4℃冰箱保存。染尘前再次混匀并按每毫升加青霉素钠 8000 单位。

除了 SiO_2 粉尘颗粒直径的大小外，SiO_2 混悬液浓度也有相应要求。文献中采用的 SiO_2 混悬液浓度不一（20 mg/ml[9]，40 mg/ml[10]，50 mg/ml[11]，80 mg/ml[12]，100 mg/ml[13-15]）。

大鼠硅肺模型的构建通常有以下几种方法：①动式吸入染尘法：模拟人接触粉尘工作环境，但空气中有机粉尘可污染异源性蛋白质、多种真菌、细菌及其释放的各种毒素等，因而致病机制比较复杂，且建模消耗时间长，费用较高；②穿刺式气管内注入染尘：剂量准确，但受操作人员技术熟练程度的影响，若没有满足穿刺针应达到的深度和位置，或屡插屡不进，会引起大鼠惊厥，损伤其咽部，造成大出血或穿破气管、食管等，可造成大鼠死亡；③气管暴露注入硅尘法：亦剂量准确，但需将大鼠颈部切开，大鼠较痛苦；④其他：如压舌板方法经气管注入染尘、气管内插管注入染尘、支气管直接注入硅尘法、腹腔注入硅尘法等。

四、麻醉

1．吸入麻醉　抓住大鼠颈背部皮肤，将其头部置于充满乙醚的广口瓶中，1 ～ 2 min 后大鼠即可进入浅度麻醉状态 [8,16,17]。

2．注射麻醉　采用 0.3% 戊巴比妥钠（每 100 g 体重 1 ml/）[7] 或 10% 水合氯醛（每 100 g 体重 0.35 ml）[18] 进行腹腔注射。

五、染尘造模

（一）气管暴露法[7]

麻醉适度后，用橡皮筋将大鼠四肢仰卧位固定于实验台上，颈部用75%乙醇棉球消毒，用解剖刀在喉头与胸骨之间沿颈正中线切开长约1 cm的切口。用止血钳钝性分离皮下结缔组织及肌肉后，用注射器在气管软骨环间隙穿刺。回抽有气体后，将SiO_2粉尘混悬液1 ml缓慢注入气管（注意每次抽吸SiO_2粉尘混悬液前要将其充分摇匀）。然后，立即将动物直立并旋转，使液体在左右两肺均匀分布，将肌肉及皮下组织复位，缝合皮肤并消毒。同法，对照组大鼠气管内注入无菌生理盐水1 ml。

（二）非气管暴露法

在耳镜帮助下行大鼠气管内插管（可用带芯穿刺针改造而成，尖端打磨钝圆）。插管成功后，由助手快而平稳地于气管内注入SiO_2混悬液1 ml。拔出气管内插管，用手轻拍大鼠两侧胸壁，使粉尘分散至全肺，并尽快解除窒息。对照组注入灭菌生理盐水1 ml。将大鼠放入两手之间，托住大鼠，两手掌一合一张，帮助其做呼吸运动，当恢复正常时，重新放回饲养笼中[8,16,17]。

六、大鼠肺组织石蜡切片制作

染尘后，继续普通饲养大鼠，于设计的时间点行股动脉放血处死实验组和对照组大鼠。最好在冰上操作，剪下肺，用生理盐水冲洗干净，大部分装入冻存管中，于液氮中速冻5 min以上，后转入-80℃冰箱保存备用，小部分用10%中性缓冲甲醛固定，用于常规组织病理学鉴定。

固定于甲醛中的肺组织经常规石蜡包埋、切片，分别进行HE染色及VG染色，光学显微镜下观察肺泡炎及其胶原产生情况。

（一）组织蜡块制作

修整组织后置于提前标记好的塑料包埋盒中，将组织块在甲醛固定液中浸泡12 h后取出；乙醇梯度脱水，即70%乙醇2 h、80%乙醇2 h、95% Ⅰ乙醇2 h、95% Ⅱ乙醇2 h、无水乙醇Ⅰ 2 h、无水乙醇Ⅱ 2 h；组织透明，即二甲苯Ⅰ 40 min、二甲苯Ⅱ 40 min；浸蜡，即58 ~ 60℃石蜡3缸，每缸90 min。

根据组织块大小选择合适的金属包埋盒，先于金属包埋盒中倒入适量溶化后的包埋蜡，迅速从塑料包埋盒中取出组织置于金属包埋盒底部中央，随即盖上塑料包埋盒，再倒入适量包埋蜡，待其自然凝固后，取出蜡块，去除塑料包埋盒四周多余的石蜡，置于室温保存。

（二）石蜡切片制作

安装切片机的刀片，调整切片刀的倾斜角为10°左右，将切片厚度定为4 μm；打开恒温水浴锅电源，调节水温于50℃；将组织蜡块置-20℃冰箱内5 min，将其镶装在切片机上，镶装平面尽可能与切片刀刃平行。修切平面，至所需组织平面后，左手持毛笔轻轻从切片刀上挑起蜡带，右手持细尖镊展片于恒温水浴锅内，用细尖镊将每个切片轻轻断开。待切片充分展平后，右手持载玻片深入切片下，将切片小心贴于玻片的左2/3正中。将玻片放在玻片架上，置于烤片机上烘烤30 min。

（三）HE染色

1．石蜡切片脱蜡至水 自烤箱中取出切片后立即放入二甲苯Ⅰ、Ⅱ中各10 min；无水乙醇Ⅰ、Ⅱ中各5 min；95%乙醇、80%乙醇中各5 min；自来水洗涤。

2．染色 苏木素染液5 ~ 10 min，自来水洗；1%盐酸乙醇分化数秒；充分水洗蓝化30 min以上；0.5% ~ 1%伊红1.5 min。

3．脱水、透明、封片 80% 乙醇 3 min；95% 乙醇 5 min；无水乙醇Ⅰ、Ⅱ中各 10 min；二甲苯Ⅰ、Ⅱ中各 10 min；中性树胶封固，置于水平摊片板上自然干燥 48 h。

将染色后切片用医学图像分析系统进行图像采集。

（四）VG 染色

自烤箱中取出切片后立即放入二甲苯Ⅰ、Ⅱ中各 5 min，无水乙醇Ⅰ、Ⅱ中各 5 min，95% 乙醇、80% 乙醇中各 5 min，去离子水洗涤。

苏木素和三氯化铁等量混合后滴加于切片上染色 10 min，流水稍洗。

0.7% 盐酸乙醇分化液分化至适当，流水冲洗 10 min。

用滤纸轻压切片，吸去表面水分，酸性品红和苦味酸 1∶9 混合后滴加于切片上，室温 30 min。

直接进入 95% 乙醇洗涤分化 2 s，无水乙醇脱水 4 min。

无水乙醇Ⅰ、Ⅱ中各 10 min；二甲苯Ⅰ、Ⅱ中各 10 min；中性树胶封固，置于水平摊片板上自然干燥。

将染色后切片用医学图像分析系统进行图像采集。

七、硅肺大鼠肺组织形态学特征

有文献报道大鼠出现特征性硅结节的时间各不相同，以下是笔者的实验结果[17]。

（一）肺组织肉眼观

对照组各时间点大鼠肺组织表面光滑，呈粉红色，质地柔软，有弹性。模型组 30 天时，大鼠双肺体积增大，胸膜紧张，局部片状充血，质地柔韧；模型组 60 天时，双肺表面有散在的灰白色小结节，触之较硬，剖开时有沙砾感；模型组 90 天时，双肺表面粗糙，可见较多的粟粒大小不规则形灰白色结节，质硬，部分结节融合（图 8-3）。

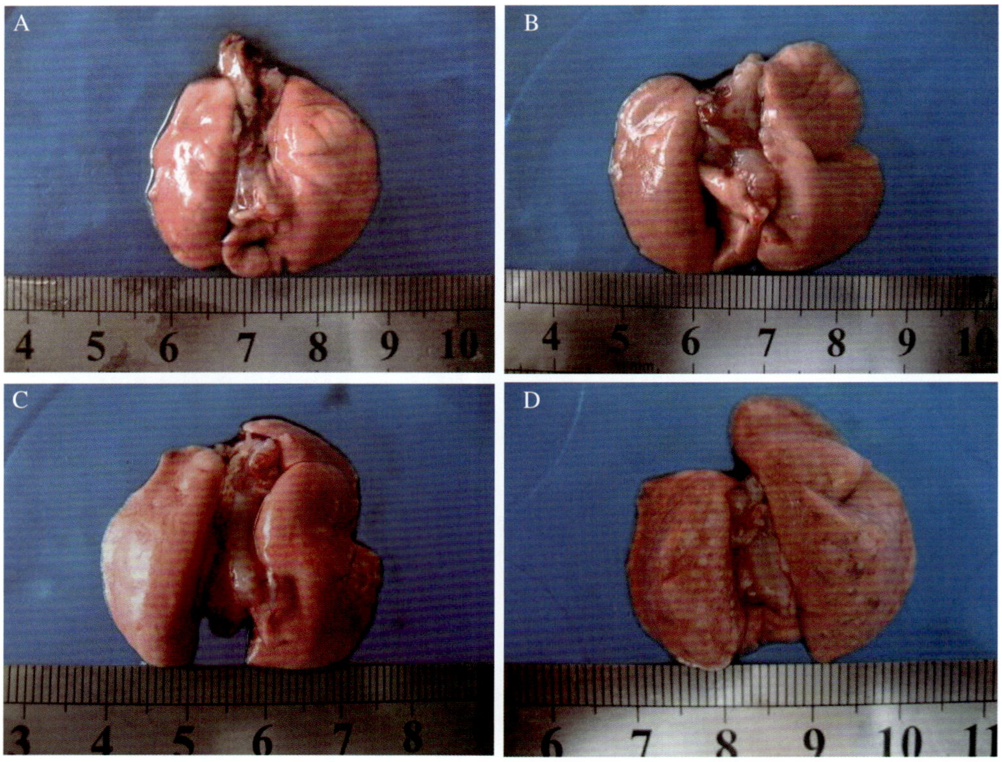

图 8-3　硅肺大鼠肺组织不同时间点的肉眼改变

A．对照组（30 d）　B．模型组（30 d）　C．对照组（60 d）　D．模型组（60 d）

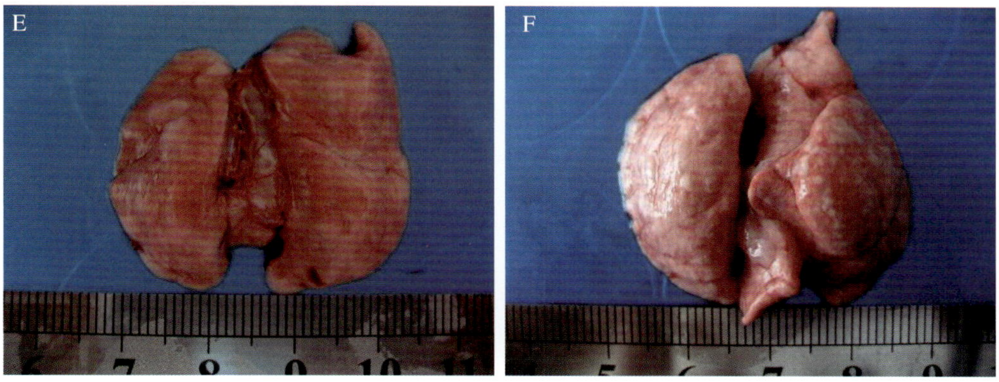

图 8-3 续　硅肺大鼠肺组织不同时间点的肉眼改变
E．对照组（90 d）　F．模型组（90 d）

（二）组织病理学特征

对照组各时间点大鼠肺组织结构清晰，肺泡壁呈细线状，肺泡内可见少量炎性细胞浸润。模型组 30 天时，大鼠肺组织正常结构被破坏，肺泡间隔水肿并明显增厚，其间散在巨噬细胞、淋巴细胞及中性粒细胞；模型组 60 天时，肺泡壁增厚，肺泡腔内可见较多的巨噬细胞和淋巴细胞，可见细胞性硅结节形成，结节内少量胶原纤维；模型组 90 天时，肺泡壁显著增厚，部分肺泡壁塌陷，肺泡腔消失，代之以大量巨噬细胞和纤维组织构成的纤维 - 细胞性结节（图 8-4）。

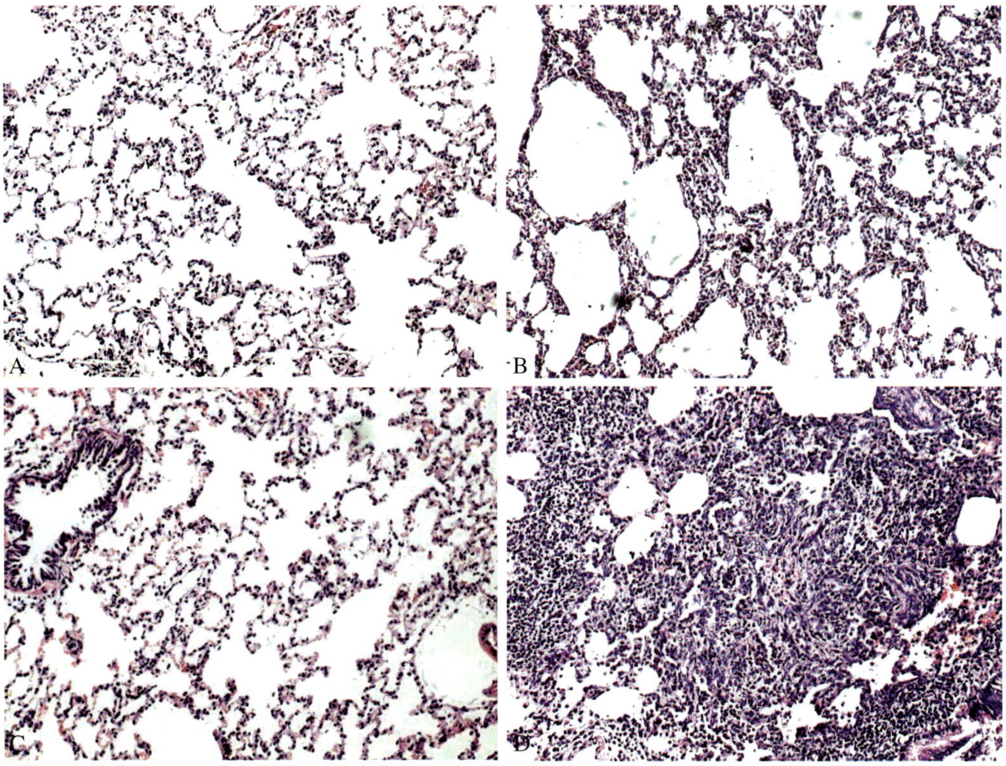

图 8-4　硅肺大鼠肺组织不同时间点的形态学改变（HE，×100）
A．对照组（30d）　B．模型组（30d）　C．对照组（60d）　D．模型组（60d）

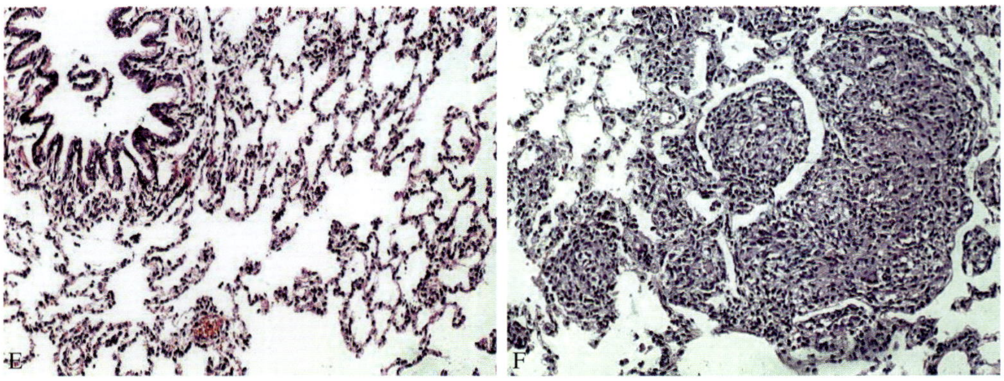

图 8-4 续　硅肺大鼠肺组织不同时间点的形态学改变（HE，×100）
E．对照组（90d）　F．模型组（90d）

肺组织切片 VG 染色结果：

光学显微镜下可见：细胞核呈蓝褐色，胶原纤维呈鲜红色，肌纤维、细胞质及红细胞呈黄色。对照组大鼠各时间点及实验组大鼠 30 天、60 天的肺组织仅见血管壁的基底膜上胶原纤维呈红色，实验组 90 天的硅结节内可见呈红色的胶原纤维（图 8-5）。

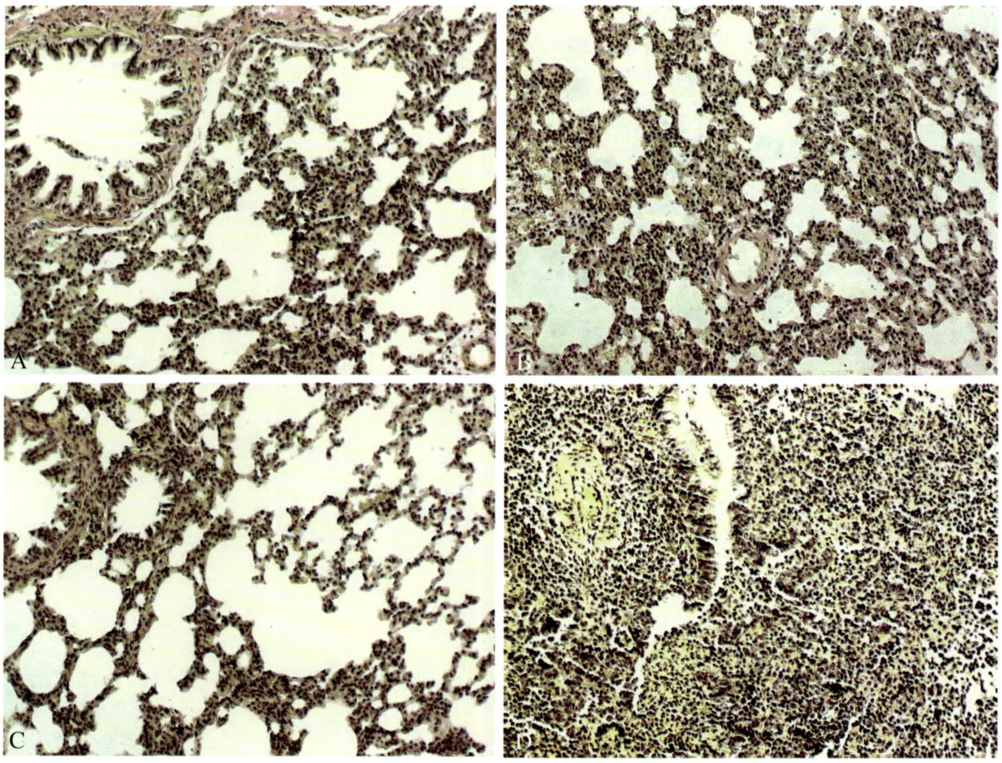

图 8-5　硅肺大鼠肺组织不同时间点的 VG 染色改变（VG，×100）
A．对照组（30d）　B．模型组（30d）　C．对照组（60d）　D．模型组（60d）

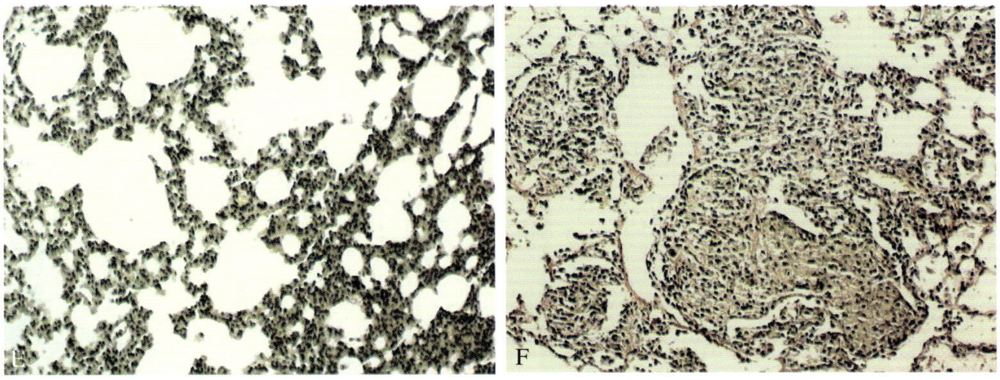

图 8-5 续 硅肺大鼠肺组织不同时间点的 VG 染色改变（VG，×100）
E．对照组（90d） F．模型组（90d）

参考文献

[1] 向军俭，孙佳寅，邓宁，等．小鼠矽肺模型的建立及 bFGF 参与矽肺形成的研究．中国病理生理杂志，2004，20（4）：647-650.

[2] 许东，吴逸明，王鹏，等．兔尘肺模型制备与肺灌洗方法的研究．中华劳动卫生职业病杂志，2002，20（2）：131-133.

[3] 李国庆．大容量全肺灌洗治疗尘肺犬的实验研究．重庆医科大学，2008.

[4] 蒲新明，温浩，窦红，等．矽肺动物模型的病理观察．中华劳动卫生职业病杂志，2011，29（10）：761-765.

[5] 水雯，牛小媛，吕敏丽．煤工尘肺大鼠模型对认知功能及脑细胞超微结构影响研究．中国现代医生，2010，48（10）：11-14.

[6] 田琳，姚汝琳，陈艺兰，等，实验性煤矽肺大鼠氧化和抗氧化损伤的动态观察．中国公共卫生学报，1997，16（4）：233-235.

[7] 陈娟娟．矽肺发生的蛋白质组学研究及手掌参醇提取物对其表达的影响．重庆医科大学，2009.

[8] 王朝辉．大鼠矽肺相关基因的电子克隆与验证．河北联合大学，2013.

[9] 董磊．矽肺动物模型建立及矽肺免疫学发病机制的探讨．安徽医科大学，2008.

[10] 翁泽平，张继君，刘薇薇，等．阻遏矽肺纤维化的实验研究．中华劳动卫生职业病杂志，2011，29（10）：740-745.

[11] 陈蕾，王世鑫，刘萍，等．染矽尘大鼠早期肺组织差异基因表达谱的研究．中华预防医学杂志，2008，42（7）：515-521.

[12] 高艳荣，张翼翔，孙景萍．黑木耳粉对矽肺大鼠肺内胶原合成的影响及其抗氧化应激机制．包头医学院学报，2011，27（4）：30-33.

[13] 徐慧蓉，王献华，马小兵，等．矽肺大鼠差异表达基因的筛选与验证．中华劳动卫生职业病杂志，2012，30（1）：45-51.

[14] 王朝辉，马小兵，侯文娜，等．大鼠矽肺相关基因组织蛋白酶 B 的电子克隆与验证．中国工业医学杂志，2014，27（2）：93-96.

[15] 侯文娜，马小兵，徐慧蓉，等．抑制消减杂交技术在筛选矽肺大鼠差异表达基因中的应用．工业卫

生与职业病，2014，40（6）：427-432.
[16] 侯文娜，应用抑制消减杂交技术筛选矽肺大鼠差异表达基因．河北联合大学，2012.
[17] 徐慧蓉，大鼠矽肺纤维化差异表达基因的筛选与验证．河北联合大学，2011.
[18] 何家富，辛建保，彭清．实验性矽肺大鼠发病过程中肺组织 FIZZ1 蛋白和 rnRNA 表达的动态变化．华中科技大学学报（医学版），2009，38（4）：449-452.

中英文专业词汇索引